国家卫生健康委员会"十四五"规划教材

全国中等卫生职业教育教材

供医学检验技术专业用

输血技术

第2版

主　编　徐群芳　张家忠

副主编　薛　红　何　智　吕长坤

编　者　(以姓氏笔画为序)

王　斌 (江西卫生职业学院)

王玲玲 (皖北卫生职业学院)

吕长坤 (商丘医学高等专科学校)

牟凤林 (重庆三峡医药高等专科学校)

杨　建 (烟台市中心血站)

何　智 (漯河医学高等专科学校)

张家忠 (襄阳职业技术学院)

陈　伟 (娄底市中心医院)

卓曼玉 (广东省潮州卫生学校)

宫晓飞 (山东省莱阳卫生学校)

徐群芳 (益阳医学高等专科学校)

唐丽娟 (桂林市卫生学校)

薛　红 (沈阳医学院附属第二医院)

人民卫生出版社

·北　京·

图书在版编目（CIP）数据

输血技术 / 徐群芳，张家忠主编 . —2 版 . —北京：
人民卫生出版社，2023.3（2025.2重印）

ISBN 978-7-117-34420-3

Ⅰ.①输… Ⅱ.①徐… ②张… Ⅲ.①输血 - 技术 -
中等专业学校 - 教材 Ⅳ.①R457.1

中国国家版本馆 CIP 数据核字（2023）第 022588 号

人卫智网	www.ipmph.com	医学教育、学术、考试、健康，购书智慧智能综合服务平台
人卫官网	www.pmph.com	人卫官方资讯发布平台

输血技术
Shuxue Jishu
第 2 版

主　　编：徐群芳　张家忠
出版发行：人民卫生出版社（中继线 010-59780011）
地　　址：北京市朝阳区潘家园南里 19 号
邮　　编：100021
E - mail: pmph @ pmph.com
购书热线：010-59787592　010-59787584　010-65264830
印　　刷：天津善印科技有限公司
经　　销：新华书店
开　　本：850×1168　1/16　印张：20.5　插页：2
字　　数：436 千字
版　　次：2018 年 4 月第 1 版　2023 年 3 月第 2 版
印　　次：2025 年 2 月第 2 次印刷
标准书号：ISBN 978-7-117-34420-3
定　　价：69.00 元

打击盗版举报电话：010-59787491　E-mail: WQ @ pmph.com
质量问题联系电话：010-59787234　E-mail: zhiliang @ pmph.com
数字融合服务电话：4001118166　E-mail: zengzhi @ pmph.com

修订说明

为服务卫生健康事业高质量发展,满足高素质技术技能人才的培养需求,人民卫生出版社在教育部、国家卫生健康委员会的领导和支持下,按照新修订的《中华人民共和国职业教育法》实施要求,紧紧围绕落实立德树人根本任务,依据最新版《职业教育专业目录》和《中等职业学校专业教学标准》,由全国卫生健康职业教育教学指导委员会指导,经过广泛的调研论证,启动了全国中等卫生职业教育护理、医学检验技术、医学影像技术、康复技术等专业第四轮规划教材修订工作。

第四轮修订坚持以习近平新时代中国特色社会主义思想为指导,全面落实党的二十大精神进教材和《习近平新时代中国特色社会主义思想进课程教材指南》《"党的领导"相关内容进大中小学课程教材指南》等要求,突出育人宗旨、就业导向,强调德技并修、知行合一,注重中高衔接、立体建设。坚持一体化设计,提升信息化水平,精选教材内容,反映课程思政实践成果,落实岗课赛证融通综合育人,体现新知识、新技术、新工艺和新方法。

第四轮教材按照《儿童青少年学习用品近视防控卫生要求》(GB 40070—2021)进行整体设计,纸张、印刷质量以及正文用字、行空等均达到要求,更有利于学生用眼卫生和健康学习。

前　言

　　输血技术是输血医学衍生的一个分支,偏重实验室技术与管理,是医学检验技术专业的重要专业课程,主要讲述安全献血,血型及其相关检测技术,血液成分的制备与保存,输血流程管理,临床输血,输血不良反应,免疫性溶血性疾病的检测,其他输血治疗技术,输血安全与管理,相关法律、法规和标准等基本技术和基础理论,其基本技术和基础理论是保证临床输血安全和疗效的前提。在深入研究现有中等卫生职业教育医学检验专业教育现状和需求的基础上,邀请来自全国从事教学、临床和血站工作,具有较高学术造诣和实践经验的专家、教授共同编写本教材。

　　本教材全面落实党的二十大精神进教材要求,以培养实用型人才为目标,以全国《中等卫生职业教育教学计划和教学大纲》为依据,根据课程设置和职业要求,结合临床案例,辅以学习目标、思考与练习、章末小结,将现代输血基本知识、基础理论、输血新技术、相关检测技术和临床应用等紧密结合,力求使教材内容与岗位工作对接,强调理论与实践、临床与教学的联系,尤其注重对学生创新思维和实践能力的培养。教材内容的深度和广度适中,既体现了"三基"(基础理论、基本知识、基本技能)、"五性"(思想性、科学性、先进性、启发性、适用性)、"三特定"(特定对象、特定要求、特定限制),又突出了"更专业、更新颖、更便于教与学"的理念,力求打造一本老师好教、学生好学,具有临床实用价值的教材。本教材也可以作为广大输血科和血站工作人员、检验工作者、临床医师的专业参考书。

　　由于编者专业水平和经验有限,加上编写时间紧,难免有错误或不妥之处,敬请批评指正,我们在此表达深深的谢意。

徐群芳　张家忠
2023 年 9 月

目 录

绪论 1

一、输血概念、输血发展史 1

二、现代输血医学的主要领域 5

三、输血医学发展前景和面临的挑战 6

第一章　安全献血 9

第一节　献血者的教育、动员和招募 10

一、献血者教育、动员和招募的原则、
目标 10

二、献血者教育、动员和招募活动的
方法、评估 12

**第二节　献血者的健康检查和
血液筛查** 14

一、献血者健康检查 14

二、血液筛查 15

第三节　血液的采集 16

一、采血前准备 16

二、血液采集 18

三、血液采集的质量控制 20

四、单采技术 21

**第四节　献血不良反应、并发症及
处理** 26

一、献血不良反应、并发症的诱发
因素 26

二、献血不良反应、并发症的处理 27

第二章　血型及其相关检测技术 31

第一节　血型系统检测 31

一、红细胞血型系统及其检测技术 31

二、人类白细胞抗原系统及其检测
技术 53

三、血小板血型系统及其检测技术 60

第二节　输血相关疾病检测 65

一、乙型肝炎病毒的检测 65

二、丙型肝炎病毒的检测 69

三、人类免疫缺陷病毒抗体检测 70

四、梅毒的检测 74

五、其他输血相关疾病检测 76

第三章　血液成分的制备与保存 81

第一节　成分血的制备与保存 81

第二节　红细胞的制备与保存 83

一、浓缩红细胞 83

二、悬浮红细胞 84

三、去白细胞红细胞 85

四、洗涤红细胞 87

五、冰冻红细胞与冰冻解冻去甘油
红细胞 88

六、年轻红细胞 90

第三节　血小板的制备与保存　91

一、浓缩血小板　91

二、混合浓缩血小板　93

三、单采血小板　94

四、去白细胞单采血小板　95

第四节　血浆及冷沉淀的制备与保存　96

一、血浆　96

二、冷沉淀　99

第五节　粒细胞的制备与保存　100

一、制备方法　101

二、质量标准　101

三、保存　101

第六节　造血干细胞的制备与保存　101

一、外周血干细胞　102

二、脐带血干细胞　103

第七节　辐照血液　104

一、辐照技术　104

二、辐照血液的制备、保存和质量
控制　105

第八节　血液制品病毒灭活　106

一、血液制品病毒灭活的概念和
基本要求　106

二、血液制品病毒灭活的基本方法　108

第四章　输血流程管理　113

第一节　血液出入库管理　113

一、血液入库　113

二、血液储存　114

三、血液发放　117

四、血液运输　117

第二节　临床输血流程管理　119

一、输血前准备与患者血液管理　120

二、患者标本的采集、运送与接收　121

三、输血前传染病标志物检测　123

四、输血相容性检测技术　124

五、血液的发放　126

六、血液输注　126

七、输血后评估　127

第五章　临床输血　129

第一节　全血输注和成分输血　129

一、全血输注　132

二、红细胞输注　133

三、血小板输注　135

四、粒细胞输注　137

五、血浆输注　138

六、冷沉淀输注　140

七、血浆蛋白制品输注　141

八、血浆代用品输注　145

九、辐照血液输注　145

第二节　自体输血　147

一、储存式自体输血　148

二、稀释式自体输血　150

三、回收式自体输血　154

第三节　其他特殊情况输血　157

一、紧急输血　157

二、大量输血　158

三、肝移植患者输血　160

四、弥散性血管内凝血患者输血　162

五、新生儿和婴幼儿输血　163

六、老年患者输血　165

七、自身免疫性溶血性贫血输血　165

八、新生儿溶血病输血　165

第六章　输血不良反应　169

第一节　免疫相关输血不良反应　170

一、发热性非溶血性输血反应　170

二、过敏性输血反应 172

三、溶血性输血反应 174

四、血小板无效输注及输血后
　　紫癜 177

五、输血相关移植物抗宿主病 178

六、输血相关性急性肺损伤 180

**第二节　非免疫性相关输血不良
　　　　　反应 182**

一、细菌性输血反应 182

二、输血相关性循环超负荷 183

三、柠檬酸中毒 184

四、输血相关的电解质及酸碱平衡
　　失调 184

五、体温过低 185

六、出血倾向 185

七、肺微血管栓塞 185

八、含铁血黄素沉着症 186

**第三节　输血不良反应发生后的
　　　　　处理 186**

一、输血反应监测 186

二、输血反应报告、调查程序 186

三、输血反应的回报 190

**第七章　免疫性溶血性疾病的
　　　　　检测 193**

第一节　新生儿溶血病 194

一、分类 194

二、临床表现 195

三、实验室检查 195

第二节　自身免疫性溶血性贫血 196

一、分类 196

二、实验室检查 197

第八章　其他输血治疗技术 199

第一节　白细胞去除术 199

一、概念 199

二、技术原理 200

三、临床意义 200

四、注意事项 201

第二节　治疗性血液成分去除术 201

一、治疗性红细胞去除术 202

二、治疗性白细胞去除术 202

三、治疗性血小板去除术 203

第三节　治疗性血液成分置换术 203

一、治疗性血浆置换术 203

二、治疗性红细胞置换术 205

第四节　细胞治疗 205

一、造血干细胞治疗 206

二、间充质干细胞治疗 207

三、自然杀伤细胞治疗 208

四、树突状细胞治疗 209

第五节　其他治疗技术 209

一、血液稀释疗法 209

二、静脉放血疗法 210

三、光量子血液疗法 210

第九章　输血安全与管理 213

第一节　输血安全 213

一、输血安全的意义 213

二、影响输血传播病毒危险性大小的
　　相关因素 214

三、输血安全的战略和措施 216

第二节　血液检测的质量管理 217

一、检测前过程管理 218

二、检测过程管理 219

三、检测后过程管理 222

四、核酸检测的管理 223

五、实验室信息系统的管理 225

六、实验室生物安全管理 226

第三节　成分制备的质量管理 226

一、血液成分制备的环境和设施的
管理 227

二、血液成分制备的设备管理 228

三、血液成分制备的方法和过程
管理 231

第四节　血液的隔离与放行 232

一、血液隔离与放行环境和设施的
管理 233

二、血液隔离与放行设备管理 233

三、血液隔离与放行过程管理 234

第五节　血液的储存、发放和运输 234

一、血液储存、发放和运输的环境和
设施管理 234

二、血液储存、发放和运输的设备
管理 235

三、血液储存、发放和运输的过程
管理 235

第六节　临床输血的质量管理 238

一、医院用血管理委员会及其职能 238

二、输血科（血库） 239

三、血液预订、入库、储存管理 241

四、血液储存的温度监控 242

五、发血管理 242

六、用血过程管理 243

七、临床输血相容性检测管理 247

第十章　相关法律、法规和行业
标准 251

第一节　血液管理相关法律、法规和
行业标准的建设与发展 251

第二节　血液管理相关法律、法规和
标准摘要 255

一、《血站技术操作规程》摘要 255

二、《临床输血技术规范》摘要 258

三、《医疗机构临床用血管理办法》
摘要 263

附录 267

实验指导 267

实验一　悬浮红细胞的制备 267

实验二　洗涤红细胞的制备 268

实验三　冰冻、解冻去甘油红细胞的
制备 269

实验四　浓缩血小板的制备 271

实验五　冷沉淀的制备 272

实验六　新鲜冰冻血浆的制备 273

实验七　红细胞悬液的配制 273

实验八　抗球蛋白试验 274

实验九　ABO 血型鉴定 277

实验十　RhD 血型鉴定 279

实验十一　Rh 表型分型 280

实验十二　交叉配血试验 281

实验十三　红细胞意外抗体的筛选 285

实验十四　吸收和放散试验 287

实验十五　新生儿溶血病检测 291

实验十六　乙型肝炎病毒检测 298

实验十七　丙型肝炎病毒检测 302

实验十八　人类免疫缺陷病毒抗原/
抗体检测 303

实验十九　梅毒螺旋体特异性抗体
检测 305

实验二十　巨细胞病毒免疫检测 308

教学大纲（参考） 310

参考文献 318

绪　论

绪论 数字内容

学习目标

1. 掌握输血医学、输血技术的概念。
2. 熟悉输血发展历史及其重要意义。
3. 了解现代输血医学的主要研究领域及现代输血所面临的挑战。

一、输血概念、输血发展史

（一）输血概念

1. **输血医学**　是临床医学重要的组成部分，它围绕如何安全有效地将献血者血液输给患者进行救治这一中心，主要研究与血液和输血相关的基础理论、血液免疫机制与临床治疗、技术应用与扩展、献血服务与血液质量、成分输血与血液制品应用、经血液传播疾病的预防与治疗、信息化管理，研究和推广输血新技术，从而达到输血的科学性、安全性、有效性和可及性。

2. **输血技术**　是输血医学衍生的一个分支，更偏重实验室技术与管理，而且和相关的生物学、基础医学和临床医学学科（如生物化学、低温生物学、生理学、病理生理学、免疫学、遗传学、分子生物学、医学生物工程学、病毒学、医用高分子学和卫生管理学）等相互交叉和渗透，为临床输血提供保障。输血技术主要包括：血液采集、分离与制备技术（含单采技术和造血干细胞制备）；输血传播性疾病检测技术；白细胞去除技术；血液辐照技术；病毒灭活技术；血液低温冻存技术；血液冻干技术；输血相容性检测技术；血小板配型技术；组织配型技术；输血相关血栓与止血检测技术；血液保存与运输技术等。

3. **临床输血学**　主要包括全血、成分血、血液制品应用；临床输血适应证与禁忌证；输血前评估及输血后疗效评价；输血护理；输血不良反应与防治；输血相关细胞治疗；输血相关基因工程产品应用；血浆置换与单采治疗；胎儿或新生儿溶血病输血治疗和自体输血等。

(二) 输血发展史

1. 国外输血发展史　英国生理学家哈维(Harvey)在1616年发现血液循环系统，并设想和研究经静脉注入液体和药物的可能性，这在输血发展史上是非常重要的事件之一，为输血奠定了科学依据。1642年有人尝试给静脉注入酒进行治疗。1656年将药物经静脉注入犬体内。1667年丹尼斯(Denis)成功进行动物—人体输血(图绪-1)。这些在英国牛津大学进行的试验使科学家设想并最终进行了动物的输血试验和研究。国外输血学学科主要发展历史见表绪-1。近年来，随着对输血科学深入研究，输血技术更是取得重大突破和长足进步。

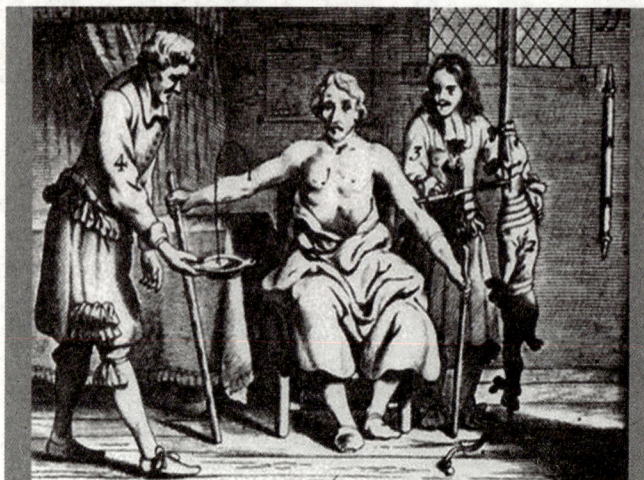

图绪-1　1667年丹尼斯成功进行动物-人体输血

表绪-1　国外输血发展历史

时间	主要事件
1616年	英国生理学家哈维(Harvey)发现血液循环系统，为输血奠定科学依据
1665年	动物—动物输血：牛津大学科学家洛尔(Lower)首先将一条放血后濒临死亡的犬的静脉与另一条健康犬的动脉用鹅毛管连接起来，使濒于死亡的犬得以恢复活力
1667年	动物—人输血：法国医生丹尼斯将羊血输入一名15岁男孩的静脉，该男孩安然无恙。但同年丹尼斯又为一名梅毒患者输了小牛动脉血后，出现严重的输血反应并死亡，此严重事件发展成法律诉讼，并使英法两国均下令禁止输血，导致此后输血研究停滞了150多年(图绪-1)
1818年	人—人输血：英国妇产科医生詹姆斯·布伦德尔(James Blundell)将健康人的血输给大出血的产妇，一共输了10例，有4例获得成功，引起了医学界的轰动(图绪-2)
1900年	血型系统发现：奥地利维也纳大学助教兰茨泰纳(Landsteiner)首先发现人类ABO血型系统，堪称现代输血发展史上的伟大里程碑，正是在此基础上才有了血型鉴定、交叉配血等输血医学经典的血清学技术，为此他获得了1930年的诺贝尔生理学或医学奖，并赢得"血型之父"的美誉，这一贡献被评为20世纪改变人类生活的重大发现之一
1907年	陆续发现一系列其他血型系统。奥滕伯格(Ottenberg)开始输血前交叉配血试验，并于1913年证实输血前交叉配血试验对于预防输血反应的重要性

时间	主要事件
1914 年	比利时学者赫斯汀(Hustin)发现了柠檬酸盐的抗凝作用,这一进展使建立血库成为可能
1915 年	美国病理学家威尔(Well)把柠檬酸盐抗凝血置冷藏箱内保存后再输血,并首次提出交叉配血,从而成为血库工作的奠基人
1918 年	美国医生罗伯逊(Robertson)提出了葡萄糖-柠檬酸钠配方用于血液采集和保存,使血液体外保存成为可能,同年他在第一次世界大战的西线创建了世界上第一家战地血库
1921 年	伦敦有了输血服务所和区域性输血服务中心,对输血器具、采血及输血方法实行标准化和规范化管理,以保证输血安全
1937 年	范图斯(Fantus)在芝加哥库克郡医院建立了第一个医院血库
1939 年	兰茨泰纳和威纳(Wiener)发现了 Rh 血型系统
1943 年	洛蒂特(Loutit)和莫里森(Mollison)研制了柠檬酸-柠檬酸钠-葡萄糖(acidcitrate dextrose,ACD)配方,可使血液在血库保存 3 周,这一配方一直沿用到现在。同年科恩(Cohn)成功地建立了低温乙醇法分离血浆蛋白组分的方法,开创了清蛋白及其他血浆蛋白成分生产的新纪元
1948 年	成立了美国血库协会(American Association of Blood Bank,AABB)
1952 年	亚当斯(Adams)等试用血浆置换术治疗高黏滞综合征(hyperviscosity syndrome, HVS),同年第一台初级血细胞分离机问世。同年沃尔特(Walter)和墨菲(Murphy)在生物工程学研究成果基础上发明了塑料血袋,随后吉布森(Gibson)又进一步改良制成多联密闭血袋系统,使得血液采集、分离、保存直至输注都在密闭系统中进行,大大减低了细胞污染的危险
1959 年	吉布森首先提出成分输血概念。其在充分研究各种血细胞、血浆成分的物理特性、生化特点和生理功能的基础上,将血液分离成不同的成分应用于临床,是输血医学史上的一场革命
1965 年	美国研制出第一台流动离心式血细胞分离机。科恩成功地进行了 ACD 保存的血小板输血
20 世纪 40—70 年代	医疗界关注到输血可以感染疾病,于是开展血液检测提高血液的安全性。固相检测试技术的开发和日臻成熟的酶联免疫吸附试验(enzyme-linked immunosorbent assay,ELISA)使血液批量化检验得以实现,核酸检测技术(nucleic acid amplification testing,NAT)更是在输血检验中得以广泛应用,这些措施使输血传播疾病的危险大大降低
20 世纪 80 年代后	自体输血得到较大发展,可避免异体输血可能发生的输血不良反应和经输血传播的疾病

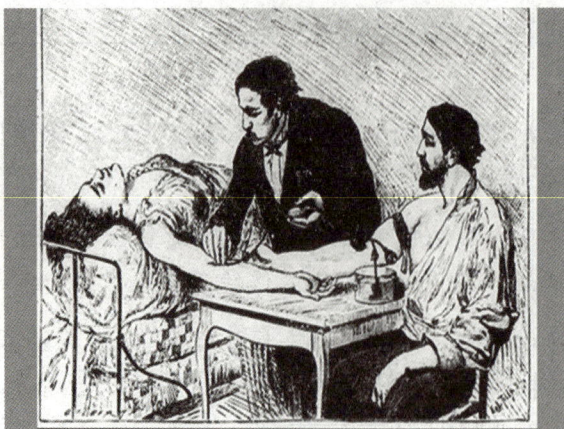

图绪-2　1818年英国产科医生布伦德尔(Blundell)首次用人血输治患者

2. 中国输血发展史　中国输血发展历史见表绪-2。

表绪-2　中国输血发展历史

时间	主要事件
1918年	刘瑞恒与基尔戈(Kilgore)等在上海首次报告中国人的血型
1921年	北京协和医院采用直接输血法开展临床输血,并对献血者进行登记、编号和体检
1944年	我国第一个血库在昆明建立
1947年	南京中央医院血库成立,并开始用4℃冷藏箱保存全血
1948年	华东地区医院血库建立
1951年	肖星甫编著《输血与血库》
1953年	我国第一所大型血库建立,定名为军委后勤卫生部沈阳中心血库
1957年	在天津成立了中国医学科学院输血研究所
1958年	卫生部在天津市召开全国输血工作现场会议,一些大中城市相继建立血站
1963年	《输血及血液学附刊》由天津医药杂志社出版发行,是我国第一份输血杂志
1964年	我国首次派代表参加在瑞典举行的第10届国际输血及第14届国际血液学大会
1977年	《输血及血液学》杂志创刊
1978年	国务院批转卫生部《关于加强输血工作的请示报告》,决定实行公民无偿献血制度,开始统一规划建设采供血机构。自此,我国输血事业有了突飞猛进的发展
1988年	中国输血协会成立,《中国输血杂志》创刊,上海市血液中心被确定为世界卫生组织输血服务发展和研究合作中心
1997年	《中国输血技术操作规程(血站部分)》首次颁布
1998年	我国正式实施《中华人民共和国献血法》

4

时间	主要事件
1999 年	《医疗机构临床用血管理办法(试行)》颁布
2000 年	和血液有关的法律、法规如《临床输血技术规范》等相继颁布
2012 年	《血站技术操作规程(2012 版)》《医疗机构临床用血管理办法》颁布
2014 年	临床输血学分会成为中华医学会成立后创建的第 87 个专科分会
2016 年	经国家标准化委员会批准,"输血医学"正式增设为临床医学下的二级学科,这是输血学科发展史上历史性、里程碑式的发展

二、现代输血医学的主要领域

1. 免疫血液学　随着 ABO 血型系统的发现,免疫血液学已成为现代输血医学的重要领域之一。随着分子生物学的发展,其研究方法也由原来的血清学方法发展到应用分子生物技术,从细胞水平发展到分子水平。随着对红细胞血型系统的认识越来越深入,不断有新的血型抗原和血型系统被发现,对人白细胞抗原(human leukocyte antigen,HLA)系统、血小板抗原系统、血清蛋白型和红细胞酶型的研究和理解也越来越深入和全面。这些进展不仅使临床输血的配合水平不断提高,从而减少了免疫性输血不良反应的发生,保证了输血疗效,同时免疫血液学的理论和技术也广泛应用于移植、法医学和遗传学的研究和实践,从而推动了相关学科的发展。

2. 输血安全　虽然献血者在献血前根据国家规定进行了严格的筛查,血液的采集到成分血的制备均采用无菌技术,使用一次性无菌血液采集袋和分离袋防止细菌污染,血液在输血前根据国家规定进行了严格的筛查,但是,人为差错、细菌或病毒变异、处于窗口期以及未列入国家规定筛查范围内的病原体等因素的存在,仍然有输血传播传染病的危险。乙型肝炎病毒(hepatitis B virus,HBV)、丙型肝炎病毒(hepatitis C virus,HCV)、人类免疫缺陷病毒(human immunodeficiency virus,HIV)等均已纳入国家法定的检测项目,免疫学检测方法结合核酸检测技术(nucleic acid testing,NAT)提高了病毒筛查的灵敏度,缩短了窗口期;病毒灭活、白细胞过滤、血液辐照等新技术在输血领域广泛应用,都大大降低了输血传播疾病的危险性。

另外,同种异体抗体的存在也可引起发热性非溶血性输血反应、输血后紫癜、输血后呼吸功能衰竭,异体淋巴细胞的植入可引起输血相关移植物抗宿主病,异体白细胞的输入可能增加恶性肿瘤的复发和病毒感染的发生机会。因此,滤去血液中绝大部分白细胞、严格掌握输血适应证,选择合适的时间、正确的血液成分以及恰当的剂量,合理用血和科学成分输血是降低输血不良反应、保证输血安全的重要措施。

3. 成分输血　成分输血是把血液中各种细胞成分、血浆和血浆蛋白成分用物理或化学的方法加以分离、提纯,分别制成高浓度、高纯度、低容量的制剂,临床根据病情需要,按照"缺什么补什么"的原则输用,来达到治疗目的。这是当前输血技术发展的总趋势,也是输血现代化的重要标志之一。它不仅可以提高疗效、充分利用宝贵的血液资源,同时可以减少不良反应的发生。

4. 输血质量管理　进行输血质量管理的目的就是要保证血液制品的质量与配血的绝对可靠,从而保证临床输血的疗效和安全。目前,世界各国采用许多不同形式强化输血的质量管理,包括良好操作规范(good manufacturing practices,GMP)、ISO9000 质量管理标准、全面质量管理等;我国陆续颁布了一系列法律、法规对各级血液中心(站)、医疗机构输血科的建设和规范化管理做出了相应要求,最大限度地降低了输血风险。

三、输血医学发展前景和面临的挑战

随着输血医学的进步和发展,输血在多领域有良好的发展前景同时也面临着一些挑战,归结起来主要有以下几个方面:

1. 输血安全性将进一步提高　尽管目前输血已经非常安全,输血传播相关疾病的概率已降到几万分之一甚至百万分之一,但由于窗口期问题、新发现经输血传播病原体比如新变异型克-雅病(感染朊病毒)、西尼罗病毒(West Nile virus,WNV)的威胁,因此仍然要加大投入以进一步提高血液的安全性。

2. 输血服务将更为完善　过去对于自身免疫性溶血性贫血患者的输血、RhD 抗原阴性孕产妇以及院前急救患者的紧急输血等问题一直存在争议。近年来随着越来越多对各种疑难输血问题的关注、探讨和研究,逐步规范化建立配合性输血、紧急输血流程,为临床输血提供更及时、优质的服务。

3. 输血的电子化信息管理　输血相关的资料通常要求保存十年之久,未来随着信息化管理的不断完善,这些大量、繁杂的数据将得到快速分类管理、整合分析,从而大大地提高了临床输血工作效率和服务质量。

4. 输血新技术的应用　分子生物学技术已经被广泛应用于输血医学的研究和实践中,如 HLA 的分型、红细胞基因分型、血小板分型和病毒检测等。目前国内正逐步开展核酸技术直接检测血液中的病原体核酸,通过缩短窗口期,降低输血传染病的危险性。血浆代用品的开发和应用也取得了重大的进展,在许多情况下可以用晶体溶液和人工合成的胶体溶液替代血浆输注以维持血容量。新的输血器材如白细胞过滤器、辐照仪、血液单采机、自体血回输机等的应用,提高了输血疗效,保障了安全输血。基因重组细胞因子制品、骨髓与外周血干细胞、脐血等新一代血液成分制品的研究和应用,使输血有了更广阔的发展空间。

5. 生物疗法、细胞治疗等的技术难点、作用机制尚未突破　细胞治疗的伦理问题、细胞制品质量控制、肿瘤的 CAR-T 和 CAR-NK 细胞治疗、肿瘤的免疫检查点疗法、T 淋巴细胞过继性免疫治疗、干细胞移植治疗、基因编辑技术与干细胞的结合使用、基因修饰细胞治疗、微囊化细胞移植治疗、3D打印在组织工程中的应用等,是目前关注和争论的焦点。

6. 患者治疗利益最大化　临床输血是以关注患者转归为目的,以节约人类稀缺资源、保证临床安全有效输血为原则,充分利用各种成熟血液保护技术,多学科协作用血液的全程管理操作。患者血液管理是临床用血管理的发展方向,在关注患者转归的前提下,追求患者治疗利益最大化。

章末小结

　　本绪论学习重点是输血医学、输血技术的概念、输血实验室技术与管理。学习难点是现代输血医学研究的主要领域、发展前景和面临的挑战。在学习过程中应注意围绕如何安全有效地将献血者的血液输给患者进行救治,综合运用相关学科的医学和技术手段,对输血进行研究。应了解输血的发展历史,熟悉输血相关法律、法规,重视输血新方法、新技术的临床应用。

(张家忠)

？ 思考与练习

一、名词解释

1. 输血医学

2. 输血技术

二、简答题

输血医学和哪些相关的生物学科和医学学科相互交叉、渗透?

第一章 │ 安全献血

01章 数字内容

学习目标

1. 掌握献血者的健康检查、血液筛查项目及标准。
2. 熟悉献血者的教育、动员和招募的原则、目标及方法；血液采集流程和采血质量控制。
3. 了解献血不良反应、并发症及处理。
4. 学会全血采集和单采技术流程。
5. 具备严谨求实、互尊互学、不断创新的精神和终身学习的理念。

安全献血是为临床提供安全、有效和充足血液的一项重要措施。安全献血一方面是要保证献血者的安全，同时也要使用血者不因输血而导致疾病的发生和发展。血液在身体中起着输送氧气、营养物质，排出二氧化碳、代谢废物的作用。一旦体内失血过多或组织器官缺血时就会导致严重后果，甚至危及生命。临床输血是治疗一种或多种血液组成成分缺乏的重要治疗手段，如外伤性失血、产后大出血及各种重度贫血病都须要通过输血进行有效治疗。在尚不能大规模人工合成替代品的今天，从献血者身上采集血液是获取血液或血液成分的唯一途径。1998 年 10 月 1 日开始实施的《中华人民共和国献血法》规定：国家实行无偿献血制度。国家提倡十八周岁至五十五周岁的健康公民自愿献血。无偿献血是指健康公民自愿献出自身的少量血液或血液成分，用以挽救垂危患者，而献血者不领取任何报酬的崇高行为。无偿献血体现了救死扶伤的人道主义精神，是我国输血事业发展的总方向。无偿献血是一种无私奉献的精神，献血者应当受到全社会的尊敬。

无偿献血并不能完全保障每个献血者捐献的血液都是安全的。如果检测不到位，或处于窗口期感染，病毒没有被检测出来，就可能将带病毒的血液输到患者体内。安全的血液挽救生命，不安全的血液危害生命与健康。因此，要加强安全献血的宣传教育，提高公民的安全献血意识，引导公民安全献血，以满足日益增长的临床用血需要，规范并严格执行献血者的选择程序,构筑安全输血的第一道防线。

第一节　献血者的教育、动员和招募

安全献血者是保证血液安全的第一道重要防线,具有健康生活方式的固定献血者所献出的血液是最为安全的血液。"无偿献血,宣传先行",通过宣传,增加公民无偿献血的意识,建立一支庞大的固定无偿献血者队伍是安全血液充足供应的有效方法。世界卫生组织号召"血液安全,从我做起",倡导健康的生活方式,鼓励定期献血。国际上一般认为至少献过三次血,并保持每年献血至少一次的人(或一有电话联系就前来献血的人)是固定献血者。

采供血机构要以"低危人群"为招募对象,建立健全无偿献血工作的长效机制和应急机制,持续开展无偿献血的宣传教育活动,积极营造无偿献血的社会氛围,促使人们成为固定自愿无偿献血者。努力实现献血人群由随机献血向固定和预约献血转移,由一次偶然献血向多次重复献血转移,保障充足的血液供应,构筑起"血液安全"的第一道屏障。血液安全和充足的血液供应是采供血机构一直以来期望达到的目标。要实现这一目标,依然面临着许多挑战,需要政府的强有力领导、社会各界的大力支持、采供血机构的不懈努力。

一、献血者教育、动员和招募的原则、目标

(一) 献血者教育、动员和招募的原则

1. 自愿原则　献血的自愿原则是根本原则,是指在输血医学领域内贯彻尊重人和知情同意原则。献血者不受外来强制和不正当引诱。献血前应征得献血者的知情同意并签字。献血者有权对献血过程及操作提出疑问,有权拒签《献血知情同意书》。

2. 无偿原则　献血的无偿原则体现了崇高的利他主义行为。献血是为了救治他人生命,不是为己谋福利。献血过程中可能出现一些不适或风险,但血液是不可以自由买卖的,血液来自人类,又归于人类。

3. 安全原则　献血的安全原则是在招募献血者时采取一切必要的措施将献血招募过程中的风险降到最低程度,尽可能避免本来可以避免的风险,将不可避免的风险最小化。即使是现在,输血相关传染病的病原体也无法全部查出来,实验室无法检测出献血者处于"窗口期"的近期感染的病原体。

(1) 识别高危献血者:在献血前不仅要对献血者进行血液的筛查,还要征询献血者健康状况,签发《献血知情同意书》。①高危人群(如有吸毒史者等)、感染经血传播疾病者(艾滋病、丙型肝炎、乙型肝炎、梅毒等)不应献血。存在感染人类免疫缺陷病毒的高危行为(不安全性行为、不安全注射或吸毒等)以后去献血的就属于高危献血者。根据《中

华人民共和国传染病防治法》第七十七条规定,单位和个人违反本法规定,导致传染病传播、流行,给他人人身、财产造成损害的,应当依法承担民事责任。《艾滋病防治条例》规定,人类免疫缺陷病毒携带者或者艾滋病患者故意献血传播艾滋病的,依法承担民事赔偿责任;构成犯罪的,依法追究刑事责任。②健康状况不佳或体检不合格的献血者。这部分献血人群的选择虽然主要依靠采供血机构工作人员的分析判断,在筛选过程中对每一个献血者进行认真咨询、体检以及快速血液检测,但更重要的是献血者增强此类意识,明白高危献血的危害性。

(2) 识别低危献血者:合格献血者的筛选实质上是指低危献血者的筛选,世界卫生组织(World Health Organization,WHO)提出的血液安全综合战略即是强调从低危献血者中采集较安全的血液。所谓低危献血者是指传播输血传染病危险性低的献血者。固定无偿献血者(至少献过3次血,且近12个月内献血至少1次)要比通过教育才参加的新献血者安全得多,他们不仅承担着助人的义务,而且经过多次输血相关传染病的筛查,因而被认为是低危献血者。筛选献血者的根本目的就是要挑选出低危或接近低危的献血者,以保障血源安全。

4. 细分原则　献血的细分原则就是针对需求、动机、信念、价值观和生活方式等不同的潜在献血者进行教育、动员,按照年龄、性别、婚姻状况、收入水平、职业、教育程度等方面进行细分管理,确定有效的招募策略,可以最大限度地满足潜在献血者的需求,改变他们的观念和行为,使其成为固定无偿献血者。同时也可以按照身份特征进行细分,如新献血者、固定献血者、流失献血者、延期献血者、成分献血者、自体献血者、团体献血者(机关、学校、军队和其他社会组织等)、特殊成分献血者(稀有血型献血者、HLA同型献血者、缺乏抗原献血者、试剂献血者、含特异性抗原献血者和造血干细胞献血者等)。

(二)献血者教育、动员和招募的目标

献血是一项极其重要的挽救生命的活动。从有偿向无偿献血转变的过程中,经历了一个由量变到质变的过程。重视献血者的宣传教育在实现无偿献血事业上功不可没。我国自《中华人民共和国献血法》正式实施以来,各级政府及卫生行政部门积极发展无偿献血事业,有计划、有针对性地以书籍、宣传册、广播电视、报纸和网络等形式开展多渠道、多形式、参与广、受欢迎的活动,宣传血液生理知识、献血科普常识及有关政策法规,让献血者了解献血相关的知识,使绝大多数人知道"献血无碍健康"这一事实。但是血液是特殊的资源,它可能携带乙型肝炎病毒、人类免疫缺陷病毒、疟原虫等病原微生物并传播给用血者。为了保证血液安全,健康状况不佳或带有输血传染病及存在高危行为的潜在献血者不能参加献血。在献血者健康不受损害的前提下,选择适合献血的人群以保证血液质量的需求。

通过对献血者的教育、动员和招募,促进潜在献血者了解献血的意义,使之成为无偿献血者,进而成为固定的献血者;确保潜在献血者在了解血液安全的重要性后,促使

他们在健康状况不佳或有经血传播疾病危险时退出献血队伍。因此,建立一支固定无偿献血者队伍是保证充足血液供应的有效方法,也是献血者教育、动员和招募的最终目标。

二、献血者教育、动员和招募活动的方法、评估

(一)献血者教育、动员和招募活动的方法

不同的招募对象因其社会经济状况、受教育程度、接受信息渠道等情况的不同,应针对性地采取献血者教育、动员和招募的方法。随着人们生活方式和意识形态的不断变化,献血者教育、动员和招募的方法也应不断调整和改进,比如网络新媒体(微信、微博等)的产生,为群众提供了更有效沟通互动的平台,其在宣传教育上所取得的作用也将日趋凸显。

一般而言,献血者教育、动员和招募的主要方法如下:

1. 通过报纸、杂志、刊物、广播、电视、电影、网络、电话、短信等形式开展献血者教育、动员和招募工作。

2. 编写献血宣传画、宣传资料和小册子、简报、专刊,制作短视频、电视片、微电影等来宣传献血知识、表彰无偿献血先进事迹。

3. 在城市、乡村繁华地带的公共场所、交通要道、街头人口密集处设置献血的宣传板、广告、图片等。

4. 利用重大节日、纪念日,如世界献血者日,开展献血咨询、知识竞赛等活动。

5. 献血者表彰和奖励。国家卫生健康委员会、中国红十字会总会、中央军委后勤保障部卫生局每两年对无偿献血先进城市和个人进行表彰,各省、市也可举办相应的表彰奖励活动,使无偿献血者受到全社会的尊敬,形成良好的社会环境和舆论氛围。

6. 召开专家、学者座谈会,对经血传播疾病的危害性进行广泛宣传,倡导无偿献血和安全献血,保障血液安全,保护用血者的健康。

7. 邀请社会知名人士为无偿献血工作进行形象代言,现身说法,引导市民参加献血。

8. 成立无偿献血志愿者服务队,队员既是志愿者又是献血者,通过他们的宣讲,使更多的人了解献血的益处,加入到无偿献血者队伍中来。

9. 进机关、企业、高校、社区等招募团体献血者献血,使其成为献血淡季和应急献血的重要保障。

10. 举办"血站开放日"活动,让公众走进血站,了解采供血情况、免费用血政策、献血知识及机采血小板预约流程等。参观血液从采集、制备、检验、储存到发放整个流程,使大家对献血有一个更直观的认识。使更多人参与到无偿献血的宣传中来,让无偿献血知识得到更为广泛的传播和普及。

11. 举办献血知识竞赛,使公众更多地了解无偿献血的法律、法规及相关知识,增

强公众无偿献血意识,广泛营造"献血光荣、助人为乐""安全献血、从我做起"的良好氛围。

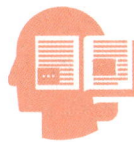

知识拓展

世界献血者日

为纪念发现ABO血型系统的诺贝尔生理学或医学奖获得者卡尔·兰德斯坦纳(Karl Landsteiner),鼓励更多的人无偿献血,宣传和促进全球血液安全规划的实施,世界卫生组织、红十字会与红新月会国际联合会、国际献血组织联合会、国际输血协会(International Society of Blood Transfusion,ISBT)确定2004年起,每年6月14日(兰德斯坦纳的生日)为世界献血者日。

(二)献血者教育、动员和招募活动的评估

为验证献血者教育、动员和招募的方法是否有效,须要对招募活动进行评价,这对于持续改进献血招募工作是非常重要的。首先必须设置一些可用来衡量招募效果的统计学指标,如每年的献血人次、定期献血者比例、献血者中带有经输血传播疾病的人数、应急献血招募时献血者的响应度等,在一个周期结束后对预先设置的指标进行回顾性分析,以此来评估献血者教育、动员和招募的效果。此外,应对每次献血教育、动员和招募的活动做好记录,以便对每次活动的预期效果进行监控。简而言之,能够保持充足和安全的血液供应就可以认为献血者教育、动员和招募工作取得了成功。

评估献血者教育、动员、招募工作的效果如何,可以参考以下指标:

1. 无偿献血的人数是否增加。
2. 再次献血或固定献血者的人数是否增加。
3. 每年每人平均献血次数是否增加(在规定的献血时间范围内)。
4. 由于有输血传染病而不得不永久排除献血的献血者人数是否减少。
5. 血液短缺或告急的次数或天数是否减少。

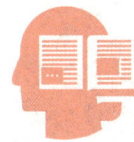

知识拓展

世界无偿献血概况

血液和血液制品在许多国家供不应求,采供血机构面临的挑战是既要提供充足的血液,又要确保其质量和安全。只有通过自愿无偿献血者定期献血,才能确保血液的足够供应。WHO的提倡所有血液供应均来自无偿献血者。2020年我国(除港澳台)献血率仅1.11%,而WHO提出,人口献血率达1%~3%才能基本满足本国临床用血需求,我国(除港澳台)人口献血率远远低于发达国家的4%。我国的采血量仍不能充分满足临

床需求。无偿献血需要广大公众的支持，因此期待更多人加入挽救他人生命的志愿行动中来。

第二节　献血者的健康检查和血液筛查

一、献血者健康检查

（一）健康情况征询表

取得献血者健康状况的一个最简单的方法是在献血者每次来献血时填写一张健康状况征询表。使用健康状况调查表有以下优点：

1. 有助于系统收集每一位献血者的病史情况。

2. 可避免工作人员在提问时遗漏某些重要的问题。

3. 在工作人员倾听献血者叙述时，提醒他们观察献血者的症状。

4. 便于工作人员做出接受献血、延期献血或永久退出献血的决定。

献血者献血前，工作人员指导献血者填写健康征询表和献血登记表并签署知情同意书。

（二）献血者体格检查

为了进一步了解献血者的健康状况，保障献血者的身体健康和用血者的安全，必须给每一位献血者进行健康检查。献血者健康检查的项目一般有血压、脉搏、体重、血红蛋白和身高的参数，皮疹或淋巴结是否肿大等。一些血站为减少血液的报废，在献血前增加了乙型肝炎表面抗原（hepatitis B surface antigen，HBsAg）和氨基转移酶等检测。我国颁布的《献血者健康检查要求》中对献血者一般检查的项目和要求做了明确的规定。

1. 年龄　国家提倡献血年龄为 18~55 周岁（指提倡参加献血人士公民的年龄，但不是限制献血的年龄标准）；既往无献血反应、符合健康检查要求的多次献血者主动要求再次献血的，年龄可延长至 60 周岁。

2. 体重　男≥50kg，女≥45kg。

3. 血压　90mmHg（12.0kPa）≤收缩压<140mmHg（18.7kPa）；60mmHg（8.0kPa）≤舒张压<90mmHg（12.0kPa）；脉搏压≥30mmHg（4.0kPa）。

4. 脉搏　60~100 次/min，高度耐力的运动员≥50 次/min，节律整齐。

5. 体温　体温正常。

6. 一般健康状况

（1）皮肤、巩膜无黄染，皮肤无创面感染，无大面积皮肤病。

（2）四肢无重度及以上残疾，无严重功能障碍及关节无红肿。

(3) 双臂静脉穿刺部位无皮肤损伤,无静脉注射药物痕迹。

(4) 五官无严重疾病,无甲状腺肿大。

(5) 胸部:心肺正常(心脏生理性杂音可视为正常)。

(6) 腹部:腹平软、无肿块、无压痛,无肝脾大。

(7) 无手术史、血液病史、传染病史、免疫史等。

(8) 女性献血者应避开经期、妊娠期和哺乳期等。

二、血 液 筛 查

(一)强制性初筛项目及合格标准

1. 血红蛋白(hemoglobin,Hb)测定　男≥120g/L;女≥115g/L。如采用硫酸铜目测法:男≥1.0 520,女≥1.0 510。

2. 单采血小板献血者　除满足血红蛋白测定要求外,采前还应同时满足:

(1) 血细胞比容(hematocrit,HCT)≥0.36L/L。

(2) 血小板(platelet,PLT)数为$(150\sim450)\times10^9$/L。

(3) 预测采后血小板(PLT)数≥100×10^9/L。

(二)推荐性初筛项目及合格标准

1. 血型鉴定　ABO 血型(正定型)和 RhD 血型(在有条件的地区以及 Rh 阴性率高的地区做测定)。

2. 谷丙转氨酶(GPT)检测　丙氨酸氨基转移酶:阴性(金标法)。GPT 广泛分布于人体的心、肝等器官及血液中,在肝脏中含量最丰富。红细胞内含量是血浆中的 7 倍。肝功能异常、劳累过度或饮酒使肝脏受到损害,或抽血时不注意发生溶血,都可造成 GPT升高。

3. 乙型肝炎病毒检测　乙型肝炎病毒表面抗原(HBsAg):阴性(金标法)。若为阳性,建议 6 个月后复查,仍是阳性者,不能献血。因为复查 2 次可以排除试验操作中出现的问题,诸如抽血时冒名顶替或标本序号颠倒等。

4. 丙型肝炎病毒检测　丙型肝炎病毒抗体(hepatitis C virus antibody,HCV-Ab):阴性(金标法)。目前认为丙型肝炎抗体阳性的人都可能携带病毒,都具有很强的传染性。

5. 人类免疫缺陷病毒检测　人类免疫缺陷病毒抗体(HIV):阴性(金标法)。一般认为人类免疫缺陷病毒抗体阳性的人都可能携带病毒,具有很强的传染性,当伴随出现相应的艾滋病症状,可确诊为艾滋病患者。

6. 梅毒试验　梅毒特异性抗体:符合相关要求。梅毒是一种性传播疾病,也可通过输血传播。

(三)献血量及献血间隔

1. 献血者每次可献全血 400ml、300ml 或者 200ml,全血献血间隔不少于 6 个月。

2. 单采血小板献血者,每次可献 1~2 个治疗单位(1 个单位为从 200ml 全血手工分离量),或者 1 个治疗单位及不超过 200ml 血浆。全年血小板和血浆被采集总量不超过 10L。单采血小板献血间隔不少于 2 周,不大于 24 次/年。因特殊配型需要,由医生批准,最短间隔时间不少于 1 周。

3. 单采血小板后与全血献血间隔不少于 4 周;全血献血后与单采血小板献血间隔不少于 3 个月。

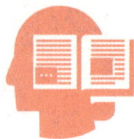

献血量的确定依据

一般情况下,献血者每次采血量为 200~400ml,最多不超过 400ml。鼓励献血者一次性献血 400ml,主要有两个原因:一是出于保护献血者的健康。人体血液总量占体重的 8%,一般正常人体的总血容量为 4 000~5 000ml,而一次献血 400ml,大约占总血容量的 10%。献血后,血浆中的水分和无机盐、蛋白质浓度和红细胞都能较快地恢复。实践证明一次献血 400ml 不会损害献血者的身体健康。二是为了保护用血者的健康。血液是一种异体组织,每一次输血或输注多人血液都有可能刺激用血者体内免疫系统产生抗体。所以,接受一个人的血液要比接受两个人的血液更安全,传播疾病的风险也降低一半。

总之,献血者经过献血前咨询和健康检查,工作人员要以不影响献血者健康和用血者安全为原则,综合判断献血者是否可献血。具体判断依据可遵照国家相关规定,如《献血者健康检查要求》和《血站技术操作规程》等。献血资格评定结论有三种:①可以献血,即各项检查均符合献血者健康检查的要求。②延期献血,待不能献血的原因消除后献血者方可献血。③不能献血,献血可能会影响献血者本人的身体健康,或其血液可能危害用血者的健康。对于须要永久屏蔽献血的,做好解释工作;对于暂时不适宜献血的,告知不适宜献血的情形解除后,经体检合格可以献血。引导适合献血的献血者进入血液采集环节。最后,献血者健康评估和献血资格判定完成后,应由献血者和检查者在献血前检查记录单上共同签名并标注日期。

第三节　血液的采集

一、采血前准备

(一)采血物品准备

1. 采血容器　采用一次性密闭多联塑料血袋系统,一般选用三联(或四联)血袋(图

1-1),包含一个含有全血保存液的首袋,用于全血的采集;一个含有红细胞添加液的子袋及一个或两个以上空的转移袋,用于成分血的制备;各个塑料单袋通过二通或三通塑料管道连接成密闭系统,袋与袋之间一般采用折通管或夹片控制血液的互通。

血液离体后,会发生一系列细胞的、化学的、酶学等改变。血液保存液是血液采集后储存的液体环境,对血液及其成分的质量和功能的保养至关重要。常用的血液保存液有

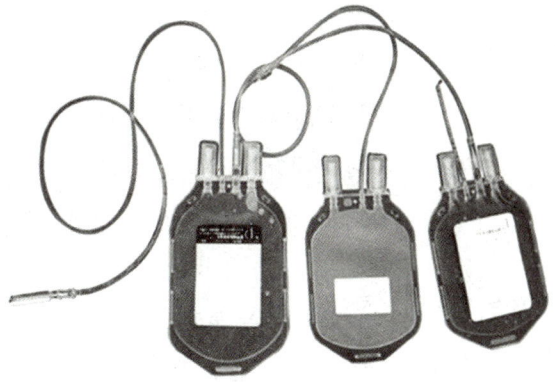

图 1-1　三联血袋

ACD 保存液、枸橼酸盐-磷酸盐-葡萄糖(citrate phosphate dextrose,CPD)保存液及枸橼酸盐-磷酸盐-葡萄糖-腺嘌呤(citrate phosphate dextrose adenine,CPDA)保存液等(详见第三章第一节内容)。血液保存液以抗凝剂、葡萄糖、磷酸盐、腺嘌呤等为主要成分,用于防止血液凝固并维持血液各成分生物活性和生理功能的制剂,延长血液及血液成分的保存期。

2. 器具　献血场所应配备采血椅、采血秤、热合机、贮血冰箱(或血液保存箱)、血压计、听诊器、体重秤、体温计、止血钳、条形码阅读器,根据工作需要配备生化分析仪、血细胞计数仪、血小板振荡保存箱、加样器、离心机等,其数量应满足工作要求。

3. 试剂及材料　献血场所应配备饮料、点心、医用消毒剂、医用手套、血型检测试剂、血红蛋白检测试剂、乙型肝炎病毒金标试剂、ALT 检测试剂、一次性采血袋、一次性采血针(或注射器)、止血带、标本管、献血条形码、无菌纱布、无菌棉签、绷带、医用胶布、医疗废物专用包装袋和容器、接触血源性病原体个人防护用品、急救药品、末梢采血针、一次性末梢采血管、创可贴等。临时献血场所和献血车应有免洗手消毒剂。根据工作需要配备血液成分单采机专用耗材、离心管等。

(二)献血者的核对

为了防止采血过程中人为或技术性差错,对每一步骤都要有严格的检查核对制度。

1. 核对献血者身份　将献血者本人相貌与其有效身份证件〔包括居民身份证、居民社会保障卡、驾驶证、军(警)官证、士兵证、港澳通行证和台湾居民来往大陆通行证以及外国公民护照等〕原件中姓名、性别、年龄进行核对。

2. 登记献血者身份信息　核查献血者身份无误后,将献血者身份信息录入血液管理信息系统(blood management information system,BMIS)。

3. 查询既往献血史　询问献血者和查询 BMIS 有无既往献血史。如献血者曾献血,献血间隔期应符合要求(全血献血间隔不少于 6 个月,单采血小板后再献全血间隔不少于 4 周),不处于被暂时或永久屏蔽状态。

4. 检查体检表中体检日期及体检合格证(或合格章),观察献血者面色是否苍白,肘

窝部是否有新穿刺痕迹,合格者方可献血。

（三）静脉穿刺的准备和选择

1. 采血人员准备　采血人员调整好心理与情绪,进入献血者服务工作状态,情绪稳定、工作热情、态度和蔼且耐心细致。

2. 器材检查　塑料血袋有无渗漏,抗凝剂是否浑浊。

3. 身份核对　在静脉穿刺前,应再次核对献血者身份。

4. 沟通与评估　在血液采集过程中应当加强与献血者的沟通,尤其是进行每一项主要操作之前,应当与献血者沟通并取得配合。询问献血者的既往献血经历、近日休息等情况,评估出现献血不良反应的可能性和不适合献血的情况。观察献血者面部表情和肢体语言,是否处于紧张、害怕甚至恐惧状态。如发现这些不利情况,则不急于采血,做好宽慰工作,待献血者解除思想顾虑,充分放松后开始准备采血。

静脉的选择注意以下几点:①常选择的静脉主要有肘正中静脉、头静脉、前臂正中静脉、贵要静脉等部位;②静脉要求清晰可见、粗大、充盈饱满、弹性好、易固定、不易滑动的静脉;③用示指指腹上下左右触摸,确定其位置、粗细和弹性,评估并确定穿刺位点和路径;④使用止血带可使静脉充盈,便于触及和穿刺;⑤穿刺部位应选择无损伤、炎症、皮疹、皮癣、瘢痕的皮肤区域。

二、血 液 采 集

（一）全血采集流程

1. 用无菌棉拭子蘸取适量消毒剂,以穿刺点为中心,自内向外螺旋式旋转擦拭,消毒面积不小于 6cm×8cm,作用 1~3min,宜消毒 2~3 遍。

2. 采血者将止血带准备好并扎在献血者上臂,让献血者紧握拳头。

3. 采血者打开穿刺针,取下护针帽,一只手绷紧皮肤,用另一只手的拇指、示指、中指三指持穿刺针的针柄部位,将针头斜面向上或稍侧与皮肤成 30°~50° 刺入皮肤,当针头刺入皮肤后改变角度,成 10° 左右平稳刺入静脉,针尖入静脉后须沿静脉方向前进 0.5~1cm 左右,然后固定针头位置。用消毒敷贴盖好穿刺孔,并将其固定。开动摆动器,慢慢摇动采血袋。

4. 让献血者间断地做松握拳动作。采血者在血袋及体检表上盖采血者印章或签名,在献血者的一份血袋、献血记录和复检的血样管上采用唯一的条码进行标识。

5. 采血过程中注意采血量,观察献血者的面色、表情,如有异常及时处理。

6. 当血量达到要求时,嘱咐献血者松拳,同时用止血钳在距针尾 2~3cm 处夹住,松开止血带。

7. 用无菌棉球按好穿刺点,拔出采血针后,嘱咐献血者用三指压住针刺点 3~5min,避免血液渗入皮下。

8. 当采血结束时,再次核对献血者身份、血袋、血液标本和相关记录,确保准确无误。护理人员扶献血者离开采血区域至休息厅休息,告知献血者献血后注意事项,领取献血证,无异常后方可离开。

9. 血液采集后,由专门人员将血袋与止血钳之间的塑料导管热合封口并热合数段,供复查血型和交叉配血用。

10. 将全血及成分血按每袋上的条形码及编号分别输入管理系统后运往发血室、成分分离室,血标本送交化验室复检。

(二)血液采集后的保存与运输

采集的全血绝大多数用于制备成分血的起始血液即原料血。需要的条件包括血液运输专用箱(图1-2)、运血车等。在血液储存和运输过程中,坚持冷链要求,以保证血液的质量。冷链是指为了保证血液及血液制品的质量,从采集到用血的整个过程中,始终使其处于恒定的低温状态的一系列整体冷藏方案、专门的物流网络和供应链体系。冷链应遵循"3T"原则,即温度、时间、储存耐性。全血采集后应根据制备成分血品种的不同,尽快在合适的温度下保存与

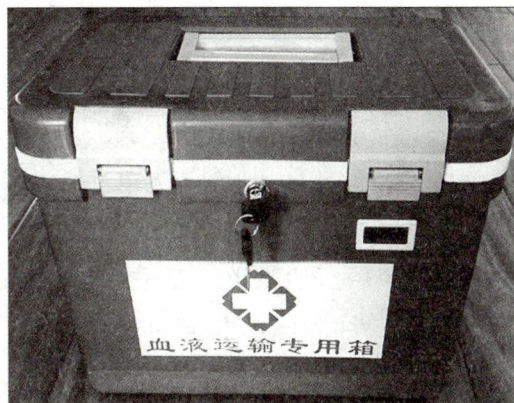

图1-2　血液运输专用箱

运输,并制备成分血。须要制备浓缩血小板的全血,在室温或20~24℃保存与运输,冰冻血浆、冷沉淀应在冰冻状态,其他全血在2~6℃条件下储存,2~10℃下运输。

(三)献血者献血后的生理恢复

献血者献血后的生理恢复与献血量、性别、献血间隔时间、个体差异、献血者营养状况及所献血液成分等因素相关。健康者按规定无偿献全血或血液成分,能较快地恢复到正常生理水平,不但不会影响身体健康,而且还会促进血液新陈代谢。

1. 血容量的恢复　健康人的血液约占体重的8%,为4 000~5 000ml。一次献血200~400ml,占总血量的5%~10%。献血后体内储存于脾、肝等内脏里的血液释放到外周血,经1~2h即可恢复血容量,丢失的血浆蛋白由肝脏加速合成进行补充。

2. 红细胞、血红蛋白的恢复　一次献血200ml,男性红细胞平均下降0.3×10^{12}/L,血红蛋白平均下降7g/L,女性分别下降0.39×10^{12}/L和7~15g/L。献血后血液中网织红细胞增多,一般4~9d达到高峰,平均网织红细胞可达1.2%,说明骨髓增生活跃。若献出200ml全血,恢复至献血前水平需要7~10d。

3. 白细胞、血小板的恢复　外周血白细胞的平均寿命7~14d,血小板为7~9d,因其生存期较短,更新换代快,献血后几天就可以恢复。现在的血细胞分离机可以在短期内多次大剂量地采集白细胞或血小板而不影响身体健康。因此,献200ml或400ml全血对白细胞、血小板的影响是很小的。

4. 血流动力学与血液流变学的变化　献血 400ml 对献血者动脉压无显著影响。采血 4d 后，心排血量恢复至采血前的 97.71%，总外周阻力也恢复到 98.84%，说明这些指标基本恢复采血前水平。献血后血液黏度、血浆黏度、血细胞比容等均较献血前有所下降，说明采血后血液流变学有所改善，有利于血液流动和氧气的运输。

三、血液采集的质量控制

（一）采血前的质量控制

1. 血液采集环境的要求　固定采血站采血，房间应保持通风、清洁，采血前要用紫外线灯照射消毒 30min。采血器具应有固定摆放位置，在采血前应将各种采血器材准备充分并进行核查。流动采血室应彻底清扫，擦拭干净，所用采血器材放在适当位置，关闭门窗实施消毒，消毒可喷洒有效消毒剂或用移动式紫外线灯照射。

2. 采血前血袋的检查

（1）塑料采血袋的采血针、采血管、输血插口必须连成一个完整的密闭系统，保证采集、分离、输注和储存血液时，其内腔不与外界空气相接触。宜采用具有旁路留样系统的血袋。

（2）检查血袋外观，袋体应无色或呈微黄色，无明显杂质、斑点、气泡。塑料采血袋内外表面应平整，在储存期内不应有粘连。塑料采血袋热合线应透明、均匀。采血管和转移管内外表面光洁，不应有明显条纹、扭结和扁瘪。袋中的抗凝保存液及添加液应无色或呈微黄色、无浑浊、无杂质、无沉淀。

（3）血袋的标签应字迹清晰，项目齐全。

（4）血液保存液处于有效期内。

3. 消毒

（1）所用消毒剂应当符合相应的国家标准要求，一般选用含碘消毒剂，对碘过敏者可选用其他消毒剂；消毒剂应处于有效期内，并标明启用日期。

（2）不应触摸已消毒的皮肤，不应靠近已消毒的皮肤讲话。

4. 采血器材、棉棒、血型检测等各种试剂的有效期检查、留样管的核对检查、器械或者一次性护理包的检查，采血秤、热合机的检查等。

（二）血液采集中的质量控制

1. 应在穿刺部位上 6.5~7cm 处扎止血带，松紧适宜。过松则达不到血管充盈的目的，过紧则造成深部动脉供血不足。

2. 血液开始流入采血袋后，立即将其与抗凝剂轻摇混合。宜采用摆动器。如果采用手工混合，应当至少每 90s 混合 1 次，充分混匀。

3. 静脉穿刺成功后，如果使用带留样袋的采血袋，松开留样袋夹子，使最先流出的血液流入留样袋（15~20ml），用作血液检测标本。夹闭留样袋夹子，松开阻塞件下端止流夹，使血液流入采血袋。如果使用不带留样袋的采血袋,松开夹子,使血液直接流入采血袋。固定针头位置,用敷料保护穿刺点。

4. 维持静脉穿刺点与血袋的落差,保持血流通畅。嘱献血者做握拳和松手动作,以促进静脉回流。当血流不畅时,及时调整针头位置。当不易观察血流时,应注意观察穿刺部位有无异常及血袋重量是否递增。

5. 应当对采血时间进行控制。200ml 全血采集时间>5min,或 400ml 全血采集时间>10min,应给予特殊标识,所采集的全血不可用于制备血小板。200ml 全血采集时间>7min,或 400ml 全血采集时间>13min,所采集的全血不可用于制备新鲜冰冻血浆。

6. 天冷时血管收缩,不容易看到,不可急于采血。可让献血者进休息室充分休息,饮用热水,血管局部加热,拍打局部,使血管充盈,方可采血。

7. 采血量达到要求时,嘱献血者松拳,松开止血带,闭合止流夹,用创可贴、消毒棉球或纱布轻按静脉穿刺点,拔出针头后即加重按压,用弹力绷带包扎,松紧度适中。

(三)血液采集后的质量控制

1. 嘱献血者在献血者休息处用茶点,休息 10~15min。

2. 标本管献血时同步留取,应先留取血清学检测的,再留取核酸检测的。按检测项目要求留取标本量、充分混匀标本,应尽快放置在 2~8℃温度下保存。

3. 一次只能对来自同一献血者的一份血袋、标本管和献血记录进行标识。经核对后,将唯一性条形码标识牢固粘贴在采血袋、标本管、转移袋、血袋导管、献血记录单上。

4. 宜在标本管与留样针/静脉穿刺针分离前开始标识,对采血袋和标本管的标识应当连续完成,不应中断。

5. 宜在标本管与留样针/静脉穿刺针分离前核查采血袋、血液标本、献血登记表,所标识的献血条形码应一致。

6. 应当印制献血后注意事项,并将其发给每位献血者。内容主要有:①穿刺点上的敷料应保留至少 4h;②多补充水分,食用易消化的食物和水果,避免饮酒,保证充足的睡眠;③献血后 24h 内不剧烈运动、高空作业和过度疲劳;④工作人员的联系方式,如果存在献血前没有如实告知的可能影响血液安全的高危行为,或者献血后感觉明显不适或异常,请其及时联系工作人员。

四、单 采 技 术

(一)单采技术的定义

单采技术是利用血细胞分离机在全封闭的条件下,将符合要求的献血者的血液引至体外,经离心法或滤膜分离法自动将全血中的血小板、粒细胞(包括外周血造血干细胞或祖细胞)等正常的某一细胞成分分离出并悬浮于一定量血浆内制成单采成分血,余血回输给献血者。采血全程完全密封,可减少污染,是成分输血最理想的采血方法。

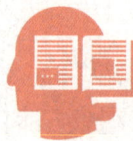

血细胞分离机的发展历史

现代血液离心分离采集技术源于1914年美国约翰·霍普金斯医院的研究小组。两次世界大战期间血液离心、分离、储存技术得到了很大的发展。

20世纪50年代初,科恩(Cohn)博士开发出第一台封闭式的血液分离机,首次把重力离心技术应用在血液分离上。

20世纪60年代,IBM公司高级工程师贾德森(Judson)与美国国家癌症研究所(National Cancer Institute,NCI)合作研究了一种新型的血细胞分离机,并于1962年开发出了第一台连续式血细胞分离机。

1971年,杰克·莱瑟姆(Jack Latham)创建了一家生产血液分离设备的公司。该公司生产一种被称为"Latham Bowl(莱瑟姆碗)"的离心杯,它是一种能自动分离血液的离心杯耗材。从而将专业的工程技术与科恩博士关于血液分离的科学发现融合在一起。从此血细胞分离机进入快速发展时代,为整个输血医学带来了革命性变化。

(二)血细胞分离机的分类、原理、特点和应用

血细胞分离机是单采血液成分的技术基础,按分离技术原理不同可以分为三大类:离心式、滤膜式和吸附柱式。

1. 离心式血细胞分离机　原理是通过特制的封闭管路,使献血者的部分全血通过血细胞分离机进行体外循环,分离机根据全血中各种血液成分的比重不同,经离心力的作用将各血液成分分层、分离,然后通过电脑控制的管路系统,使不同的血液成分进入不同的通道,将须要采集的血细胞收集于产品袋,而将不需要的成分回输给献血者,从而获得浓度大、纯度高的单一成分血。临床应用最为广泛。

按照血流方式的不同可以分为非连续流动式离心机和连续流动式离心机。

(1)非连续流动式离心机:在泵的抽取和驱动下血液从血管经过穿刺针,血液经过抗凝后流经分离管路进入离心杯,待血液达到一定容量后,开始离心分离采集所需成分血,多根收集管路与离心杯和收集袋相连,用于收集不同的血液成分,收集完相应的血液成分后,泵反向转动,将其余成分再经原路回输,从而完成一次血液成分的采集或去除。上述过程再次重复,直到达到期望的效果。优点:只需一条静脉通路,用于抽血离心采集和剩余血回输。缺点:采集所需时间较长、献血者血容量波动变化大,易引起献血不良反应。

(2)连续流动式离心机:它在运行时,收集和回输过程同时进行,因此它需要两根静脉通路,一根用于抽血,另一根用于回输。血液成分的分离采集工作是连续的,中途不间

断,直至完成一次单采。优点:采集所需时间短,献血者的血容量波动变化小,献血不良反应发生率低。缺点:须要同时穿刺献血者两侧手臂的血管。

2. 滤膜式血细胞分离机 原理是利用具有筛孔功能特性的特殊膜材料,滤过高分子量蛋白,而不能滤过细胞成分。因此它的应用仅限于献血者的血浆单采。在临床上的适用范围小。选用的滤过膜材料主要有醋酸纤维素、聚乙烯、聚丙烯、聚氯乙烯和其他合成材料。

3. 吸附柱式血液成分分离机 目前应用最广泛的是免疫吸附,主要用于治疗性血浆置换。原理是利用抗原、抗体反应的特异性,将抗原或抗体固定在载体上制成吸附柱,当患者的血液通过吸附柱时,其对应的抗原或抗体被吸附、清除。如葡萄球菌 A 蛋白免疫吸附柱可在体外选择性清除 IgG。优点:利用免疫吸附或者吸附剂特异性去除血液中的致病物质,对疾病本身的治疗具有很强的针对性和优越性。缺点:吸附柱的价格昂贵。

(三)单采成分血的技术操作流程

1. 单采前的准备

(1) 采血人员的准备,静脉的选择,献血者的核对、沟通和评估(同本节血液采集)。

(2) 器材准备:准备采血物品,建立采血器材清单,包括一次性耗材、抗凝剂、生理盐水、一次性采血护理包、唯一性条形码标识、无偿献血登记表、标本管(或标本架)、一次性利器盒、医疗废物袋、专用医疗废弃物桶等。采血人员按卡片准备和核查采血器材的种类和数量,采血器材的数量应与预计采血量相适宜。

(3) 采集准备:血细胞分离机开启并进行自检、热合机开启并检查热合机、血小板恒温振荡仪开启并检查血小板恒温振荡仪、电子秤开启并检查电子秤,证实均处于正常状态。

(4) 献血者准备:2 周内已初检合格的献血者来站,若单采血小板,仍须进行单采血小板献血前血液检测。同时登录采供血软件系统程序,做好献血者信息及单采计数登记。

2. 单采流程(以单采血小板为例)

(1) 静脉穿刺前,再次核对献血者身份、献血量,确认献血适宜性评估结论。

(2) 按相应的血细胞分离机操作规程安装适宜的一次性耗材。

(3) 献血者在上机前,常规口服葡萄糖酸钙,排空膀胱。

(4) 按《采血标签粘贴操作规程》在该献血者的无偿献血登记表、单采成分血记录单、产品袋、复检试管等位置上粘贴标签。

(5) 根据血细胞分离机提示,录入献血者体重、血小板计数等相关信息,选择血小板采集程序,设定相应的参数,确保献血者采后血小板计数不低于 $100×10^9/L$。

(6) 按《采血操作规程》进行消毒、穿刺、留样。

(7) 采集过程中,应加强与献血者的沟通,观察献血者面容、表情,及时发现并处理献血不良反应。同时密切监视血细胞分离机工作状态及采集过程,记录单采过程中的关键指标,包括采集时间、体外循环的血量、抗凝剂的使用量、血液成分的质量以及献血者的状态等,采集结束时必须记录最终采集量。

(8) 采集完成后,松开压脉带,关闭采血管路上的主流夹后拔针,对献血者进行护理,嘱献血者按压采血针眼处 10~15min。

(9) 排出产品袋内气体,夹闭管路夹,混匀产品。

(10) 拆卸耗材、热合产品袋,保留注满血浆经热合的留样管至少 15cm 并贴有条码标签。检查产品袋无渗漏,放入(22±2)℃血小板振荡箱中保存,双份血小板进行分装、称重。

(11) 嘱献血者在休息区休息 10~15min,为献血者办理献血证,并交代献血后注意事项,发放宣传单,献血者感觉无不适后方可离开。

(12) 登录采供血软件系统程序,录入采集信息,血小板移交成分科待检库,复检试管移交检验科,留样管移交供血科。

(13) 复检结果合格,成分科工作人员打印并粘贴血小板终产品标签,准确核对、包装,报质量控制科履行放行审批手续后,移交供血科。

(四) 临床应用

1. 弃除血小板　原发性血小板增多症患者单采血小板后配合化学治疗(简称为化疗)可使病情缓解快。

2. 外周血干细胞或祖细胞采集　外周血干细胞移植可治疗恶性肿瘤如慢性粒细胞白血病、急性白血病、多发性骨髓瘤(见于第三章第六节造血干细胞的制备与保存)。

3. 淋巴细胞单采　用于急慢性淋巴细胞白血病的治疗和恶性肿瘤患者。

4. 粒细胞弃除　急慢性白血病患者化疗前通过粒细胞单采可迅速消除白细胞的淤滞状态,减轻症状,缓解病情。

5. 血浆置换　用于血液系统疾病、风湿免疫系统疾病。

6. 红细胞单采　利用血细胞分离机单采献血者体内的新生红细胞回输给须要长期输血的地中海贫血、骨髓增生异常综合征(myelodysplastic syndrome,MDS)和慢性再障患者,可减少输血频率及血色病的发生。

7. 血小板单采　用于治疗巨大血小板综合征、血小板无力症、全身性疾病(尿毒症、肝硬化等)或药物(阿司匹林等)造成的血小板功能异常等(见于第三章第三节血小板的制备与保存)。

8. 红细胞弃除　原发性红细胞增多症患者单采红细胞后配合化疗可使病情缓解快。

9. 血浆单采　用于治疗各型血友病、严重肝病、大剂量输血引起的凝血因子稀释、双香豆素抗凝过量及弥散性血管内凝血(disseminated intravascular coagulation,DIC)等。

10. 单采粒细胞　用于治疗因粒细胞缺乏症伴败血症或威胁生命的严重感染时。

（五）质量控制

1. 单采前的质量控制

（1）单采成分血环境的要求：固定采血站采血，应按《医院消毒卫生标准》(GB 15982—2012)中Ⅲ类环境标准，严格定期清洁、保持通风、用紫外线灯照射消毒30min，每个采血工作位应具备独立的采血、留样、记录、贴标签的操作设施和严密流程。配备处理献血不良反应的常备药品与物品，并定期检查，保证其在有效期内。流动采血室应将采血房间彻底清扫，擦拭干净，所用采血器材放在适当位置，关闭门窗实施消毒，消毒可喷洒有效消毒剂或用移动式紫外线灯照射。

（2）单采前血袋的检查(同本节血液的采集)。

（3）消毒(同本节血液的采集)。

（4）单采耗材：相关耗材外包装完整，无破损、无渗漏、无污染。检查试管完整无破损，试管帽无松动，抗凝剂、分离胶等内容物无异常。

（5）采血器材、棉棒、血型检测等各种试剂的有效期检查，留样管的核对检查，血液暂存冰箱(运输箱)检查，一次性护理包的检查，采血秤、热合机的检查等。

（6）血细胞分离机开启并进行自检；血小板恒温振荡仪开启并检查血小板恒温振荡仪，证实均处于正常状态。

（7）采血前应将采血过程中可能出现的一些不良反应告知患者或献血者。

（8）由于采血时间比较长，献血者必须排空膀胱，且保证电源稳定及献血者舒适体位。

（9）防止抗凝剂引起枸橼盐中毒(低钙反应)，应采前嘱献血者常规口服葡萄糖酸钙。

（10）单采血小板对献血者的要求(见于第三章第三节血小板的制备与保存)。

2. 单采中的质量控制

（1）单采全程必须保证无菌操作，防止献血者感染及成分血被污染。

（2）根据献血者选择的献血量及对献血者的综合评估进行单一成分血的采集。

（3）不同型号的血细胞分离机，具有不同的操作程序，具体应严格根据仪器厂商的操作说明进行安装、采集及拆卸。

（4）全程观察献血者的面容、表情，及时发现紧急情况并处理献血不良反应。

（5）静脉穿刺成功后，松开采血针一侧和留样袋一侧止流夹，使最先流出的血液流入留样袋，15~20ml，用作血液检测标本。夹闭留样袋一侧止流夹，松开血细胞分离机一侧止流夹，将血细胞分离机置于采集模式，使血液进入分离管路开始采集。

（6）采集过程中，应加强与献血者的沟通，尽量详细告知采集流程，并告知采集过程中设备提示音、警示灯、袖带压力等的意义；在进行每一项主要操作之前，与献血者沟通并取得配合。

（7）如遇回输不畅，在征得献血者同意后，可更换新的采集针重新穿刺后回输。

3. 单采后的质量控制

（1）采集完毕,整理物品,擦拭、维护保养设备,清洁、消毒工作区域,安全处置医疗废弃物,并填写相关记录。

（2）认真做好标本管的留取、保存,标识血袋、标本管和献血记录等工作。

（3）单采血小板和单采粒细胞后,应当放置在20~24℃的条件下。单采血小板还应振荡保存。

（4）单采血小板质量标准(见于第三章第三节血小板的制备与保存)。

（5）应当印制献血后注意事项,并将其发给每位献血者。

第四节　献血不良反应、并发症及处理

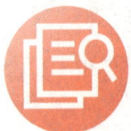

案例导入

大学生小张身体健康,性格开朗,热心公益,每次在街头遇到无偿献血车都有献血的冲动。但是她心中仍难免对献血有恐惧感,怕出现献血不良反应。

请思考:

1. 什么是献血不良反应?

2. 哪些因素可以引起献血不良反应?

3. 发生献血不良反应如何处理?

4. 随着无偿献血知识的宣传深入人心,针对血站自身实际情况应该建立怎样的人文关怀,引领更多的公民参加到自愿无偿献血队伍中?

一、献血不良反应、并发症的诱发因素

按《献血者健康检查要求》严格筛选符合献血条件的健康人,通常都能很好地完成献血。但个别献血者由于受生理、心理、采血环境以及采血操作技术等因素的影响,可能会在献血中、献血后出现头晕、目眩、恶心呕吐、面色苍白、出冷汗、四肢无力等不适症状。虽然这些症状持续时间不长,基本上无须治疗即可自行恢复,但会在人群中造成严重的恐惧心理,影响群众献血的积极性。因此针对献血反应发生的原因进行预防,避免发生献血反应具有十分重要的意义。引起献血不良反应的因素主要有以下几点:

1. 精神因素　这是发生献血不良反应的最重要因素。由于缺乏献血知识,初次献血者容易产生思想顾虑,心理恐惧,看见他人献血或发生不良反应,自己就十分紧张,尚未采血或刚刚采血就发生晕厥,这是由精神因素引起的,对于多次献血者则发生率较低。对精

神紧张者,为了消除其精神紧张,应加强有关献血知识的宣传,使其懂得献血常识(献血前后注意事项),创造安静、舒适的环境,采血人员用鼓励性语言进行心理疏导,做好解释工作,给予献血者以心理安慰。除宣传献血常识外,在采血的整个过程中采血工作人员一定要主动根据不同年龄、职业、文化水平选择不同的话题与献血者交谈以转移献血者的注意力,从而减轻紧张、恐惧心理。

2. 空腹或饥饿状态献血 因献血者在较长时间未进食,多有相对血容量不足。若此时献血会出现一过性血糖过低,出现低血糖反应,表现为软弱无力、头晕、脸色苍白、皮肤冰冷、大汗、恶心、呕吐甚至晕厥。对空腹献血者应先让其去进餐后再来献血,或者让其喝些糖水、牛奶,补充可迅速提高血糖的糕点,然后再献血。

3. 献血前过度疲劳、睡眠不足 人体在疲劳或不适的时候,机体处于相较于正常情况时比较敏感且脆弱的状态,此时献血会对机体产生消极影响。对于这类献血者应耐心解释,劝他们不要在身体不适、过度疲劳、睡眠不足等机体处于应激状态时献血,可在休息好以后或者感觉身体状态好时再献血。

4. 献血环境不理想 人员拥挤、声音嘈杂、空气污浊、气温较高、献血等候时间过长,均可使献血者心情烦躁,引起献血反应。应保证采血点清洁、干净,禁止人员喧哗和其他噪声,冬季做好保温,夏季做好防暑降温措施,营造一个光线充足、安静、整洁、温暖适宜的献血环境,使献血者感到温馨、快乐、身心放松,有助于减少献血反应。

5. 医护人员技术不熟练或服务态度欠佳 采血人员语言生硬、不热情、穿刺技术不够熟练、穿刺疼痛等刺激会使献血者产生一定的情绪反应和生理变化。采血工作人员应注重语言行为艺术,怀着崇敬的心情接待献血者,态度友好、热情周到,最大限度地满足献血者的心理需求。

6. 献血者体位因素 由于采血点空间小,献血者献血时多采取坐位,致使下肢肌肉及静脉张力降低,血液蓄积于下肢,静脉回心血量减少,心排血量减少,收缩压下降影响脑部供血可引起献血反应;献血者献血后起站过急、过猛,以及迅速转换体位,血液沉积于下肢,静脉回心血量减少,血压下降从而造成脑供血不足也可导致献血反应。因此采血完毕,应嘱咐献血者不要急于变换体位,在原位休息 3~5min 后再慢慢起来,以减少直立性低血压引起的献血反应。

二、献血不良反应、并发症的处理

一旦献血者发生献血不良反应,应立即终止献血,积极对症处理。献血不良反应的症状按范围分为全身表现和局部表现;根据程度分为轻度、中度及重度。

1. 轻度献血反应 主要症状为紧张焦虑、呼吸和心跳加快、面色苍白伴有轻度出汗、眩晕或连续的呵欠及恶心呕吐,此时献血者神志清楚。

处理:发生轻度反应,必须马上停止献血,使献血者平卧,抬高双腿,保持头低位以增加血液供应,给献血者一杯糖水让其在凉爽、空气清新的地方充分休息即可缓解症状。

2. 中度献血反应　除轻度症状外,尚有胸闷、恶心、呕吐、皮肤湿冷、心悸等。此时献血者脉搏减慢,表现为浅表呼吸,出现短暂或长时间无知觉。

处理:发生中度反应,必须立即停止献血。让献血者抬高双腿,保持头低位,侧卧防止呕吐,保持室内空气凉爽、空气清新,清醒后给献血者喝些浓糖水,指导献血者进行慢而深的呼吸。定期观察献血者的表情和监测其脉搏和血压,全过程要有人陪同。若仍有呕吐,可用些镇静药或针灸治疗。

3. 重度献血反应　有明显的脑缺血症状,晕厥、抽搐、失去知觉、持续性低血压、心动过缓等。晕厥较常见,较重者有意识丧失、抽搐及大小便失禁。

处理:发生晕厥应立即停止献血,使献血者平卧,抬高双脚,保持头低位,松开衣领及腰带以保持呼吸畅通。将献血者移至空气凉爽、清新的环境中,与其他献血者隔离,防止影响其他献血者献血及意外事故的发生。经常测量献血者脉搏和血压,用手指掐人中穴或合谷穴,如抽搐超过 5min,应做医疗急救,可给予低流量吸氧。备用急救药品,如 1% 肾上腺素、葡萄糖注射液、地塞米松等进行对症处理。向症状解除后的献血者解释所发生的一切,消除献血者的疑虑,婉转地告诉献血者以后不要再献血。

4. 局部不良反应

(1) 血肿:由于穿刺时位置不佳,使穿刺部位肿胀、疼痛、血流不畅或拔针后未及时对穿刺部位有效止血。

处理:采血中出现血肿应立即停止采血,拔出针头,用无菌棉球紧压穿刺点,将手臂抬高至心脏水平以上,持续 15min 以上减少血肿发生。采血后出现血肿应继续压迫采血部位 10~15min 以上;24h 内冷敷,用冷开水毛巾湿敷穿刺点周围肿胀处,每 3~5min 更换一次冷毛巾,共做 30min;24h 后热敷,方法基本与冷敷相同,注意控制水温,防止烫伤。一般血肿后淤血在 15d 后基本吸收。

(2) 感染:由于采血过程消毒不严格、采血后未注意保护针口或化学物质等原因引起局部感染、蜂窝织炎、血栓性静脉炎、碘过敏等。早期可行热敷或根据各种不同病变采取相应的处理。

(3) 其他:血流不畅、误刺动脉、损伤神经、空气栓塞等,这些情况极为罕见,但一旦发生应及时处理,防止进一步的发展。

此外,还可能出现一些极为罕见的表现,如心功能不全、惊厥、既往疾病的复发或加重等。还应注意短时间内反复多次献血可导致失血性贫血。采血时应安排有急救知识的医护人员在场。献血不良反应记载在献血记录中,作为以后献血者是否适宜再献血的参考。

献血不良反应影响大,关系到整个无偿献血事业顺利的发展。医护人员应加强责任心,提高服务意识,确保献血者献血前被亲切温馨地接待,保证献血过程轻松愉快,献血结果健康安全。尽可能有效防止献血不良反应的发生,有利于保护献血者的健康,还有利于组织发动更多的无偿献血者,从而更好地促进无偿献血工作蓬勃、健康、持续地发展。

章末小结

　　献血就是健康人捐献自身的血液或血液成分救治患者。安全献血就是要保证献血者的安全,同时使用血者不因输血而导致疾病的发生和发展。我国实行无偿献血制度,无偿献血事业的一项重要任务就是招募无偿献血者,通过多种多样的宣传教育活动,使公民知道适量的献血对健康不仅无害反而有益,使越来越多的人加入无偿献血的队伍中。为保证采、献血者双方的安全,采血前应对献血者进行身体健康检查。

　　本章学习重点是献血者的健康检查,包括采血前咨询、体格检查、血液初筛检查及标准,经健康检查合格者才能献血。血站应提供良好的血液采集环境。学习难点为在采集血液时应仔细核对献血者,按全血采集流程或单采成分血流程采血并严格做好质量控制,血液采集后应按要求保存与运输。在学习过程中注重无偿献血相关法律文书的规范及签署手续,注意献血者献血后告知其献血后的注意事项。由于受生理、心理、采血环境以及采血操作技术等因素的影响,献血者可能会发生献血不良反应,献血不良反应一旦发生应立即停止献血并做妥善处理。

(卓曼玉)

❓ 思考与练习

一、名词解释

1. 无偿献血
2. 安全献血
3. 单采技术

二、简答题

1. 献血者教育、动员和招募的原则和最终目标是什么?
2. 献血者教育、动员和招募的主要方法有哪些?
3. 献血前必须对献血者血液进行哪些初筛检查?
4. 鼓励一次献血 400ml 的意义是什么?
5. 献血不良反应有哪几种? 有何表现?
6. 最常见的危险献血行为有哪几种?
7. 血细胞分离机按分离技术原理的不同可以分为哪几类?

第二章 血型及其相关检测技术

02章

02 章 数字内容

学习目标

1. 掌握红细胞血型系统（ABO、Rh）、白细胞血型系统、血小板血型系统的抗原及抗体；掌握病毒性肝炎、艾滋病等疾病的实验室检查。

2. 熟悉红细胞血型系统、白细胞血型系统、血小板血型系统检测技术；熟悉病毒性肝炎、艾滋病等疾病的病原学、流行病学特点和预防措施。

3. 了解病毒性肝炎、艾滋病等疾病的临床表现。

4. 学会 ABO 血型鉴定（正反定型试验）、Rh 血型鉴定、交叉配血试验，能够对检验结果进行正确判读，规范发出检验报告；学会用所学知识对病毒性肝炎、艾滋病等疾病的实验室检测结果进行综合分析。

5. 具备严谨求实、精益求精的工作态度和终身学习的理念，具有对检验结果高度负责的职业素养。

第一节 血型系统检测

一、红细胞血型系统及其检测技术

（一）ABO 血型系统

到 2021 年 12 月为止，国际输血协会（ISBT）已确认检出 43 个红细胞血型系统，抗原 300 多个。红细胞血型系统见表 2-1，但是随着新抗原的发现以及对已存在的抗原的逐步认识，血型抗原的数量、分类随时都可能发生变化。

1. ABO 血型基因及 H 基因

（1）H 基因及其作用：H 基因的基因型为 HH 和 Hh，H 基因的遗传与 ABO 基因无关，

表 2-1 红细胞血型系统

序号	全称	简称	抗原数目	基因名称	染色体位置	CD
001	ABO	ABO	4	ABO	9q34.2	
002	MNS	MNS	50	GYPA，GYPB，GYPE	4q31.21	CD235
003	P1PK	P1PK	3	A4GALT	22q13.2	
004	Rh	RH	55	RHD，RHCE	1p36.11	CD240
005	Lutheran	LU	27	LU	19q13.32	CD239
006	Kell	KEL	36	KEL	7q34	CD238
007	Lewis	LE	6	FUT3	19p13.3	
008	Duffy	FY	5	DARC	1q23.2	CD234
009	Kidd	JK	3	SLC14A1	18q12.3	
010	Diego	DI	22	SLC4A1	17q21.31	CD233
011	Yt	YT	5	ACHE	7q22.1	
012	Xg	XG	2	XG，MIC2	Xp22.33	CD99
013	Scianna	SC	9	ERMAP	1p34.2	
014	Dombrock	DO	10	ART4	12p12.3	CD297
015	Colton	CO	4	AQP1	7p14.3	
016	Landsteiner-Wiener	LW	3	ICAM4	19p13.2	CD242
017	Chido/Rodgers	CH/RG	9	C4A，C4B	6p21.3	
018	H	H	1	FUT1	19q13.33	CD173
019	Kx	XK	1	XK	Xp21.1	
020	Gerbich	GE	13	GYPC	2q14.3	CD236
021	Cromer	CROM	20	CD55	1q32.2	CD55
022	Knops	KN	12	CR1	1q32.2	CD35
023	Indian	IN	6	CD44	11p13	CD44
024	Ok	OK	3	BSG	19p13.3	CD147
025	Raph	RAPH	1	CD151	11p15.5	CD151
026	John Milton Hagen	JMH	8	SEMA7A	15p24.1	CD108
027	I	I	1	GCNT2	6p24.2	
028	Globoside	GLOB	2	B3GALT3	3q26.1	

序号	全称	简称	抗原数目	基因名称	染色体位置	CD
029	Gill	GIL	1	AQP3	9p13.3	
030	Rh-associated glycoprotein	RHAG	4	RHAG	6p21-qter	CD241
031	forssman	RORS	1	GBGT1	9q34.13	
032	Tunior	JR	1	ABCG2	4q22	
033	Lan	LAN	1	ABCB6	2q36	
034	Vel	VEL	1	SMIMI	1p36.32	
035	CD59	CD59	1	CD59	11p13	CD59
036	Augustine	AUG	4	SLC29A1	6p21.1	
037	Kanno	KANNO	1	PRNP	20p13	
038	SID	SID	1	B4GALNT2	17q21.32	
039	CTL2	CTL2	2	SLC44A2	19p13.2	
040	PEL	PEL	1	ABCC4	13q32.1	
041	MAM	MAM	1	EMP3	19q13.33	
042	EMM	EMM	1	PIGG	4p16.3	
043	ABC C 1	ABCC1	1	ABCC1	16p13.11	

H 基因位于人类 19 号染色体,编码产生 *L*-岩藻糖基转移酶,在该酶作用下,将 *L*-岩藻糖转移连接在红细胞膜上的 Ⅱ 型载体糖链末端半乳糖上,形成 *H* 抗原。*H* 基因频率>99.99%。

(2) *ABO* 血型基因及其作用:*ABO* 血型基因位于第 9 号染色体上长臂 3 区 4 带,ABO 血型系统受 *A*、*B*、*O* 三个等位基因控制,*A* 和 *B* 基因是常染色体显性基因,*O* 基因是无效等位基因(隐性基因)。

A 基因编码产生 *N*-乙酰半乳糖胺糖基转移酶(A 酶),该酶将 *N*-乙酰半乳糖胺(A 抗原表位或抗原决定簇)连接到 H 抗原末端的半乳糖上,使之成为 A 抗原并具有 A 抗原特性;*B* 基因编码产生 *D*-半乳糖基转移酶(B 酶),该酶将 *D*-半乳糖(B 抗原表位)连接到 H 抗原末端的半乳糖上,使之成为 B 抗原并具有 B 抗原特性;*O* 基因编码的糖基转移酶无活性,不能修饰 H 抗原,因此 O 型红细胞表面有大量 H 抗原,而 A_1 亚型或 A_1B 亚型者的红细胞,其 H 抗原大部分被转化为 A 和/或 B 抗原,所以 H 抗原很少。A 基因产生的糖基转移酶比 B 基因多,因此,A 型红细胞上 A 抗原数量多于 B 型红细胞上 B 抗原数量。

(3) *ABO* 血型基因遗传和表型:1900 年,奥地利维也纳大学的卡尔·兰德斯坦纳(Karl Landsteiner)发现了人类第一个血型系统,即 ABO 血型系统,ABO 血型系统主要有 A 型、

B 型、O 型及 AB 型四种表型,其抗原、抗体组成见表 2-2。

表 2-2 人类红细胞 ABO 血型系统分型及其抗原抗体

血型(表型)	红细胞表面抗原	血清中抗体	基因型
A	A	抗 B	*AA,AO*
B	B	抗 A	*BB,BO*
O	—	抗 A、抗 B 和/或抗 AB	*OO*
AB	A,B	—	*AB*

1924 年伯恩斯坦(Bernstein)提出,ABO 血型遗传的基因座上,有 *A*、*B*、*O* 三个等位基因,是常染色体显性遗传,每个子代均可从亲代各得到一个单倍体,子代从父母双方各获得一种基因,可有 6 种基因组合,ABO 基因型与表型、表面抗原和血清抗体见表 2-3。因此,根据父母的血型可以推测子代的血型,有助于亲子鉴定,如父母都是 A 型,子代只可能是 A 型或 O 型,具体遗传表型见表 2-3。不过现在很少用 ABO 血型进行亲子关系鉴定,当用 ABO 血型判断遗传关系时,应注意特殊情况,例如极罕见的顺式 AB 型,须要对家族血型进行分析才能得出正确结论。

表 2-3 亲代与子代 ABO 血型遗传

亲代血型	亲代基因型	子代遗传因子	子代血型
A×A	*AO×AO*	*AA,AO,OO*	O,A
	AO×AA	*AA,AO*	A
	AA×AA	*AA*	A
A×B	*AO×BO*	*OO,AO,BO,AB*	O,A,B,AB
	AO×BB	*BO,AB*	B,AB
	AA×BO	*AO,AB*	A,AB
	AA×BB	*AB*	AB
A×O	*AO×OO*	*AO,OO*	A,O
	AA×OO	*AO*	A
A×AB	*AO×AB*	*AO,AA,BO,AB*	A,B,AB
	AA×AB	*AA,AB*	A,AB
B×B	*BO×BO*	*BO,OO,BB*	B,O
	BB×BO	*BO,BB*	B
	BB×BB	*BB*	B
B×O	*BO×OO*	*BO,OO*	B,O
	BB×OO	*BO*	B

亲代血型	亲代基因型	子代遗传因子	子代血型
B×AB	BO×AB	AO,BO,BB,AB	A,B,AB
	BB×AB	BB,AB	B,AB
O×O	OO×OO	OO	O
O×AB	OO×AB	AQ,BO	A,B
AB×AB	AB×AB	AA,BB,AB	A,B,AB

2. ABO 血型抗原

（1）抗原生化结构：红细胞 ABO 血型系统只有 A、B 两种抗原，A 抗原的表位是 N-乙酰半乳糖胺，B 抗原表位是 D-半乳糖，O 型红细胞表面只有 H 抗原，H 抗原是 H 血型系统唯一抗原，抗原表位是 L-岩藻糖，L-岩藻糖与血型载体糖链末端半乳糖上连接，形成 H 抗原，H 抗原是 A 和 B 抗原的前身物质，即 A 抗原和 B 抗原是在 H 抗原的基础上形成的。其中 N-乙酰半乳糖胺连接在 H 抗原的载体糖链末端半乳糖上形成 A 抗原，D-半乳糖连接在 H 抗原的载体糖链末端半乳糖上形成 B 抗原，H 抗原、A 抗原、B 抗原的糖基结构见图 2-1。

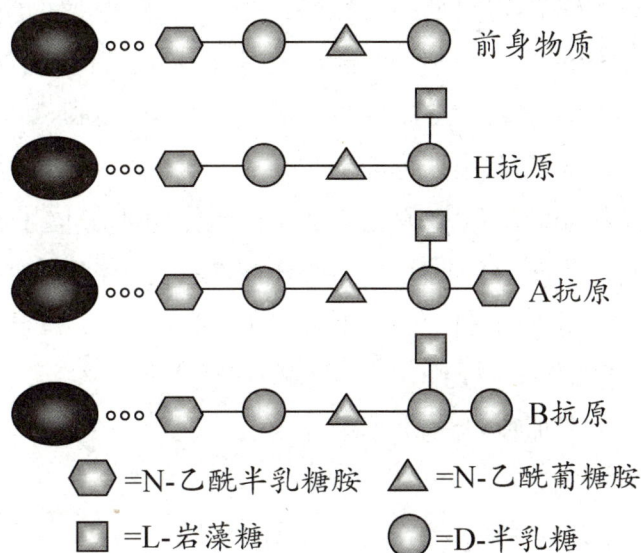

图 2-1　H 抗原、A 抗原、B 抗原的糖基结构

（2）抗原表达：5~6 周胎儿的红细胞已可测出 A 抗原、B 抗原、H 抗原的存在，出生时红细胞所带的抗原数量大为成人的 25%~50%，以后随年龄的增长而不断增强，到 20 岁左右达高峰，到老年时抗原性有所下降。A 抗原、B 抗原的表达在人的一生中相对稳定，但老年人的抗原可能减弱。A 型红细胞膜上抗原数量大有 81 万~117 万个。B 型红细胞膜上抗原数量有 60 万~83 万个，在 AB 型红细胞膜上，A 抗原平均数量约为 60 万个，而 B 抗原平均数量约为 72 万个。

（3）抗原存在部位：血型载体糖链有Ⅰ~Ⅵ型，其中Ⅱ型载体糖链连接在红细胞、血小板、淋巴细胞、内皮细胞、上皮细胞的固有成分上，形成血型抗原；Ⅰ型载体糖链末端半乳糖上连接的H抗原、A抗原、B抗原表位形成可溶性的血型抗原，可溶性的血型抗原广泛存在于体液和分泌液中，除脑脊液中不存在ABH物质外，以唾液中含量最丰富，其次在血清、胃液、精液、羊水、汗液、尿液、泪液、胆汁及乳汁中。这种以可溶状态存在于血液、体液和分泌物中的H抗原、A抗原、B抗原(半抗原)，称为血型物质。

凡是在体液中可检出ABH可溶性抗原(血型物质)的个体称为分泌型个体，在体液中不存在ABH可溶抗原物质的个体，称为非分泌型个体。汉族人80%为分泌型个体。

一般情况下，血液、体液和分泌液中分泌的血型物质与机体血型抗原是一致的，如分泌型A型个体的体液和分泌液中含有A血型物质。血型物质也具有与相应抗体反应的性质，主要作用：①辅助确定ABO血型，特别是对ABO抗原表达较弱者的血型鉴定或ABO血型亚型的鉴定；②检测羊水中的血型物质，预测胎儿血型；③血型物质可中和ABO血型系统中的天然抗体，不中和免疫抗体，有助于鉴别抗体性质；④不同血型混合血浆因血型物质相互中和血型抗体，可不考虑血型问题。

可溶ABH血型物质的产生取决于分泌 *Se* 或 *FUT2* 基因，其位于19号染色体长臂上，*Se* 和 *se* 是 *FUT2* 等位基因，*Se* 是显性基因，*se* 是隐性基因。带有 *SeSe* 或 *Sese* 基因型的是分泌型基因个体，编码L-岩藻糖基转移酶，该酶能识别血型物质Ⅰ型前体糖链(可溶性游离存在)，将岩藻糖转移到Ⅰ型前体糖链上，产生H物质，H物质又可被转化为A或B物质。*Se* 基因并不影响红细胞上ABH抗原的形成。纯合子 *sese* 基因型是非分泌型基因个体，不能编码岩藻糖基转移酶，不能形成H物质，血液、体液及分泌液中无ABH物质。

分泌型ABH血型物质与红细胞膜上的ABH抗原不同，其区别在于：①分泌型血型物质主要在Ⅰ型前体链上形成，红细胞膜上ABH抗原在主要红细胞膜上的Ⅱ型前体链上形成；②分泌型血型物质是糖蛋白，而红细胞上的抗原为糖脂、糖蛋白或鞘糖脂；③分泌型基因编码的岩藻糖基转移酶主要作用于分泌组织的Ⅰ型前体链，而 *H* 基因编码的岩藻糖基转移酶主要作用于红细胞膜上的Ⅱ型前体链。

3. ABO 血型抗体

（1）抗体产生：新生儿出生时，通常尚无自身产生的抗A抗体(简称抗A)和抗B抗体(简称抗B)，但由于自然界中花粉、尘埃以及一些生物如细菌表面上具有类似于A抗原、B抗原结构的抗原，新生儿会在不自觉中被这些外来抗原不断地免疫，开始逐渐地产生相应的抗A抗体或抗B抗体。出生3~6个月后可查出抗体，5~10岁时抗体达到高峰，成人抗体水平随年龄增长，抗体水平逐步减少，65岁以上者抗体水平较低，80岁老年人抗体水平与6个月婴儿近似。由于环境中A型物质较多，B型人中抗A的效价高于A型人中抗B的效价。

（2）抗体类别：正常情况下，ABO血型抗体为天然抗体，以IgM为主，为完全抗体，但血液中也有少量的IgG和IgA抗体。O型人血液中含抗A抗体、抗B抗体和/或抗AB

抗体(简称抗 AB),其中抗 AB 抗体不是抗 A 抗体和抗 B 抗体的混合物,因为将 B 细胞与 O 型血清孵育后,做放散试验,其放散液不仅与 B 细胞反应,同样也与 A 细胞反应。如果 O 型血清中的是抗 A 抗体和抗 B 抗体的混合抗体,则无此种现象发生,提示抗 AB 抗体识别的是 A 抗原和 B 抗原上共同的结构。抗 AB 抗体以 IgG 为主,效价较高,可以通过胎盘。因此,O 型血母子血型不合,新生儿易发生新生儿溶血病,而且第一胎就可发生。利用 O 型血抗 AB 抗体可检出较弱的 A、B 抗原,因此,在 ABO 亚型鉴定中常用 O 型血清。

(3) 抗体临床意义:主要表现在输血、妊娠、器官移植及其他方面。

在输血方面:

1) ABO 血型不相容,首次输血即可引起严重的急性血管内溶血性输血反应,严重者将危及生命,因此,必须要输同型血。若不规则抗体效价较高时,还须选择同亚型血输注。

2) 紧急情况下,可将 O 型血输给 A、B、AB 型或 AB 型接受 O、A、B 型血。但须注意:①O 型抗体效价不能太高;②先输少量,观察反应,总量宜<400ml;③总血量过少者(如幼儿)不宜采用。

在妊娠方面:

1) 宫颈分泌物内含有 ABO 凝集素,能损害血型不合的精子,减少妊娠率。

2) 母子血型不合的妊娠(如 O 型孕妇怀 A 型胎儿),可引起新生儿溶血病或流产,但其严重程度低于 Rh 新生儿溶血病。

在器官移植方面:ABO 血型不合者极易引起急性排斥反应。

其他方面用途:

1) 个体识别,可以通过父母的 ABO 血型推测子女的血型类型,根据唾液中血型物质也可帮助诊断血型。

2) 法医学鉴定。

3) 与某些疾病相关的调查等。

4. ABO 亚型　在同一血型抗原中,抗原结构、性能或抗原表位数有一定差异的血型属于亚型,此处主要以 A 亚型为例,阐述 ABO 亚型。

(1) A 亚型:在常见的 A 亚型中,A_1、A_2 亚型占全部 A 型血的 99.9%。

1) A_1 与 A_2 亚型:早在十九世纪,冯·登跟(von Dungern)等研究者通过血清学发现 A 型有 A_1 和 A_2 两种亚型,在表 2-4 中列出了 A_1 和 A_2 相关亚型抗原抗体。据统计 1%~8% 的 A_2 亚型和 22%~35% 的 A_2B 亚型个体中有抗 A_1 抗体(简称抗 A_1)。在白色人种中 A_2 亚型约占 20%,而亚洲人 A_2 亚型少见,基本上都是 A_1 亚型。统计数据显示 A_1 抗原表达数量为 81 万~117 万个 A 抗原,A_2 抗原表达数量为 24 万~29 万个 A 抗原,A_1 和 A_2 亚型红细胞的差别不仅体现在红细胞膜上的抗原表位的数量上,而且存在质的不同,A_1 和 A_2 亚型红细胞实质上是由 H 抗原结构造成的。

A 亚型人中存在抗 A_1 抗体,A_2B 亚型个体中产生抗 A_1 抗体的概率要比抗 A_2 抗体(简称抗 A_2)个体高。血型鉴定或者交叉配血试验可受抗 A_1 干扰,导致正反定型不一致或交叉配血不符。抗 A_1 多数是 IgM 抗体,室温或低于室温是最佳反应温度,在 37℃ 有活性,则该抗体有临床意义,否则无。该抗体有临床意义时输血应选择 O 型红细胞,或者 A_2 亚型(或 A_2B 亚型)红细胞。ABO 及其常见亚型抗原、抗体及抗原与抗血清反应见表 2-4。

表 2-4　ABO 及其常见亚型抗原、抗体及抗原与抗血清反应

血型	红细胞上抗原	血清抗 A 抗体、抗 B 抗体	与抗血清反应			
			抗 A	抗 B	抗 A_1	抗 H
A_1	A、A_1、H	抗 B	4+	−	4+	+
A_2	A、H	抗 B、抗 A_1(1%~8%)	4+	−	−	2+
A_1B	A、A_1、B、H	—	4+	4+	4+	+
A_2B	A、B、H	抗 A_1(22%~35%)	4+	4+	−	2+
B	B、H	抗 A、抗 A_1(少见)		4+	−	+
O	H	抗 A、抗 B 和/或抗 AB、抗 A_1(少见)	−	−	−	4+

注:A_1B 含 46 万~85 万个 A 抗原,A_2B 约含 12 万个 A 抗原。

2)其他弱 A 亚型:其特征是红细胞抗原数量明显减少,红细胞与抗 A 抗体反应后出现弱凝集或者不凝集,可与抗 A 抗体、抗 B 抗体有不同程度凝集,与抗 H 抗体反应较强,某些人血清中有抗 A_1 抗体。

A_3 亚型:大部分 A_3 亚型的血液中没有抗 A_1 抗体,偶有 A_3 亚型的血液中有抗 A_1 抗体。A_3 亚型红细胞表面 H 抗原较强,分泌型的唾液中含有 A 物质。表面含 35 000 个 A 抗原,A_3 亚型红细胞最大特点是细胞与抗血清反应呈混合凝集外观,即 A_3 细胞与抗 A 抗体孵育后,表现为数个红细胞形成的小凝块,周围有较多的游离红细胞包围。

A_m 亚型:血液中一般不含有抗 A_1 抗体。分泌型唾液中含有 A 物质和 H 物质。表面含 700 个 A 抗原,红细胞与抗 A 抗体和抗 AB 抗体凝集极弱或不出现凝集,能够吸收抗 A 抗体,放散能力较强。

Ax 亚型:血液中常含抗 A_1 抗体。分泌型唾液中有正常的 H 物质,A 物质很少。能吸收抗 A 抗体,放散能力强于 A_1 细胞。表面含 4 800 个 A 抗原,与多数抗 A 抗体不出现凝集反应,与 O 型人的抗 AB 抗体发生凝集反应。血清中微量 A 糖基转移酶极少,多数情况下检测不出。

A_y 亚型:分泌型唾液中含有 A 物质较少,而含 H 物质稍多。其表型与 A_m 亚型相似,不同之处:细胞吸收抗 A 抗体后,其放散能力弱于 A_m 亚型;血清有微量 A 糖基转移酶,A_m 亚型可检测到 A 酶活性。

A_{el} 亚型:分泌型唾液中只含 H 物质,不含 A 物质;通常情况下不被抗 A 抗体及抗 AB 抗体凝集,经吸收放散试验可证实细胞结合了抗体;血液中有抗 A_1,检测不到 A 糖基转移酶。

A_{end} 亚型：A_{end} 亚型分泌型的唾液中仅有 H 物质，无 A 物质，但是细胞与抗血清反应的凝集可表现为混合凝集外观，但凝集弱于 A_3 亚型。表 2-5 为弱 A 亚型的特点。

表 2-5　弱 A 亚型的特点

表型	红细胞				血清			唾液血型物质	血清中糖基转移酶	红细胞抗原数（×10³）
	抗 A	抗 B	抗 A、B	抗 H	抗 A	抗 B	抗 A_1			
A_3	2+MF	－	2+MF	3+	无	有	有时	A,H	有时	35
A_m	－/弱	－	－/+	4+	无	有	无	A,H	有	1
A_x	弱/－		2+	4+	+/－	有	常有	A,H	罕见	5
A_y	－			4+	无	有	无	A,H	微量	1
A_{el}	－			4+	部分	有	有	H	无	0.7
A_{end}	弱/MF	－	弱/MF	4+	无	有	有时	H	无	3.5

注：A_m、A_y、A_{el} 亚型只能通过吸收放散方法进行鉴定。

（2）B 亚型：B 亚型主要包括 B_3、B_x、B_m 和 B_{el} 等亚型，鉴定技术与弱 A 亚型鉴定技术相同。AB 亚型常见的 A_1B、A_2B、A_3B、A_xB、AB_2、AB_3、cis-AB 等。表 2-6 为 B 亚型的特点。

表 2-6　B 亚型的特点

表型	红细胞				血清		唾液血型物质	血清中 B 型糖基转移酶
	抗 A	抗 B	抗 A、B	抗 H	常见抗体	意外抗体		
B	－	4+	4+	2+	抗 A	无	B,H	有
B_3	－	2+MF	2+MF	3+	抗 A	无	B,H	有（弱）
B_x		弱	弱	3+	抗 A	弱抗 B	B	无
B_m		－/弱	－/弱	3+	抗 A	无	B,H	有（弱）
B_{el}				3+	抗 A	有时有弱抗 B	H	无

5. 特殊 ABO 血型

（1）B(A) 及 A(B) 表型：B(A) 表型属于常染色体显性遗传，B 细胞上存在弱 A 抗原表达，红细胞和抗 B 血型定型试剂（简称抗 B 试剂）出现强凝集，和抗 A 血型定型试剂（简称抗 A 试剂）出现弱凝集（<2+），血清中有抗 A 抗体，能够凝集 A_1 细胞及 A_2 细胞。通过分子生物学技术发现，因基因突变，使 B 糖基转移酶在 234 氨基酸或者 235 氨基酸出现多态性，在起到 B 糖基转移酶作用的同时，能转移 N-乙酰半乳糖胺，产生了少量的 A 抗原。目前发现的 B(A) 型，多数是黑人。

A(B) 是血液中 H 糖基转移酶增多，导致 H 抗原增多，红细胞表面过多的 H 抗原（前体物质),使得 A 糖基转移酶合成了微量 B 抗原。

(2) 顺式 AB 型(cis-AB):顺式 AB 型少见。1964 年在一个波兰家庭发现母亲是 A_2B 亚型,父亲是 O 型,两个子女均为 A_2B 亚型。其最主要的特征是 A 与 B 基因位于同一条染色体上,两个基因同时遗传给子代。该基因能够产生一种嵌合酶,同时催化 A 抗原和 B 抗原产生。

cis-AB 细胞上 A 抗原虽然经常被认为是 A_2 亚型,但 A 抗原强度强于 A_2B 亚型,弱于 A_1B 亚型;B 抗原表达较弱,类似同于 B_3 表型,cis-AB 细胞上 H 抗原表达程度基本与 A_2 细胞相同,因此,cis-AB 表现为 A_2B_3 亚型。cis-AB 人血清中有弱的抗 B 抗体。分泌型人唾液中有正常 A 物质、少量 B 物质和大量的 H 物质。

(3) 获得性 B 型:红细胞有 B 抗原,血清中存在抗 B 抗体,但该抗体不与自身细胞反应,分泌液中有 A 物质和 B 物质。

获得性 B 型血通常发生在肠梗阻患者,肠道细菌入血液后,其脱乙酰酶使 A 抗原的 N-乙酰半乳糖胺转化为半乳糖胺,与 B 抗原半乳糖相似,与抗 B 试剂反应出现弱凝聚。获得性 B 型只表现在 A 型,细胞在正常 pH 的介质中,与抗 B 试剂出现抗凝聚反应;当抗 B 血清 pH≤6 时,无凝聚反应。

获得性 B 型血的被献血者如果在血型鉴定中不重视反定型,又未能严格交叉配血,可引起严重溶血性输血反应的发生。

(二) Rh 血型系统

1940 年,卡尔·兰德斯坦纳(Karl Landsteiner)和威纳(Wiener)用恒河猴的红细胞免疫豚鼠和家兔,结果在豚鼠和家兔身上均可获得一种免疫血清,该血清不但凝集恒河猴的红细胞,也与部分人的红细胞产生凝集反应,说明这些人的红细胞跟恒河猴的红细胞有一种同样的抗原,就以恒河猴(rhesus)的英文单词前 2 个字母对此血型进行命名。

1. Rh 血型命名法

(1) CDE 命名法:又称为 Fisher-Race(费希尔-瑞思)命名法,由费希尔(Fisher)和瑞思(Race)于 1943 年提出,认为 Rh 基因是三种基因的复合体,每条染色体有三个连锁基因位点,每种基因决定一个抗原。这 3 个基因是以一个复合体形式遗传,如 CDe/cDe 只能以 CDe 或 cDe 遗传给子代。3 个连锁基因有 8 种基因组合,2 个染色体上的基因可形成 36 种遗传型。Rh 抗原命名为 C、D、E、c、d、e,但因为从未发现过 d 抗原及其活性,从而认为 d 抗原实际是不存在的,但仍保留 "d" 符号,以相对于 D。

(2) 威纳(Wiener)命名法:又称为 Rh-Hr 命名法,一种学说是威纳认为 Rh 基因在染色体上仅有一个基因位点,由几个抗原因子组合成单个 Rh 抗原,每个因子能被相应的抗血清识别。威纳视 Rh 血型为一种复合抗原。而另一种学说是费希尔-瑞思认为 Rh 基因为一种复合基因。但由于 D、E、c 分别存在于不同的肽链上,威纳的命名法常被认为不合理。费希尔命名法简单明了,故仍被多数人所采用。

(3) 现代命名法:又称为数字命名法,是由罗森菲尔德(Rosenfield)等根据表型提出,用数字把抗原编号。这种方法是把血样与特定抗血清的反应结果根据抗原发现年代的先后编号,没有任何遗传意义阳性结果与阴性结果具同等重要性,都要命名。常见的几个抗原命名:D 为 RH1、C 为 RH2、E 为 RH3、c 为 RH4、e 为 RH5,Rh 系统的高频抗原如 RH17、RH29、RH32 等。数字命名法被 ISBT 红细胞表面抗原命名专业组肯定和规范后,已经用 RH1~RH57 等来命名目前发现的抗原。

Rh 抗原也可采用 6 位数字命名法,但很少使用。Rh 系统的现代命名应区别蛋白质、抗原、基因。蛋白质根据其抗原命名,如 RhD、RhCD、Rhce 等;抗原使用字母表示,如 D、C、c、E、e 等;基因使用斜体字表示,根据其所编码的抗原进行命名,如 *RHCE*ce*、*RHCE*CE* 等。

2. *Rh* 基因 *Rh* 基因位于第 1 号染色体,由 *RHD* 和 *RHCE* 两个紧密连锁的基因构成。基因位点于 1p36.13-p34.3,并分别有 10 个外显子。基因产物分别是 RHD 和 RHCE 多肽。*RHD* 及 *RHCE* 基因方向相反(图 2-2),以 3′端相邻,形成发夹样结构,两者间易于基因转换进行交换,形成杂交基因。该基因可产生杂合蛋白,这些杂合蛋白可表现出独特

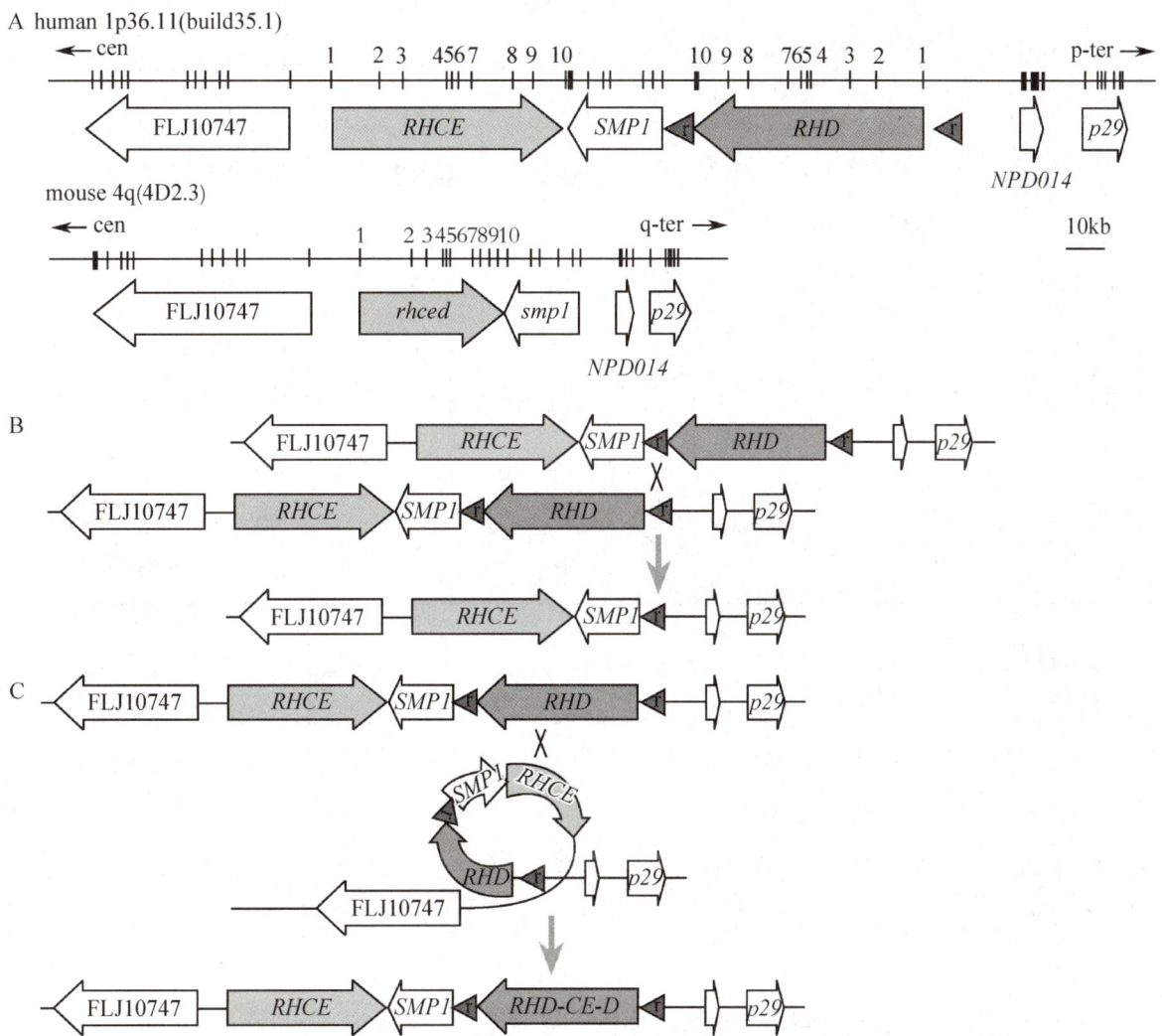

图 2-2 *RH* 的双结构基因示意图

的抗原决定簇。

3. Rh血型抗原　至今已经发现50多个Rh抗原,其中D、C、c、E、e是Rh系统最常见并且和临床最密切。其中D抗原免疫原性最强,其次是c和E抗原。

（1）Rh表型:Rh表型即使用标准抗血清检测标本,能够检出的Rh抗原。表型相同者基因型有可能不同。常用抗血清有抗D抗体(简称抗D)、抗C抗体(简称抗C)、抗c抗体(简称抗c)、抗E抗体(简称抗E)和抗e抗体(简称抗e)。血清学检测不能确定D阳性者是D/D纯合子,或是D/-杂合子基因。五种抗血清鉴定的Rh表型见表2-7。

表2-7　五种抗血清鉴定的Rh表型

抗血清					表型		
抗D	抗C	抗E	抗c	抗e	Rh-Hr	CDE	数字名称
+	+	−	+	+	CcDee	R1r	Rh:1,2,−3,4,5
+	+	−	−	+	CCDee	R1R1	Rh:1,2,−3,−4,5
+	+	+	+	+	CcDEe	R1R2	Rh:1,2,3,4,5
+	−	−	+	+	ccDee	R0R0/R0r	Rh:1,−2,−3,4,5
+	−	+	+	+	ccDEe	R2r	Rh:1,−2,3,4,5
+	−	+	+	−	ccDEE	R2R2	Rh:1,−2,3,4,−5
+	+	+	+	+	CCDEe	R1Rz	Rh:1,2,3,−4,5
+	+	+	+	+	CcDEE	R2Rz	Rh:1,2,3,4,−5
+	+	+	−	−	CCDEE	RzRz	Rh:1,2,3,4,−5
−	−	−	+	+	ccdee	rr	Rh:−1,−2,−3,4,5
−	+	−	+	+	Ccdee	r'r	Rh:−1,2,−3,4,5
−	−	+	+	+	ccdEe	r"r	Rh:−1,−2,3,4,5
−	+	+	+	+	CcdEe	r_yr	Rh:−1,2,3,4,5

（2）D抗原

1）抗原分布:D抗原是多肽类抗原,只存在于人类红细胞膜上,体液和分泌液中并无游离的D抗原。在正常D阳性个体的单个红细胞膜上一般有1万~3万个D抗原,而在弱D型个体的红细胞膜上有0.2万~1万个左右,而增强D个体可有7.5万~20万个。D抗原位于*RHD*基因所编码的D多肽链上,该多肽链共由416个氨基酸组成,并且穿红细胞膜12次,形成6个环。目前已经发现D抗原有30多种表位,其中多个表位涉及细胞外环。

2）编码基因及表达:*RHD*为编码基因,可表达不同数量变化的D抗原(正常为1万~3万个,弱D型为0.2万~1万个,增强为7.5万~20万个)。

3）Rh 阳性与阴性：根据红细胞上有无 D 抗原，可把红细胞分为 Rh 阳性或阴性。白色人种大约有 85% 为 Rh 阳性（中国人大约有 99.6% 为 Rh 阳性）。

（3）弱 D（D^u）型：当红细胞膜上 D 抗原数量减少时，红细胞可能不被 IgM 型抗 D 抗体所凝集，但可与 IgG 型抗 D 反应，通过抗球蛋白试验可出现凝集，所以称为弱 D 型。弱 D 型产生的原因可能与 *RHD* 基因的跨膜区或是胞内区发生突变，影响到 D 抗原多肽链插入细胞膜有关，故而细胞膜上 D 抗原数量减少。D^u 型献血者和用血者在临床上要区别对待。D^u 型献血者因为红细胞膜上带有 D 抗原，可刺激 Rh 阴性个体产生抗 D 抗体，所以 D^u 型血液应作为 Rh 阳性血避免发生临床输血不良反应。而当 D^u 型是用血者时，因常用的血清学技术无法鉴别出是 D^u 型还是部分 D，而部分 D 型个体血清中可以存在抗 D 抗体，所以，这种情况应作为 Rh 抗原阴性看待。

（4）放散 D（Del）型：D 抗原在红细胞上表达极弱时，用常规血清学方法容易鉴定为 Rh 阴性。但通过吸收放散试验可证明实际上在红细胞上存在极少量的 D 抗原。亚洲人中 Del 型占 Rh 阴性的 10%~30%，而在西方人种中此血型极少。

（5）部分 D（partial D）型：部分 D 型即在红细胞表面 D 抗原表达弱，而同时在血清中可含有抗 D 抗体。完整的 D 抗原有 9 个抗原决定簇，而部分 D 型则由 D 抗原表位的部分缺失所致。应用分子生物学技术发现部分 D 型的产生大多数是因为 *RHCE* 基因替代了 *RHD* 基因部分，从而产生了杂合基因。而此基因产生的杂合蛋白丢失了一部分的 D 抗原决定簇的同时，还有可能产生新的抗原。部分 D 型还有可能是胞膜外 D 抗原的单个氨基酸发生改变，故而引起抗原决定簇的改变。此时部分 D 型应与弱 D 型区别开，弱 D 型的氨基酸改变是发生在跨膜区或胞内区的。

（6）其他：C、c、E 和 e 抗原是由 *RHCE* 基因编码，但是 *RHCE* 基因有 50 多种等位基因，容易发生突变，突变以后可以导致抗原表达改变或减弱。C 和 c 就是 *C*、*c* 等位基因产物。在英国献血者中，抗原频率 C 和 c 分别为 68% 和 81%，基因频率 C 和 c 分别为 0.432 7% 和 0.567 3%；在非洲黑人中，抗原频率 C 非常低，c 非常高；而东亚人正好相反，抗原频率 C 接近 100%。E 和 e 是 *E*、*e* 等位基因产物。在所有人群中 e 频率比 E 高得多，抗原频率和基因频率分别为 E 29%、e 98% 和 E 0.155 4%、e 0.844 6%。使用抗 E 血型定型试剂（简称抗 E 试剂）和不同红细胞表型推算 E 抗原数量有很大的差异，每个细胞有 E 抗原 450~25 600 个，e 抗原 13 400~24 400 个。

1）复合抗原：复合抗原包括 CE、Ce、cE、ce。以前认为复合抗原是顺式基因表达的产物，现在已经清楚复合抗原其实是基因表达在同一个蛋白质分子上所产生的。

2）抗原变异：*RHCE* 基因突变可以引起相应抗原数量和质量的改变，其中较为常见的是 C 和 e 抗原改变。在欧洲人中，C 抗原的改变与 RhCe 蛋白的第一个细胞外环氨基酸突变有关，并且伴有 C^w 或 C^x 抗原表达，还有可能产生新抗原。这些红细胞虽然表现为 C 抗原阳性，但受到免疫刺激后，仍然可能产生抗 C 抗体或抗 Ce 抗体。

4. Rh 血型抗体

（1）抗体性质：Rh 血型抗体主要由免疫途径产生，绝大多数抗体是 IgG，而 IgM 抗体比较少见。IgA 型抗 D 抗体更是罕见，一般只混合于 IgG 抗体的血清中。在免疫作用的早期，一般认为最早出现的是 IgM 抗体，随后被 IgG 抗体所替代，并且 IgG 抗体分子主要有 IgG1 和 IgG3 两个亚类。

（2）抗体种类：Rh 血型比较常见的抗体是抗 D 抗体、抗 E 抗体、抗 C 抗体、抗 c 抗体和抗 e 抗体五种。复合抗原的存在可以刺激机体产生相应抗体。大多数的抗 c 血清和抗 e 血清中，也含有抗 f(ce)抗体；抗 C 抗体往往和抗 Ce 抗体一起产生；抗 CE 抗体有时和抗 D 抗体同时形成。

（3）抗体来源：Rh 抗体主要通过后天免疫产生，如输血、妊娠等。通常认为初次免疫 2~6 个月内出现。而经过初次免疫的个体，再次接受相同抗原免疫后，在 3 周内抗体效价就可达到最高峰。但大约 1/3 的 Rh 阴性个体，受到 D 抗原的刺激后，不产生抗 D 抗体。目前市场上诊断 Rh 血型的单克隆抗体（简称为单抗）基本都是基因工程的产品。

5. Rh 血型系统临床意义

（1）溶血性输血反应：在临床输血中，Rh 血型抗原的重要性仅次于 ABO 血型抗原。有资料显示，给 Rh 阴性个体输注 Rh 阳性红细胞后，约三分之二的人可产生 IgG 抗 D 抗体。而这些人再次输注 Rh 阳性红细胞时，就会发生溶血性输血反应。在中国汉族人群中，由于抗原分布的关系，比较常见的 Rh 抗体是抗 E 抗体。因为 Rh 阴性人群较少见，所以抗 D 抗体更少见一些。

（2）新生儿溶血病：Rh 血型抗体主要是 IgG，且多数是 IgG1 亚类，其能够通过胎盘，从而导致新生儿溶血病。其中引起新生儿溶血病的最主要和最常见的 Rh 血型抗体是抗 D 抗体，通常发生于第二次或多次妊娠的孕妇，而且随着妊娠次数的增加，发生新生儿溶血病的机会也随之增多。Rh 血型抗体引起的新生儿溶血病比 ABO 血型引起的溶血病要严重。

（三）其他血型系统

1. H 血型系统　H 血型系统 ISBT 命名字母符号为 H，数字序号列为 018。该系统仅有 1 个抗原，即 H 抗原（H1:018001）。H 抗原是 A 抗原和 B 抗原的前身物质，仅有 H 物质无 A、B 抗原的红细胞是 O 型红细胞，所有人红细胞表面都表达 H 抗原，稀有的孟买（Bombay）血型红细胞 Oh 除外。人体内几乎所有组织的细胞膜上，以及分泌液、体液和血浆中均含有 H 抗原。

红细胞 H 抗原数量与 ABO 血型相关，O 型红细胞 H 抗原数量最多，而 A 型、B 型红细胞上的 H 抗原绝大部分已被转化，H 抗原较弱。常见成人 ABO 血型红细胞上 H 抗原从强到弱排列顺序：$O>A_2>B>A_2B>A_1>A_1B$。

（1）H 基因及生化结构：H 抗原合成受 H（$FUT1$ 基因）和 Se（$FUT2$ 基因）两个基因控制，此两个结构基因位于 19 号染色体，是紧密连锁的两个基因位点。两个基因均编码

a-2-岩藻糖基转移酶。*H* 基因编码有 4 个外显子,编码的糖基转移酶作用的底物是 Ⅱ 型糖链,主要把红细胞 Ⅱ 型寡糖前体链转化为 H 抗原;*Se* 基因编码的糖基转移酶作用的底物是 Ⅰ 型糖链,主要把分泌液 Ⅰ 型寡糖前体链转化为分泌型 H 抗原。*FUT2* 基因(分泌基因)决定了分泌液中是否存在 ABH 物质,FUT2 酶在红细胞不表达,在唾液腺及泌尿生殖等组织中表达。非分泌型为 *se* 基因(隐性基因),不表达 Ⅰ 型糖链,但有低表达 *H* 基因,唾液中含有微量 Ⅰ 型糖链的 H 抗原,用凝集抑制试验一般不能被检出。红细胞上 Ⅰ 型糖链的 H 抗原是从血浆中吸附而来的。

(2) 抗原缺失表型

1) 孟买型:1952 年本德(Bhende)等在印度孟买发现 3 个人的红细胞为 O 型,缺失 H 抗原,分泌液中无 H 抗原,但血清中有抗 H 抗体,称此血型为孟买型,标记为 Oh,又称为分泌型孟买型。①血清学特征:因其红细胞上无 A、B、H 抗原,该类型人红细胞与含抗 A、抗 B、抗 AB、抗 H 标准血清都不凝集,易误判为 O 型;血清中除有抗 A、抗 B 抗体外,尚有抗 H 抗体,因此与 A、B、O 型红细胞全部凝集,抗体活性的温度范围宽,能引发溶血性输血反应。孟买型人输血,只能输注同型的血液。②遗传:研究发现孟买型携带的 *ABO* 基因可以遗传给子代,但因其自身缺乏 *H* 基因(基因是 *hh*)和分泌基因(基因是 *sese*),无 H 物质形成,所以即使有 *ABO* 基因,也无 ABO 抗原形成。血清和细胞都缺乏岩藻糖基转移酶;为隐性遗传。

2) 类孟买型:该型个体缺乏 *H* 基因,其基因也是 *hh*,但至少有一个 *Se* 基因。虽然不能检测到红细胞表面 H 抗原,但有少量的 A 抗原和/或 B 抗原,记为 Ah、Bh、ABh。类孟买型血清学特点:正定型被检红细胞与抗 H 血清无凝集,与抗 A、抗 B 血清凝集反应很弱,即使用吸收放散试验才能检出 A 抗原和/或 B 抗原,原因是类孟买型分泌液及血浆中含有 Ⅰ 型糖链 A 物质和/或 B 物质,红细胞从血浆中吸附 A 抗原和/或 B 抗原,从而表达微弱的 A 抗原和/或 B 抗原。唾液中含有少量的 ABH 物质。与孟买型抗 H 不同,类孟买型是抗 HI。

2. MNS 血型系统　MNS 是继 ABO 血型之后,第二个被发现的血型系统。ISBT 命名字母是 MNS,数字序列 002。已经确认的抗原有 46 个,常见的有 M、MN、N、S、Ss、s 等;常见的抗体主要有抗 M、抗 N、抗 S、抗 s 抗体等。

(1) 基因及生化特征

1) 基因:编码 MNS 血型系统抗原的基因位点是 4 号染色体上的 *GYPA* 和 *GYPB* 两个紧密连锁的基因,分别编码 GPA(血型糖蛋白 A)和 GPB(血型糖蛋白 B),*GYPA* 基因具有 7 个外显子,*GYPB* 基因具有 5 个外显子和 1 个无功能的外显子。

2) 抗原生化特征:GPA 和 GPB 是红细胞膜上主要的唾液酸糖蛋白,GPA 在红细胞上的数量多达 10^6,GPB 数量约为 $2×10^5$。GPA 分子上有 MN 抗原,GPB 分子上主要携带有 Ss 抗原,还有少量的 N 抗原。

MN 抗原特异性取决于 GPA 氨基末端第一位和第五位氨基酸。M 抗原第一位是丝氨酸,第五位是甘氨酸;N抗原第一位是亮氨酸,第五位是谷氨酸。S和s抗原的不同点在于GPB肽链第29位氨基酸,S抗原是蛋氨酸,s抗原是苏氨酸。

*MN*基因位点有一罕见的等位基因产物M^{g}抗原。该抗原与抗M和抗N试剂均不发生反应,易将基因型*M^{g}N*误定为表型是NN型;基因型*M^{g}M*误定为表型是MM型。

(2) 抗原抗体临床意义:人体血液中较常见的是自然产生抗M抗体,也有文献报道因输血或细菌感染而产生。抗M抗体多是IgM,少部分是IgG。抗M抗体最适宜反应温度是4℃。与抗M相比,抗N抗体比较罕见,多数抗N是IgM,表现为典型的冷凝集性质,在25℃以上很快失去活性。多数抗M抗体及抗N抗体在37℃不发生反应,所以无临床意义。经研究发现,木瓜蛋白酶、菠萝蛋白酶等对MNS系统的抗原具有破坏作用。红细胞经这些酶处理时,GPA和GPB被破坏,MN抗原也随之被破坏。但用木瓜蛋白酶处理红细胞时,不易破坏S抗原。因此,在做抗体筛查时,可灵活应用酶处理红细胞的方法,来鉴别是否MNS系统的抗体存在。

如果患者血液中检出37℃有活性的抗M抗体或抗N抗体,输血时应选择抗人球蛋白配血试验的配血相合的血液,或者相应抗原阴性的红细胞。该抗体引起新生儿溶血病较少见。

部分抗S抗体是自然产生,多数是免疫抗体。抗s抗体均是免疫抗体。抗S和抗s抗体通常是非补体结合性IgG抗体,能够引起新生儿溶血病和溶血性输血反应。

3. 路易斯(Lewis)血型系统　路易斯血型系统由ISBT命名为LE,数字序列为007。1946年发现该血型抗体,并以该患者的姓氏路易斯命名。路易斯血型具有六个抗原,即Le^a、Le^b、Le^{ab}、Le^{bH}、ALe^{b}和BLe^b,ISBT分别为LE1(000701)、LE2(007002)、LE(007003)、LE(007004)、LE(007005)、LE(007006)。其中Le^a、Le^{b}为最重要的两个抗原,可有3种表型,即Le(a+b-)、Le(a-b+)及Le(a-b-)。血小板、内皮细胞、泌尿生殖系统及消化系统上皮细胞也表达路易斯抗原。路易斯是从血浆中吸附而来的,并不是由红细胞合成,唾液中也含有路易斯抗原。

(1) 基因及生化结构:路易斯抗原的合成是由*Le*基因(*FUT3*)及*Se*基因(*FUT2*)决定。*Le*基因编码α-1-4-岩藻糖基转移酶,该酶把一岩藻糖连接到Ⅰ型H链次末端*N*-乙酰葡糖胺,形成Le^{a}抗原。*Se*基因编码α-1-2-岩藻糖基转移酶,该酶把一个岩藻糖连接到Ⅰ型链末端H抗原上加另一个岩藻糖,形成了有两个岩藻糖的Le^{b}抗原。

(2) 路易斯抗原表达:新生儿时期的红细胞几乎不表达路易斯抗原,用盐水直接凝集方法检测脐带血标本,大多数表现为Le(a-b-)。如果使用间接抗球蛋白试验或者用无花果蛋白酶处理脐带血红细胞,50%能检出Le^{a}抗原。新生儿出生后不久,首先生成Le^{a}抗原。由于Se酶的活性很低,Le^{b}抗原频率也很低,随着Se酶活性增高,可能表现为一过性的Le(a+b+)。儿童在5~6岁以后,路易斯抗原表达与成人相同。

妊娠期间路易斯抗原量可能会减少,出现一过性Le(a-b-)表型,甚至可能产生抗路易斯抗体。分娩后随着路易斯抗原的恢复,抗体会逐渐消失。

红细胞为 Le(a+b−)或者 Le(a−b+)的唾液能够抑制抗 Le^a 抗体的活性。另外在人的乳汁中、尿液中、消化液中、羊水中等也可检测出路易斯抗原。

（3）路易斯抗体：路易斯抗体是自然产生的抗体，多为 IgM 类。Le(a−b−)的个体，可以产生抗 Le^a 抗体、抗 Le^b 抗体及抗 Le^{a+b} 抗体。抗 Le^{a+b} 抗体既凝集 Le^a 阳性细胞，又凝集 Le^b 阳性细胞。红细胞表型为 Le(a−b+)一般不产生抗 Le^a 抗体，因为唾液和血浆中含有少量的 Le^a 抗原。

大多数路易斯抗体最适宜反应温度是室温，在 37℃出现的凝集反应要比室温弱。用间接抗球蛋白试验有时可偶尔检出该抗体。但路易斯抗体一般无临床意义，因为该抗体在 37℃下无活性，另外献血者血浆中 Le^a、Le^b 抗原，以及献血者红细胞表面 Le^a、Le^b 抗原也会脱落释放到血浆当中，这些抗原会中和用血者的路易斯抗体，因此临床几乎不出现路易斯抗体引起的溶血性输血反应。对于有路易斯抗体的用血者，一般不需要检查献血者该抗原是否为阴性，只选择 37℃下交叉配血相合的血液即可。

路易斯抗体虽常见但该抗体不能通过胎盘，并且出生时抗原发育差，一般不发生新生儿溶血病。在 37℃具有活性抗体为 IgG，并引起新生儿溶血病。

4. P 血型系统　P 血型系统是第三个被发现的血型系统，ISBT 红细胞膜抗原命名工作组将这些抗原分为 P 血型系统（P1,003）、格洛博西德（Globoside）血型系统（P,028）和血型集合（209）。P 血型系统只包括一个 P1（003001）抗原。格洛博西德血型系统也只有一个 P（028001）抗原。血型集合包括 P^k（209002）和 LKE（209003）两个抗原。

P 血型系统原来包括 P1、P、P^k 和 LKE 抗原，但这些抗原不包括在 P 系统中，是因为这些抗原不受同一基因控制，抗原的生物合成途径也不同。又由于 P1、P、P^k、和 LKE 在血型血清学和生物化学方面有紧密关联，所以将这些抗原在一起叙述，仍统称为 P 血型。

（1）基因及生化特征：P 血型系统基因在 22 号染色体上，编码 P1 合成酶。P1 合成酶属于一种 α-半乳糖基转移酶，底物是红细胞糖苷脂，合成 P1 抗原。P^k 抗原合成酶也属于 α-半乳糖基转移酶，底物是乳糖基神经酰胺，合成了 P^k 抗原。P 合成酶是 β-1,3-N-乙酰半乳糖胺转移酶，底物是 P^k，合成了 P 抗原。

（2）抗原抗体临床意义：婴幼儿时期 P1 抗原并未发育成熟，直到 7 岁以后逐步发育完全。P1 抗原频率在人群中差异较大，白色人种中大概为 80%，黑色人种中更高些，黄色人种中稍低，约为 30%。流式细胞仪检测显示 P1 抗原可表达于红细胞、粒细胞、淋巴细胞、单核细胞上。

人血清中抗 P1 抗体较常见是冷抗体，凝集反应很弱，如果温度超过 25℃，一般不发生凝集反应和溶血反应，因此临床意义不大，不须要选 P1 抗原阴性的红细胞用于临床。假如抗 P1 抗体在 37℃有活性，并用抗球蛋白试验交叉配血阳性，即可发生溶血性输血反应，此时应选择 P1 抗原阴性血液配血。

出生时已发育完全的 P 抗原，是红细胞糖苷脂，不仅仅表达极罕见的 p 和 P^k 抗原，所有红细胞均表达 P 抗原。P 抗原是微小病毒 B19 的受体，B19 可引起儿童疾病，偶尔引发红细胞生成严重失调。P 阳性个体对微小病毒 B19 有天然抵抗力,即该病毒对 P 阳性个体的骨髓细胞及红细胞克隆无细胞毒作用。

所有表型为 P^k 的个体,血液中都有抗 P,当补体存在时,抗 P 能够使 P 抗原阳性红细胞发生溶血。阵发性冷性血红蛋白尿症(paroxysmal cold hemoglobinuria,PCH)是一种溶血性疾病,多发于儿童感染病毒后,该病患者体内能检测到抗 P 抗体,冷溶血试验呈阳性,当温度降至 20℃以下时,冷抗体与红细胞结合并激活补体。当温度提高至 37℃,抗体与红细胞分离脱落到血浆中,已激活的补体将导致溶血。

5. 凯尔(Kell)血型系统 凯尔血型系统由 ISBT 命名为 KEL,数字序列为 006,现在 ISBT 已确认的 KEL 抗原有 22 个,如 K(KEL1:006001)、k(KEL2:006002)等。

(1) 基因及生化特征:*KEL* 基因位于 7 号染色体,编码区有 19 个外显子,编码 732 个氨基酸,产物是 Ⅱ 型糖蛋白。*K1* 和 *K2* 是两种常见的基因,DNA 序列差异在于第 6 个外显子,因此其产物有所不同,即 193 位的苏氨酸变为蛋氨酸。

用二硫苏糖醇等处理红细胞后,可破坏凯尔血型抗原,该抗原对二硫苏糖的敏感性保持原活性的基础是二硫键。

(2) 抗原抗体临床意义:凯尔血型抗原性较强,因此在输血中有较重要的意义。抗 K 抗体(简称抗 K)和抗 k 抗体(简称抗 k)主要是 IgG,是通过免疫产生,多数是由 IgG1 亚类诱导产生的,并能够通过胎盘,导致新生儿溶血病。抗 K 抗体即可引起严重的溶血性输血反应和新生儿溶血病;抗 K 抗体也能引起急性和迟发性溶血性输血反应。

白色人种献血人中 K 抗原阴性者大约 90%,阳性者大约 10%。一直认为中国汉族人群 100% K 抗原阴性,但近年来有报道在献血者和干细胞捐献人中发现 K 抗原阳性,但是到目前为止尚未有抗 K 抗体的报道。因此抗 K 抗体在中国汉族人群中意义不大。抗 k 抗体发生率极低,其临床意义和血清学特征与抗 K 抗体相近。

抗 Js^a、抗 Kp^a、抗 Kp^b、抗 Js^b 抗体均较抗 K 抗体少见,临床意义相同,均可发生溶血性输血反应和新生儿溶血病。

凯尔血型系统抗体和某些自身免疫性溶血性贫血有关,少部分的自身免疫溶血性贫血患者的自身抗体针对凯尔抗原,不易区分同种抗体和自身抗体。如果患者有凯尔血型系统抗体,应选择交叉配血相合且相应抗原阴性的血液。

6. 路德(Lutheran)血型系统 路德血型系统 ISBT 命名为 LU,005。目前确定的抗原有 26 个,ISBT 将其命名为 LU1~LU20(005001~005027)。

(1) 基因及生化特征:*LU* 基因位于 19 号染色体,基因产物为路德糖蛋白,是 597 个氨基酸的多肽链。该多肽链单次穿过红细胞膜,成熟的 LU 蛋白上有 5 个二硫键,在细胞外属于免疫球蛋白超家族功能区。该糖蛋白可能具有介导细胞内信号传递功能和黏附功能。

(2) 抗原抗体临床意义:LU 抗原在脐带血红细胞上表达比较弱,常被认为是 Lu(a-b-),到 15 岁左右逐步发育成熟,达到成人水平。

抗 Lu^b 抗体罕见,都是由妊娠和输血产生,且常单独存在,也有自然产生的抗体。Lu 抗体以 IgM 为主,也有 IgG 抗体。可以通过抗球蛋白试验或盐水法检测 LU 抗体。用糜蛋白酶处理红细胞可破坏 LU 抗原,木瓜蛋白酶处理红细胞对 LU 抗原作用不明显。普遍认为 LU 抗体临床意义不大,多无严重不良反应,有时只能引起轻微溶血(偶尔轻度黄疸)和新生儿溶血病。

7. 基德(Kidd)血型系统 基德血型系统由 ISBT 命名为 JK,009。此系统有 3 个抗原,分别为 Jk^a(JK1)、Jk^b(JK2)和 Jk^3(JK3)。红细胞、中性粒细胞和肾细胞表达 JK 抗原,未发现有可溶性抗原存在。

(1) 基因及生化特征:*JK* 基因位于 18 号染色体,基因名称为 *HUT11* 或者 *JK* 或者 *SLC14A1*。*JK* 基因含有 11 个外显子,该抗原载体分子有 391 个氨基酸。由于 JK 蛋白序列中单一氨基酸的改变,产生了 Jk^a 和 Jk^b 二个抗原。

(2) 抗原抗体临床意义:抗 Jk^a 和抗 Jk^b 抗体并不多见,由缺乏抗原的个体产生。抗 Jk3 是由 JK(a-b-)个体产生的抗体。JK 抗体都是免疫产生的,主要是 IgG 免疫球蛋白,IgM 抗体较少,约有一半的 JK 抗体能够结合补体。

Jk 抗体可以引起中等程度的新生儿溶血病和溶血性输血反应。尤其是严重的迟发性溶血性输血反应,应高度怀疑 Jk 抗体。由于再次免疫应答,Jk 抗体迅速产生,破坏外周血中的红细胞,表现为严重的溶血反应。对已检出 Jk 抗体者,应选用相应抗原阴性的血液进行配合性输血治疗。

8. 达菲(Duffy)血型系统 达菲血型系统由 ISBT 命名为 FY,008。共有 6 个抗原,传统命名分别为 Fy^a、Fy^b、Fy^3、Fy^4、Fy^5、Fy^6,由于 Fy^4 找到相对应的抗体,Fy^4 没有被确认,但还是放入达菲抗原论。ISBT 将这 6 个抗原命名为 FY1~6。

(1) 基因及生化特征:达菲血型基因(*DARC*)位于 1 号染色体,有 1 个外显子,编码 FY 糖蛋白,是含有 338 个氨基酸的多肽链,贯穿红细胞膜 7 次或 9 次。N 端在细胞外,C 端在细胞质内。此糖蛋白在多种细胞表达,并且是红细胞趋化因子。

Fy^a 和 Fy^b 抗原为共显性等位基因的产物,是人类第一个在常染色体定位的遗传标记。

(2) 抗原抗体临床意义:人血清中抗 Fy^a 比较常见,抗 Fy^b 比较少见,其他的抗 Fy 抗体更为罕见。该血型系统抗体是通过输血或妊娠免疫产生的,是 IgG 抗体。

抗 Fy^a 抗体能导致中、重度新生儿溶血病及能引起中、重度急性或迟发性溶血性输血反应。抗 Fy^b 抗体引发的免疫反应弱于抗 Fy^a,急性溶血反应很少见。抗 Fy^a 和抗 Fy^b 抗体最常见的抗体是 IgG 抗体,在抗球蛋白试验中反应很好。一般蛋白酶都会破坏 Fy 抗原性,因此用酶法检测 Fy 抗体,通常表现为阴性结果。

抗 Fy^3 可引起急性或迟发性溶血性输血反应,此抗体存在于 Fy(a-b-)个体血清中。

9. 迭戈(Diego)血型系统 迭戈血型系统由 ISBT 命名为 DI,010,共含 22 个抗原。其中最主要的两个抗原 Di^a 和 Di^b 为显性遗传。Di^b 抗原是高频率抗原。Di^a 抗原分布有种族差异性,主要存在于蒙古人种中。在中国汉族人种中 Di^a 抗原频率大约为 5%,南美洲印第安人 Di^a 抗原频率大约为 36%,在白色人种和澳洲土著人群中此抗原极为罕见。DI 抗原是重要的人类学标记。

迭戈血型系统基因名称为 *AE1*,位于 17 号染色体上,DI 抗原在出生时就已经发育成熟。该抗原能够耐受酶和还原剂处理。抗 Di^a 和抗 Di^b 二者都具有临床意义,通过免疫产生,抗体类型是 IgG。使用间接抗球蛋白试验可检测出抗体,个别可在盐水介质中出现凝集反应。抗 Di^a 能够引起破坏相应抗原阳性的红细胞和引起新生儿溶血病。

10. I 血型系统 I 和 i 两个抗原曾被 ISBT 命名为血型集合 207,字母符号为 I。I 抗原为 I1(207001),i 为 I2(207002)。血型系统 I 抗原基因位于 6 号染色体,基因名为 *I*,也称为 *IGnT*,*GCNT2*。含有 3 个外显子,编码 *N*-乙酰葡糖胺转移酶。

I 血型系统只有 1 个抗原(I)。红细胞膜上普遍存在 I 与 i 抗原,两者抗原结构密切相关。I 抗原是多价的分支多糖结构,i 抗原是非分支状直链结构,两个抗原共有的表位是半乳糖或Ⅱ型前体链,是 ABO 等Ⅱ型链抗原的基础物质。

成人红细胞膜是 I 抗原,而新生儿红细胞膜有大量 i 抗原。遗传性有核红细胞增多症是获得性或先天性 N 糖基化缺陷,i 抗原明显增多,并伴有慢性溶血。慢性溶血性疾病患者,其 i 抗原增多,是过度造血的表现。

抗 I 可见于正常人中,一般是 IgM 冷抗体,最佳反应温度是 4℃,效价通常<1∶64。抗 I 与成人红细胞可出现强凝集反应,与脐带血细胞不出现凝集反应,或只有微弱凝集反应。在 4℃孵育或用酶介质处理红细胞,会增强抗 I 活性。A$_1$ 个体可产生抗 IH 抗体,此抗体与富含 H 抗原的 O 型细胞及 A$_2$ 型细胞出现强凝集反应。

抗 I 多为自身抗体,可干扰血型鉴定等输血前检测,虽然此抗体在低温出现反应,但是在间接抗球蛋白试验中也有可能出现阳性反应,特别是使用多克隆抗球蛋白试剂。可采用冷自身吸收技术去除自身抗体。

冷凝集素综合征与混合型自身免疫性溶血性贫血患者,其血液中可含有病理性抗 I 与抗 i。某些感染性疾病,如支原体肺炎等,可出现自身高效价抗体抗 I,甚至出现一过性溶血的临床表现。

(四)红细胞血型检测技术

ABO 血型鉴定:根据红细胞上有无 A 抗原和 B 抗原,血清中是否存在相应的抗 A、抗 B,将 ABO 血型分为 A、B、O、AB 型见表 2-8。

表 2-8 ABO 血型分类

红细胞上抗原	血清抗体	血型
A	抗 B	A 型
B	抗 A	B 型
—	抗 A,抗 B	O 型
A、B	—	AB 型

ABO 血型鉴定是根据抗原、抗体特异性结合的凝集反应来完成，包括正定型和反定型。即 IgM 类特异性血型抗体与红细胞膜上特异性抗原结合出现凝集反应，正定型是用已知标准抗 A 和抗 B 血清检测红细胞上有无相应的 A 抗原和/或 B 抗原，反定型是用已知标准 A 型红细胞和 B 型红细胞来鉴定血清中有无相应抗 A 和/或抗 B，只有正反定型相符，ABO 血型检测结果才可靠。

临床常用的检测方法有玻片法、试管法、微柱凝胶法及基因检测技术等。玻片法操作简单，但缺少离心的促凝过程，容易漏检弱凝集。试管法通过离心可增强凝集反应的效果，不易漏检弱凝集，是疑难血型检测不可替代的方法。微柱凝胶法（图 2-3）是红细胞抗原和相应抗体在凝胶介质中发生凝集反应的免疫学方法，离心后可直接用肉眼观察结果或使用专用血型仪自动分析结果，该方法操作标准，定量加样，结果清晰、准确、易于判断，是目前临床经常使用的方法之一。基因检测技术对人员、设备及操作的要求高，常用于血型血清学无法解决的疑难血型鉴定。

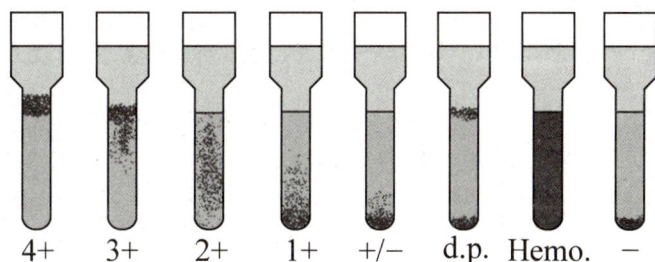

4+ 3+ 2+ 1+ +/- d.p. Hemo. -

图 2-3　微柱凝胶卡反应结果示意图

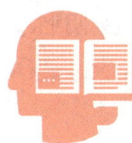

知识拓展

RhD 阴性确认试验

【原理】

对于献血者，RhD 抗原初筛阴性时，还需要做进一步确认试验。通常采用三批次不同细胞株来源的 IgG 抗 D（或含 IgG 抗 D）标准血清，通过抗人球蛋白试验检测红细胞上是否携带 RhD 抗原，避免弱 D 型、不完全 D 型的漏检。

1. 经典抗人球蛋白试验　在盐水介质中多数 IgG 血型抗体与红细胞膜上相应血型抗原结合后，只能发生致敏反应而不能出现肉眼可见的凝集反应。当加入抗人球蛋白试剂后，抗人球蛋白可与多个包被在红细胞膜上的 IgG 类血型抗体的 Fc 段结合，通过桥联作用使致敏的红细胞发生肉眼可见的凝集反应。

2. 微柱凝胶抗人球蛋白试验　应用微柱凝胶孔代替普通试管，微柱孔内注入葡聚糖等凝胶颗粒物质，并在反应介质中预先添加抗人球蛋白试剂。由于凝胶颗粒具有分子筛作用，红细胞抗原与对应 IgG 抗体结合后，在抗人球蛋白搭桥作用下形成红细胞凝集团块。通过离心作用,未结合抗体的游离红细胞穿过凝胶到达微柱底部,即为阴性反应;而发生抗原-抗体反应出现凝集的红细胞被阻止在凝胶上层或中间,即为阳性反应。

【操作】

经典抗人球蛋白试验

a. 取 4 支试管,分别标记 1、2、3 和自身对照。

b. 将初筛为 RhD 阴性的红细胞用生理盐水洗涤 3 次,配成 2%~5% 红细胞盐水悬液待用。

c. 在 1、2、3 管中分别加入 1 滴对应抗 D 标准血清试剂(三种来自不同细胞株试剂)和 1 滴 2%~5% 被检红细胞盐水悬液。

d. 37℃恒温水浴箱孵育 30min。

e. 生理盐水洗涤 3 次,末次洗涤须吸干试管中残留的盐水。

f. 加入 1 滴抗人球蛋白试剂。

g. 在自身对照管中分别加入 1 滴 2%~5% 被检红细胞盐水悬液(经洗涤)和 1 滴抗人球蛋白试剂。

h. 将 4 支试管轻轻混匀,1 000g 离心 15s。

i. 观察并记录结果。

【结果解释】

1. 自身对照管阴性,1、2、3 管中有 1 管以上出现凝集,则表明在红细胞上检出 D 抗原,为弱 D 型或 D 变异型。

2. 自身对照管阴性,3 管均不凝集,则表明在红细胞上未检出 D 抗原,为 RhD 阴性。

3. 自身对照管阳性,结果无效。

【注意事项】

1. 配制红细胞悬液前,红细胞洗涤要充分,有效去除未结合抗体和其他血浆蛋白成分,防止未结合抗体中和抗人球蛋白试剂引起假阴性结果,或由于血浆蛋白凝块的干扰出现的假阳性结果。

2. 使用生理盐水配制红细胞悬液,37℃孵育时间为 30min;使用低离子强度(Low InoicStrength Solution, LISS)液配制红细胞悬液,37℃孵育时间可以缩短为 15min。

3. 当选择三种 IgG 抗 D(或含 IgG 抗 D)标准血清时,要注意选择不同细胞株来源的试剂。

【方法学评价】

IgG 抗 D(经典抗人球蛋白试验或微柱凝胶抗人球蛋白介质试验)检测 RhD 抗原的灵敏度明显高于 IgM 抗 D(盐水介质),可发现弱 D 型、不完全 D 型、不完全弱 D 型,用于初筛为 RhD 阴性献血者的 D 抗原确认试验。

二、人类白细胞抗原系统及其检测技术

人类白细胞抗原系统包括一系列复杂的基因与其编码的蛋白。HLA 基因编码的 HLA 分子是人类白细胞上最强的同种抗原。

（一）人类白细胞抗原系统

1. 人白细胞抗原（human leukocyte antigen，HLA）复合体分类　HLA 复合体位于第 6 号染色体短臂 6p21.31，全长为 3 600kb，共含有 224 个基因位点，其中 128 个为功能基因，96 个为假基因。HLA 基因具有多态性、多基因性和连锁不平衡等遗传特点，从而形成复杂的基因多样性。

HLA 复合体按其编码分子的结构、组织分布和功能、表达方式等特性不同，可分为三类，即 HLA-Ⅰ类、HLA-Ⅱ类和 HLA-Ⅲ类，各类基因都有多个基因位点，见图 2-4。

（1）HLA-Ⅰ类基因位于 6 号染色体的顶端，长度为 2 000kb，包括经典 HLA-Ⅰ类基因和非经典 HLA-Ⅰ类基因。

1）经典 HLA-Ⅰ类基因：包括 *HLA-A*、*HLA-B* 和 *HLA-C* 基因座，每个基因座上含有多个等位基因，编码三组高免疫原性、高度多态性的糖蛋白分子（HLA-A、HLA-B、HLA-C），即 HLA-Ⅰ类分子的重链。

2）非经典 HLA-Ⅰ类基因：是免疫功能相关基因，包括 *HLA-E*、*HLA-F*、*HLA-G*、*HLA-H*、*HLA-J*，分别编码免疫原性与多态性均较低的分子（HLA-E、HLA-F、HLA-G、HLA-H、HLA-J）。例如，*HLA-E* 基因编码自然杀伤细胞（natural killer cell，NK 细胞）表面上 C 型凝集素受体家族成员（CD94/NKG2）识别的专一性配体；*HLA-E*、*HLA-F* 在多种胚胎与成人组织中表达；*HLA-G* 特异地高表达于母胎界面的滋养层，在孕妇免疫中起重要作用。

（2）HLA-Ⅱ类基因：靠近染色体着丝点，从中心侧开始依次分别为 *DP*、*DMA*、*LMP2*、*TAPl*、*LMP7*、*TAP2*、*DQ* 与 *DR* 基因亚区域，包括经典 HLA-Ⅱ类基因（*DP*、*DQ* 和 *DR*）与非经典 HLA-Ⅱ类基因（*TAP*、*LMP* 和 *DM*）。经典 HLA-Ⅱ类基因编码经典 HLA-Ⅱ类分子，即双肽链（α、β）分子；*TAP*、*LMP* 和 *DM* 为与抗原加工和抗原提呈有关的基因，其编码的分子为非经典 HLA-Ⅱ类分子。

（3）HLA-Ⅲ类基因：位于 HLA-Ⅱ类和 HLA-Ⅰ类基因的中段，长度为 1 000kb，包括 *C4B*、*C4A*、*C2*、*Bf*、*TNF* 和 *HSP70*（*heat shock protein 70*）基因，分别编码 C2、C4、B 因子、TNF-α、TNF-β、HSP70 分子。

2. *HLA* 等位基因的命名　*HLA* 是位于一对同源染色体上的等位基因，其命名遵循一定的原则。

（1）星号（*）作为分隔符，星号前为基因座，用大写字母 *A*、*B*、*C*、*DR*、*DQ* 及 *DP* 等表示。

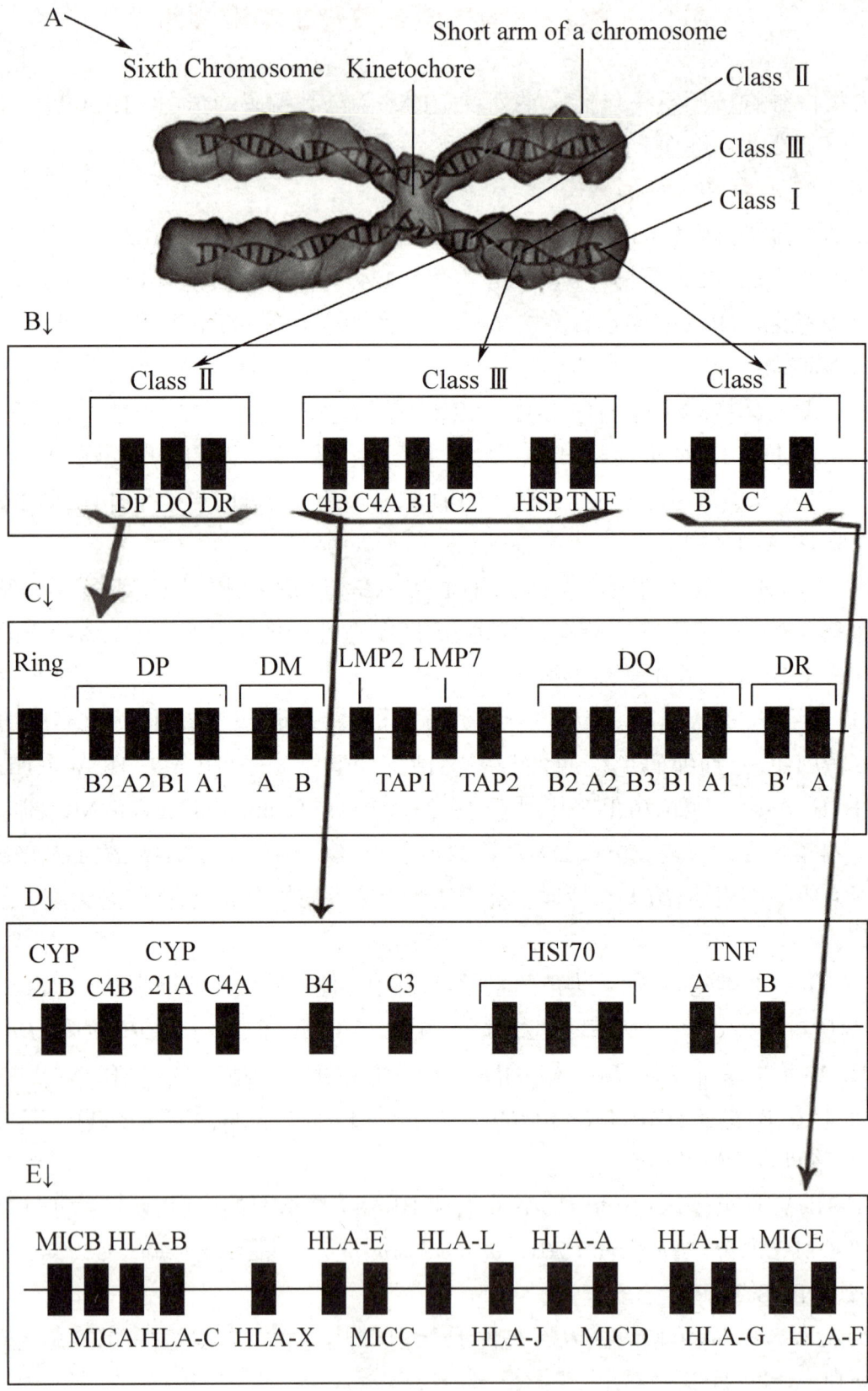

A

Sixth Chromosome Kinetochore

Short arm of a chromosome

Class II

Class III

Class I

B↓

Class II   Class III   Class I

DP DQ DR   C4B C4A B1 C2   HSP TNF   B C A

C↓

Ring   DP   DM   LMP2 LMP7   DQ   DR

B2 A2 B1 A1   A B   TAP1   TAP2   B2 A2 B3 B1 A1   B' A

D↓

CYP   CYP
21B C4B   21A C4A   B4   C3   HSI70   TNF
                                                        A   B

E↓

MICB HLA-B   HLA-E   HLA-L   HLA-A   HLA-H MICE

MICA HLA-C   HLA-X   MICC   HLA-J   MICD   HLA-G HLA-F

图 2-4   HLA 复合体结构

54

（2）*HLA* 等位基因命名依赖于等位基因序列及与其有关联的基因序列。*HLA* 等位基因命名一般采用四组数字表示，数字间用冒号分隔开。第一组数字表示基因组，和血清学中的同种异型抗原特异性对应；第二组数字表示等位基因的亚型，根据 DNA 序列进行编号；第三组数字用于区分编码序列的同义突变的等位基因；第四组数字用于区分非编码区（内含子、5' 或 3' 侧翼非翻译区）序列多态性的等位基因。前两组的数字不同，核苷酸不同，其编码蛋白质的氨基酸序列也不同。

（3）等位基因数字后的字母表示基因表达状态，如"N""L""S""C""A"和"Q"，分别表示"基因不表达""基因编码蛋白低表达""基因编码可溶性分泌型分子""等位基因产物为细胞质内分子""蛋白是否表达存在疑问""等位基因突变影响其正常表达水平"。

例如，*HLA-A*02* 表示编码 HLA-A 抗原的等位基因，或序列同源性的其他 *HLA-A*02* 等位基因；*HLA-A*02:101* 表示一个特定 *HLA* 等位基因；*HLA-A*02:101:01* 表示不同于 *HLA-A*02:101:02* 同义突变的等位基因；*HLA-A*24:02:01:02L* 表示编码区外发现突变，细胞表面编码蛋白明显减弱的等位基因；*HLA-A*02:101:01:02* 表示 *HLA-A*02:101:01:01* 编码区以外发生突变的等位基因；*HLA-A*24:09N* 表示等位基因不表达；*HLA-A*30:14L* 表示细胞表面编码蛋白明显减弱的等位基因；*HLA-B*44:02:01:02S* 表示只编码分泌型分子的等位基因；*HLA-A*32:11Q* 表示等位基因突变明显影响细胞表面表达，但是表达部位和水平尚待证实。

3. HLA 分子的命名　根据 HLA 基因分类情况，其编码的产物依次分别被称为 HLA-Ⅰ 类分子、HLA-Ⅱ 类分子和 HLA-Ⅲ 类分子，包括经典 HLA-Ⅰ 类分子（HLA-A、HLA-B、HLA-C）和非经典 HLA-Ⅰ 类分子（HLA-E、HLA-F、HLA-G、HLA-H、HLA-J）、经典 HLA-Ⅱ 类分子（HLA-DP、HLA-DQ、HLA-DR）和非经典 HLA-Ⅱ 类分子（HLA-LMP、HLA-TAP、HLA-DM 等）、HLA-Ⅲ 类分子（C4、C2、B 因子、TNF-α、TNF-β、HSP70）。不同个体 *HLA* 基因可以编码在化学结构及功能上均十分相似的分子。

HLA 分子命名遵循下列原则：

（1）*HLA-A*、*HLA-B*、*HLA-C*、*HLA-DR*、*HLA-DQ* 及 *HLA-DP* 基因位点的产物依次以 HLA-A、HLA-B、HLA-C、HLA-DR、HLA-DQ 及 HLA-DP 抗原来命名。

（2）HLA-A 抗原的特异性用基因位点后的数字表示，从 1 开始按顺序排列。HLA-A、HLA-B 抗原特异性的数字相互不重复，例如有 HLA-A1、HLA-A2、HLA-A3 和 HLA-B7、HLA-B8，但没有 HLA-B1、HLA-B2、HLA-B3 和 HLA-A7、HLA-A8。

（3）通过细胞学技术与处理淋巴细胞试验确定 HLA-D、HLA-DP 特异性。

（4）一般情况下，基因产物单一，血清学特异性也单一。但是有些 HLA 抗原可以进一步裂解，如 HLA-A10 可以裂解为 HLA-A25 和 HLA-A26，裂解前为宽特异性，而裂解后为窄特异性，因此须使用括号进行宽特异性标记，如 HLA-A25（10）或 HLA-A26（10）。

（5）抗原特异性之间以","隔开,各位点之间以";"隔开。

例如,某个个体的 HLA 型别可以书写为 HLA-A2,25(10)。

4. HLA 分子的组织分布　HLA 分子主要存在于细胞表面,也可出现于体液中,如血清、尿液、唾液、精液及乳汁中也可以检测到游离的可溶性 HLA-Ⅰ类分子和 HLA-Ⅱ类分子。

（1）HLA-Ⅰ类分子:广泛分布于体内所有有核细胞表面,但是不同组织细胞表达 HLA-Ⅰ类分子的密度不相同。淋巴细胞表达水平最高;其次为巨噬细胞、树突状细胞及中性粒细胞;而在心、肝、肺的细胞,成纤维细胞,肌细胞,神经细胞及角膜细胞 HLA-Ⅰ类分子表达水平较低。某些特殊类型的红细胞(如网织红细胞)也能检出 HLA-Ⅰ类分子,但成熟红细胞与滋养层细胞不表达 HLA-Ⅰ类分子。

（2）HLA-Ⅱ类分子:表达范围极其狭窄,主要表达于某些免疫细胞表面,如树突状细胞、B 淋巴细胞、单核细胞或巨噬细胞等。另外,精子细胞和活化 T 淋巴细胞表面也表达 HLA-Ⅱ类分子,其表达水平与细胞分化及抗原刺激有关;某些组织上皮细胞和内皮细胞表达的 HLA-Ⅱ类分子与某些自身免疫性疾病的发生有关。而未致敏的 T 淋巴细胞,中性粒细胞,肝、肾、脑的细胞及胎儿滋养层细胞等均不表达 HLA-Ⅱ类分子。

5. HLA 抗体　*HLA* 基因具有遗传多态性,其编码的 HLA 抗原具有较强的免疫原性,导致个体之间细胞膜表面的 HLA 抗原分子相容性概率很低,人类容易通过输血、妊娠与移植等免疫刺激形成同种免疫,产生 HLA 抗体。目前,国内各级血液中心所提供的红细胞悬液、血浆制品与浓缩血小板虽然均经过去白细胞处理,但这些血液制品中仍然会或多或少地存在着一定量的白细胞,并且血小板上本身就有 HLA 抗原,所以反复输注血液制品的用血者可能会因为 HLA 抗原的刺激而诱发机体免疫学反应,产生 HLA 抗体,引起临床出现各种输血不良反应。

（二）人类白细胞抗原系统检测技术

人类白细胞抗原(HLA)具有重要的生物学作用和临床意义,其分型技术已广泛应用到多个领域,如 HLA 生物学功能研究、HLA 群体遗传多态性研究、器官和造血干细胞移植献血者和用血者组织相容性配型、人类遗传学等方面。HLA 基因分型技术随着研究的深入和多年的演变及发展,目前主要含有三种,包括细胞学分型、血清学分型和基因分型。早期 HLA 的研究主要采用血清学方法检测抗原,随着分子生物学技术的发展和应用,HLA 基因分型技术飞速发展,HLA 基因分型技术已由原来的抗原检测逐步转变成等位基因检测为主、抗原检测为辅的格局。基因分型方法与血清学检测方法侧重点不同,血清学方法可检测抗原或者抗体,而基因分型的方法是检测其基因碱基核苷酸多态性的不同。目前实验室多采用基因分型法鉴定 HLA 等位基因型。

1. HLA 的血清学分型试验　血清学分型的方法就是用一系列已知抗 HLA 抗原的标准分型血清来检测未知淋巴细胞的 HLA 抗原型别,此方法是 HLA 早期研究过程中建立的方法,在 HLA 研究中起重要作用,是 HLA 抗原分型的经典技术。HLA-Ⅰ类抗原与

HLA-Ⅱ类抗原均可采用血清学方法检测。

HLA抗原检测一般使用血清学方法,最常用和经典的方法是川崎(Terasaki)等建立的微量淋巴细胞毒试验,此方法是目前实验室指定的HLA抗原鉴定的标准方法。本节以HLA-B27抗原检测为例介绍HLA血清学检测技术。

2. HLA抗体检测试验 HLA抗原可引起免疫应答产生HLA抗体。HLA抗体在临床具有重要意义,可诱发发热性非溶血性输血反应、移植的超急性排斥反应、血小板无效输注等。目前用于HLA抗体检测的方法有多种,常用的方法为ELISA法、淋巴细胞毒试验、流式细胞仪法、路明克斯(Luminex)检测技术,其中流式细胞仪法与ELISA法较淋巴细胞毒试验敏感,特异性较好,可用于鉴定抗体的特异性或抗体的免疫球蛋白型,其他还有流式细胞术与免疫荧光技术联合检测技术。

(1)流式细胞术(flow cytometry,FCM):用淋巴细胞作为靶抗原,加入待检血清进行反应。若待检血清中含有HLA抗体,可在淋巴细胞表面形成抗原抗体复合物,洗涤后再加荧光标记的第二抗体,形成抗原-抗体-荧光标记抗体复合物,洗涤后经流式细胞仪测定淋巴细胞上的荧光值,荧光值大小和抗体强度呈一定关系,以此判断待检血清中是否存在HLA抗体。该方法不能区分HLA-Ⅰ类与HLA-Ⅱ类抗体,以整个淋巴细胞作为靶抗原,可能产生5%~10%的假阳性结果,本法可依据荧光标记第二抗体的特性,判断待检抗体免疫球蛋白型。

(2)流式荧光技术或液态芯片技术(路明克斯检测技术):此技术是近年发展的新技术,是将共价结合含有不同探针分子的不同荧光信号的微球悬浮于一个液相体系中,加入待检分子与其充分反应,再加入标记有另一种荧光信号的报告分子,组成液相芯片反应系统。路明克斯检测技术用于HLA抗体检测的基本原理是将以包被抗原的微球作为靶细胞,每种微球包被一种抗原,多种微球可以在同一体系内反应。当加入待检血清和微球在室温下孵育时,若待检血清中存在HLA抗体时,则与包被不同HLA抗原的微球结合,形成抗原抗体复合物,洗涤后再加入荧光标记的抗人IgG抗体孵育,形成抗原-抗体-荧光标记抗体复合物,洗涤后经路明克斯仪测定微球上的荧光值并通过识别颜色区分微球的类型,依据微球的荧光值大小与反应特性判断HLA抗体的强度和特异性。该技术可以进行HLA抗体筛选及鉴定。

(3)HLA抗体检测方法学评价:微量淋巴细胞毒交叉配合试验属于经典试验,但影响因素多,敏感性不高,人为误判多,操作费时,重复性差。因此法是利用补体特性设计的,所以只能检测补体结合的抗体。此试验可检测血清中存在的HLA-Ⅰ类和HLA-Ⅱ类抗体,但不能准确定量抗体强度。

ELISA法可测定HLA-Ⅰ类或者Ⅱ类抗体,可区分免疫球蛋白型和完成较准确的定量分析,但很难指定抗体的抗原特异性。

流式细胞术采用淋巴细胞为靶抗原,结合荧光检测技术的特点,敏感性高,能进行较准确的定量分析,但操作繁琐,需要特殊设备。

路明克斯检测技术结合了流式细胞术和免疫荧光技术,其敏感性高、特异性好,可区分HLA-Ⅰ类和HLA-Ⅱ类抗体,并进行抗体强度分析,可指定抗体的抗原特异性。但此技术需特殊设备、价格昂贵、有时易出现假阳性。

3. HLA分子生物学检测　个体HLA遗传学差异本质在编码其抗原产物的基因上,HLA基因分型技术从20世纪90年代中期开始并逐步发展,伴随着聚合酶链式反应(polymerase chain reaction,PCR)技术的成熟,HLA基因分型技术已全面进入DNA分型阶段,主要的分型方法:①以PCR为基础的分子生物学方法,包括PCR-SSOP、PCR-SSP、PCR-RFLP;②以测序为基础的分子生物学方法,包括单核苷酸多态性、直接测序法等。

目前国内大多数实验室HLA分型均采用基因分型技术。值得注意的是,HLA基因分型技术是检测个体HLA位点上等位基因的核苷酸序列情况,指定的是核苷酸序列的差异,而HLA血清学技术与细胞分型技术是检测HLA位点上的抗原情况。基因分型技术与其他两种分型技术在大多数情况下相符合,但是某些情况下可能出现不一致现象(如无效等位基因),分型时应引起重视。

(三)人类白细胞抗原系统在医学中的应用

某些疾病状态可出现HLA表达异常,HLA系统在输血医学、移植医学和法医学等学科中均具有重要作用。

1. HLA系统在移植医学中的应用　HLA作为人体组织细胞的遗传学标志,在抗原识别、抗原提呈、免疫调节、免疫应答等方面均具有重要意义,是器官移植免疫排斥反应的主要抗原。在器官移植中,移植物能否存活在很大程度上取决于献血者和用血者HLA型别是否匹配。

(1) 在实质器官移植中的应用:影响肾移植的基因位点主要为*HLA-A*、*HLA-B*及*HLA-DR*位点。*HLA-DR*位点和移植后肾近期存活有关,而*HLA-A*及*HLA-B*位点和移植后肾远期存活有关。近几年,伴随着临床新型的免疫抑制剂的不断应用,HLA不匹配肾移植的近期存活率已经明显提高,但是不匹配肾移植长期存活率还有待进一步验证,临床上仍应选择HLA位点匹配的供肾进行肾移植。目前,临床在肝脏移植和胸腔器官移植中,未完全要求HLA匹配移植。

(2) 在造血干细胞移植中的应用:造血干细胞来自骨髓、脐带血及外周血,含有大量的免疫细胞(如成熟的T淋巴细胞),可以引起严重的免疫排斥反应。在器官移植中,供、受者*HLA-A*、*HLA-B*、*HLA-C*、*HLA-DR*、*HLA-DQ*与*HLA-DP*基因位点可能全部匹配,也可能部分匹配。但在造血干细胞移植中,对上述基因位点匹配程度的要求最为严格,一般首选HLA基因位点全部匹配的同胞献血者或者非血缘关系的献血者。

2. HLA系统在输血医学的应用　在输血医学中,HLA抗原可以引起发热性非溶血性输血反应、血小板无效输注、白细胞减少、输血相关性急性肺损伤、荨麻疹、嵌合体及输血相关移植物抗宿主病等多种输血反应。因此,对须要反复输血的用血者,应注意选择

HLA 抗原相同的血液,避免急慢性输血反应的发生。

(1) 发热反应:临床较为常见的一种输血反应。用血者在输血期间或者输血后 1~2h 内体温升高超过 1℃,通常与白细胞和/或血小板抗体以及血液保存中产生的细胞因子(如白细胞介素等)有关。用血者因多次输血或多次妊娠,或者多次输注含有 HLA 抗原的血小板浓缩液,体内免疫产生 HLA 抗体,HLA 抗体与献血者血液中的白细胞抗原发生免疫学反应,引起白细胞的破坏和致热原的释放,诱发机体温度升高。临床减少发热反应的有效途径是应用无热原技术配制保存液,输注去除白细胞的血液制品,输血前给予抗致热原性药物或常规解热药。

(2) 输血相关性急性肺损伤(transfusion-related acute lung injury,TRALI):在输血过程中或者输血后 6h 内发生的一种急性呼吸窘迫综合征。输注的血浆制品中含有白细胞抗体(HLA-Ⅰ抗体、HLA-Ⅱ抗体、粒细胞特异性抗体),或贮血中存在生物活性脂质,与用血者白细胞起反应并且激活补体,引起中性粒细胞黏附和肺内聚集,致内皮损伤和毛细血管渗漏,产生急性肺损伤、肺水肿或者呼吸窘迫等。为避免 TRALI 的发生,临床须严格掌握患者输血适应证,输血前供患者进行交叉淋巴细胞毒试验,选择无输血史或妊娠史献血者的血浆制品,或避免输注多个献血者的血浆。

(3) 血小板无效输注(platelet transfusion refractoriness,PTR):患者输注血小板后,临床出血症状未见明显改善,血小板计数未见有效增高,有时反而下降。免疫因素与非免疫因素均可引起血小板无效输注。免疫因素,如用血者由于反复输血或妊娠体内免疫产生了 HLA 抗体,与献血者血小板的 HLA 抗原结合,破坏输入的血小板,导致血小板输注无效。因此,患者输血前须进行血小板抗体筛选,选择 ABO 同型的 HLA 和血小板特异性抗原相配合的献血者血小板进行输注。

(4) 嵌合体及输血相关移植物抗宿主病(transfusion-associated graft versus host disease,TA-GVHD):嵌合体是指用血者体内出现献血者细胞。输血后嵌合体持续存在可能引起用血者体内发生 TA-GVHD。来自亲缘关系较近人群的新鲜血液成分(主要是 T 淋巴细胞),在用血者体内不被用血者免疫系统识别和排斥,而是把宿主 HLA 抗原作为外来抗原,从而被激活、增殖并且袭击宿主,输血后发生移植物抗宿主病(graft-versus-host disease,GVHD)。因此,临床输血应首选成分血液制品,避免用新鲜全血,输血前应用 γ 射线辐照处理,使淋巴细胞丧失复制和分化能力。

3. HLA 在法医学中的应用　HLA 基因是一个最为复杂的遗传多态性系统,终身不变,被看作最能代表人体特异性的遗传标志。无关个体之间 HLA 型别完全相同的概率极低。HLA 基因型或者表型检测已成为法医学上个体识别和亲子鉴定的重要手段之一。

(1) 个体识别将搜集到的血迹、分泌物或者其他组织标本进行 HLA 检测,并与要求被认定对象的 HLA 进行结果比对,从而得出排除或不排除的结论。

(2) 亲子鉴定理论依据是孟德尔遗传的分离定律。在肯定孩子的某个遗传基因来源亲生父(或母)亲,而假设父(或母)亲并不带有这个基因,可以排除假设父(或母)亲是孩子的亲生父(或母)亲;而假设父(或母)亲带有这个基因,则不能排除假设父(或母)亲是孩子的亲生父(母)亲的可能性。

三、血小板血型系统及其检测技术

血小板是血液中的有形成分之一,除具有激活、聚集、黏附、释放等基本功能外,还具有辅助、调控炎症和免疫反应的功能。血小板具有复杂的免疫结构,有多种抗原成分,在血小板同种免疫、自身免疫和药物诱导免疫反应中起重要作用,对于血小板性质和功能有着重要的影响。

(一)血小板血型系统抗原与抗体

1. 血小板血型系统抗原　血小板表面具有复杂的抗原系统,是由遗传决定,主要分为血小板相关抗原和血小板特异性抗原两大类。

(1)血小板相关抗原:血小板相关抗原又称为血小板非特异性抗原,主要包括人类白细胞抗原和一些红细胞血型系统抗原,除表达在血小板表面外,也表达在其他组织或细胞表面。

1)与红细胞血型系统共有抗原:现已证明血小板表面存在 ABO、路易斯、I、P 等红细胞血型系统抗原,但无 Rh、凯尔、达菲、基德和路德等红细胞血型系统抗原。血小板上的 ABH 抗原大部分是从巨核细胞分化而来的,或是血小板膜糖蛋白表达的,小部分是从血浆中吸附的。血小板表面表达的 ABH 抗原具有一定的遗传特征,在血小板表面的分布存在个体差异,不同个体血小板表面的 ABH 抗原含量差异很大,即使同一个体血小板上的红细胞抗原量也不相同,其高表达量和血清中糖基转移酶的活性增高有关。部分非 O 型个体血清中的糖基转移酶表达水平较高,血小板膜上有极高水平的 A/B 物质,这也是临床出现血小板无效输注的主要原因之一。

早期研究认为,血小板上的 ABH 抗原是从血浆中吸附。体外试验中,将 O 型血小板与 A 或 B 型人血清温育,血小板上黏附有 A 或者 B 抗原,由此证明血小板上的 A 或 B 抗原是从血浆中吸附。但近几年的研究表明,血小板表面的 ABH 血型抗原是由血小板膜糖蛋白(glycoprotein,GP)本身所表达的,如 GPⅡb、GPⅢa、GPⅣ、GPⅤ、血小板内皮细胞黏附分子-1(platelet-endothelial cell adhesion molecule-1,PECAM-Ⅰ)、GPⅠb/Ⅸ、GPⅠa/Ⅱa 等。在 GP 中,GPⅡb/Ⅲa 表达的 ABH 血型抗原最多,而在血小板表面,GPⅡb 和 PECAM-Ⅰ 表达的 ABH 血型抗原最多。

由于血小板表面含有 ABH 血型抗原,因此目前临床血小板输血推荐 ABO 血型同型输注。因为 ABO 血型不相合的血小板输注中,容易出现血小板无效输注。例如,ABO 主侧不相容的血小板输注:A/B 型血小板输注给 O 型用血者,A/B 型血小板表面的抗原物质与 O 型用血者血清中高效价抗 A 和/或抗 B 抗体可以发生免疫反应,致 O 型用血者血小板无效输注;ABO 次侧不相容时的血小板输注:O 型血小板输注给 A/B 型用血者,O 型血清中的抗 A 和/或抗 B 抗体可以与用血者血清中的可溶性 A/B 物质结合形成抗原-抗体复合物,后者通过 Fc 受体结合在血小板表面,加速血小板的破坏。

2) 与 HLA 系统共有血型抗原:血小板上含有 *HLA-A*、*HLA-B* 和 *HLA-C* 位点的 HPA-Ⅰ类抗原,位于血小板内膜,是血小板膜的组成部分之一。迄今未发现血小板表面存在 *HLA-DR*、*HLA-DP* 和 *HLA-DQ* 位点的 HLA-Ⅱ类抗原。但是在特定细胞因子的刺激下,血小板表面可以表达 HLA-DR 抗原。一般情况下,血小板表面的 HLA 抗原小部分是从血浆中吸附的,大部分是内源生成的血小板膜蛋白。

3) 其他血小板非特异性抗原:血小板表面除了表达红细胞血型系统抗原、HLA 抗原系统外,还表达 CD36 抗原。CD36 存在于血小板的 GPⅣ上。CD36 缺失人群,经多次输血或者妊娠后可以产生抗 CD36,导致血小板无效输注或输血后紫癜。

(2) 血小板特异性抗原:血小板特异性抗原,又称人类血小板抗原(human platelet antigen,HPA),是血小板膜糖蛋白携带的一类特异性抗原,由特定的抗原决定簇组成的,表现血小板独特的遗传多态性。血小板特异性抗原基因属于双等位共显性遗传系统,具有单核苷酸多态性。HPA 是通过相应特异性抗体检测而被发现的,是血小板膜结构的一部分,具有独特的型特异性,表达在血小板与巨核细胞上。最新研究发现,HPA 并非血小板所特有,HPA 也分布在其他细胞上,如 HPA-1 和 HPA-4 存在于内皮细胞、成纤维细胞和平滑肌细胞上;HPA-5 存在于活化的 T 淋巴细胞与内皮细胞上。大部分 HPA 定位于细胞膜糖蛋白 GPⅡb/Ⅲa、GPⅠa/Ⅱa、GPⅠb/Ⅸ上。

1) 血小板特异性抗原的命名:以前血小板特异性抗原大多以发现者的名字或者以最先提供抗血清患者的名字进行命名,如 Ko、Bak、Yuk、Gov、Mo、Max 等抗原。为了避免血小板抗原的名称混淆,1990 年国际血液学标准化委员会/国际输血协会(ICSH/ISBT)统一了血小板特异性抗原系统国际命名方法:①人类血小板抗原用英文缩写 HPA 表示;②不同的抗原系统按发现时间的先后进行数字编号;③共显性双等位基因遗传系统中,基因频率大于 50% 即高频率抗原,用"a"表示,基因频率小于 50% 即低频率抗原,用"b"表示,而"w"则表示无对应等位基因的抗原。如 HPA-Ⅰ系统含有 HPA-Ⅰa 和 HPA-Ⅰb 两个抗原,它们由相应等位基因控制。

2) 血小板特异性抗原系统:目前免疫血清学已经确定了 24 个血小板同种特异性抗原,其中 12 个抗原已纳入 6 个系统,即 HPA-1~HPA-5 和 HPA-15 系统。23 个血小板抗原已经被国际输血协会正式命名,22 个血小板抗原已明确其分子机制,其基因多态性大多是由于相应血小板膜糖蛋白结构基因中的单核苷酸多态性引起的,导致相应位置单个氨基酸变异。血小板特异性抗原分布及其多态性见表 2-9。

2. 血小板血型系统抗体 血小板抗原 HLA 和 HPA 均具有多态性,可介导同种抗体的产生,如血小板特异性抗体、HLA 抗体和血小板自身抗体等,引发同种免疫性血小板减少。

表 2-9 　血小板特异性抗原系统及其多态性

抗原	曾用名	发现年代	糖蛋白	CD	DNA 多态性	氨基酸改变
HPA-1a	Zw^a,pl^{A1}	1959	Ⅲa	CD61	T176	Leu33
HPA-1b	Zw^b,pl^{A2}	1961			C176	Pro33
HPA-2a	Ko^b	1961	Ⅰbα	CD42b	C482	Thr145
HPA-2b	Ko^a,Sib^a	1965			T482	Met145
HPA-3a	Bak^a,Lek^a	1980	Ⅱb	CD41	T2621	Ile843
HPA-3b	Lek^b	1988			G2621	Ser843
HPA-4a	Yuk^b,Pen^a	1985	Ⅲa	CD61	G506	Arg143
HPA-4b	Yuk^a,Pen^b	1986			A506	Gln143
HPA-5a	Br^b,Zav^b	1988	Ⅰa	CD49	G1600	Glu505
HPA-5b	Br^a,Zav^a,Hc^a	1989			A1600	Lys505
HPA-6a	Ca^b,Tu^b	1993	Ⅲa	CD61	A1544	Gln489
HPA-6b	Ca^a,Tu^a	1993			G1544	Arg489
HPA-7a	Mo^b	1993	Ⅲa	CD61	G1297	Ala407
HPA-7b	Mo^a				C1297	Pro407
HPA-8a	Sr^b	1990	Ⅲa	CD61	T1984	Cys636
HPA-8b	Sr^a				C1984	Arg636
HPA-9a	Max^b	1995	Ⅱb	CD41	A2602	Met837
HPA-9b	Max^a				G2602	Val837
HPA-10a	La^b	1997	Ⅲa	CD61	A263	Gln62
HPA-10b	La^a				G263	Arg62
HPA-11a	Gro^b	1994	Ⅲa	CD61	A1976	His633
HPA-11b	Gro^a				G1976	Arg633
HPA-12a	Iy^a	1995	Ⅰbβ	CD42c	A119	Glu15
HPA-12b	Iy^b				G119	Gly15
HPA-13a	Sit^b	1999	Ⅰa	CD49b	T2483	Met799
HPA-13b	Sit^a				C2483	Thr799
HPA-14bw	Oe^a	2002	Ⅲa	CD61	1909~1911AAGDel	Lys611 Del
HPA-15a	Gov^b	1990	CD109	CD109	T2108	Tyr703
HPA-15b	Gov^a	1995			C2108	Ser703
HPA-16bw	Duv^a	2002	Ⅲa	CD61	C497→T497	Thr140→Ile140
HPA-17bw	Va^a	1992	Ⅱb/Ⅲa			

（1）HLA抗体：血小板上HLA抗原的免疫原性比白细胞要弱，但其在血小板上的数量较多，大约占外周血HLA-Ⅰ类抗原总量的70%，对于多次输注血小板进行治疗的患者来说，仍会刺激机体产生免疫学反应，产生HLA抗体，导致血小板无效输注。多种因素可以影响HLA抗体的产生，和患者基础疾病、免疫抑制剂的使用以及制品中是否含有足量白细胞等因素有关。若献血者血液制品有足量白细胞，由于白细胞上有HLA-Ⅰ类抗原、HLA-Ⅱ类抗原，可能导致患者出现初期同种免疫，产生记忆B细胞，当患者再次接受含有少量HLA抗原的血小板（或其他血液制品）时，机体就会产生强烈的免疫学反应，产生大量的HLA抗体，引起输入血小板的破坏。因此，临床要求血液制品输注前增加白细胞滤过处理步骤，以降低白细胞造成的不利作用。

（2）血小板特异性抗体：HPA是血小板表面所具有的血小板独特性抗原，具有多态性。用血者因输注与之不配合的血小板，或者因多次妊娠等免疫刺激，机体可能会产生抗血小板抗体（如HPA-1a、HPA-2b、HPA-3a、HPA-4a抗体等），引起输血后紫癜、血小板无效输注或新生儿同种免疫性血小板减少症（neonatal alloimmune thrombocytopenia，NAITP）。由于人种间血小板抗原频率的不同，因此同种免疫产生的特异性抗体也不尽相同。欧美国家PTR与NAITP多数是由于HPA-Ⅰa抗体引起。中国由于HPA-1a阳性率>99%，HPA-1a阴性率低，因此HPA-1a抗体引起的PTR不多见，但HPA-3a、HPA-4a抗体可以引起NAITP。中国和日本曾有个案报道，HPA-2b抗体引起PTR。

（3）血小板自身抗体：由于患者体内自身免疫系统失调，机体产生针对自身血小板抗原（如HPA、HLA等）的抗体，多为IgG或者IgA型抗体，可导致特发性血小板减少性紫癜（idiopathic thrombocytopenic purpura，ITP）。

（二）血小板血型检测技术

血小板血型系统重要作用体现在临床医学和输血实践方面，检测血小板抗体的存在有利于提高血小板输注的安全性与有效性。近年来，血小板血清学检测方法有了很大进展，一些分子生物学技术也被应用于血小板血型分型。

1. 简易致敏红细胞血小板血清学试验　简易致敏红细胞血小板血清学试验（simplified sensitized erythrocyte platelet serology assay，SEPSA）可用在血小板抗体（HLA、HPA）检测和交叉配血试验，也可用在血小板抗原鉴定以及血小板自身和药物依赖性抗体检测。

2. 微柱凝胶血小板定型试验　微柱凝胶血小板定型试验是建立在传统血小板检测与免疫微柱凝胶基础上的一项新技术，属于微柱凝胶间接血凝试验。由于多次输血患者大约有50%产生血小板抗体，影响血小板输注的效果，因此在输注血小板前采用血清学试验方法筛选相合的血小板。

（三）血小板血型的临床意义

通过妊娠、输血或者骨髓移植等免疫刺激，患者体内均有可能产生同种血小板抗体，导致血小板无效输注、新生儿同种免疫性血小板减少症、输血后紫癜和骨髓移植相关的血小板减少症等。由于自身免疫系统失调,患者体内产生的血小板自身抗体可以诱导自身免疫性血小板减少症。

1. 血小板抗原的同种免疫作用　血小板表面含众多复杂的血型抗原,包括血小板相关抗原(HLA抗原、ABO抗原)和血小板特异性抗原,这些抗原均可通过怀孕或者输血等免疫刺激,引起机体发生同种免疫学反应,诱发机体血小板减少或血小板无效输注。

(1) HLA抗原的同种免疫:血小板上HLA的同种免疫与输血史、妊娠史、输注血液成分的类型和剂量、患者的疾病情况等有关。反复输血或者多次妊娠是引起血小板HLA同种免疫的主要原因。伴随着输血次数或者妊娠次数的增加,HLA抗体产生的频率也升高。患者初次免疫虽产生了HLA抗体,但如果不再接触相应的抗原,HLA抗体会不断消耗并消失。血小板表面HLA抗原的免疫原性比较弱,刺激机体产生HLA抗体的可能性较小,但输注红细胞、血浆、血小板等含有白细胞或者白细胞碎片的血液制剂时,HLA抗体产生的概率明显高于输注纯化血小板时的概率,因此,临床为了有效降低或者避免HLA抗原同种免疫,血液输注时须要采取相应的措施去除血液中的淋巴细胞,如尽量使用单一献血者来源的血小板(单采血小板),用白细胞滤器过滤所输的血液制剂,或者用具有去除白细胞功能的细胞单采机来制备血液制剂,以及用紫外线照射血小板,阻止血小板制剂中的树突状细胞与患者的T淋巴细胞反应,阻断HLA抗体的产生。

(2) 红细胞血型抗原的同种免疫:血小板膜上含有红细胞血型抗原,如ABO、P、路易斯血型抗原,ABO抗原最为重要,ABO主、次侧配血不合对血小板输注均有明显不良影响。ABO主侧不合:用血者体内的抗A抗体或抗B抗体与输入的血小板表面的A/B抗原的相互作用,导致血小板破坏或者寿命缩短;ABO次侧不合:献血者血液中的ABO抗体与用血者体内可溶性的ABO抗原物质形成复合物,被血小板膜上的Fc受体与补体受体吸附,再被单核-巨噬细胞吞噬破坏。ABO血型不相合的血小板输注,更容易产生HLA抗体和HPA抗体。

(3) HPA抗原的同种免疫:血小板膜糖蛋白上的HPA具有人种特异性与地域性。对白色人种,GPⅢa上的HPA-1b和GPⅠa上的HPA-5b抗原容易产生血小板特异性抗体;对黄色人种,GPⅡb上的HPA-3b抗原容易产生血小板特异性抗体。由于反复输血或者多次妊娠等免疫刺激,位于血小板膜糖蛋白上的HPA抗原可以诱导用血者机体产生血小板特异性抗体,引起血小板减少症与输血后紫癜等免疫学反应。大部分患者除产生HPA抗体外,可能会合并出现HLA抗体阳性,因此临床应综合考虑选择HLA/HPA相合的血小板输注。

2. 血小板无效输注　见第六章第一节　免疫相关输血不良反应。

3. 血小板减少性紫癜　见第六章第一节　免疫相关输血不良反应。

4. 新生儿同种免疫性血小板减少症　NAITP发病机制和新生儿溶血病相似。因为母婴血小板血型不合,妊娠后期胎儿的血小板抗原刺激孕妇产生血小板抗体,后者通过胎盘进入胎儿体内,和胎儿血小板反应,致使胎儿或新生儿的血小板破坏和减少。NAITP

大多是由于血小板特异性抗体所导致,白色人种主要是HPA-Ⅰa抗体引起,黄色人种是由于HPA-Ⅰa抗原频率极高,推测HPA-3a、HPA-4a抗体可能是引起NAITP的主要原因。母体和胎儿HPA基因分型可为NAITP产前诊断提供重要依据。NAITP第一胎孩子就可以发病,病情恶化可出现严重的出血体征——颅内出血及胎儿或者婴儿死亡,一般主张对NAITP患者以同型洗涤血小板悬液或大剂量丙种球蛋白静脉输注治疗。HLA和ABO血型不合一般不会引起NAITP。

5. 特发性血小板减少性紫癜 ITP是一种自身免疫性疾病。因为患者自身免疫系统失调,机体产生针对自身血小板抗原的抗体,使自身血小板大量破坏,从而引起免疫性血小板减少,出现出血症状。临床约75%的ITP患者可检测出血小板相关性自身抗体,自身抗体和血小板抗原结合后,通过抗体Fc段结合单核-巨噬细胞表面的Fc受体,进而吞噬破坏血小板。因为巨核细胞表面存在着与血小板相同的抗原成分,所以血小板自身抗体不仅结合自身或同种血小板,还能与巨核细胞结合抑制巨核细胞的分化,特别是一些难治性ITP患者,出现了血小板生成障碍。

第二节　输血相关疾病检测

输血相关疾病,是指用血者通过输入含病原体的血液或血液制品而引起的传染病。目前已知的通过输血传播的疾病有十几种,其中严重的是病毒性肝炎、艾滋病、梅毒等。血液中心(血站)须遵照国家规定对献血者血液进行肝炎病毒、人类免疫缺陷病毒、梅毒螺旋体感染标志物的检测,只有检测合格的血液才能用于临床,不合格血液必须按照国家规定处置。

一、乙型肝炎病毒的检测

病毒性肝炎是目前最常见的输血传播疾病,病毒性肝炎是由肝炎病毒引起的以肝脏炎症为主的传染病,包括甲、乙、丙、丁、戊、庚型(即A、B、C、D、E、G型)肝炎病毒等。各型肝炎都有类似的临床表现,如发热、乏力、食欲缺乏、恶心、黄疸、肝大、肝区压痛及肝功能异常等,主要靠血清学标志物检查鉴别。甲型和戊型肝炎病毒一般不经血液传播,丁型肝炎病毒在乙型肝炎病毒的辅助下才发生肝炎,因此目前经输血传播引起病毒性肝炎的多为乙型、丙型肝炎病毒。

乙型病毒性肝炎(简称为乙肝)是由乙型肝炎病毒引起的以肝脏炎性病变为主,并可引起多器官损害的一种疾病。乙型肝炎广泛流行于世界各国,主要侵犯儿童及青壮年,少数患者可转化为肝硬化或肝癌。因此,它是严重威胁人类健康的世界性疾病,也是我国当前流行最为广泛、危害性最严重的一种疾病。乙型病毒性肝炎无一定的流行期,一年四季均可发病,但多属散发。

（一）病原学

HBV 为 DNA 病毒,对理化因素有较强的抵抗力,对温度、干燥、紫外线及一般浓度的消毒剂均能耐受。HBV 抗原抗体系列及临床意义:

1. 乙型肝炎表面抗原(hepatitis B surface antigen,HBsAg)临床意义

（1）HBV 感染的指标,并不反映病毒有无复制和复制程度,传染性强弱。

（2）乙型肝炎表面抗原阳性(+)表示:①协助诊断;②作为携带者指标。

（3）乙型肝炎表面抗原阴性并不能排除感染乙型肝炎。

2. 乙型肝炎表面抗体(hepatitis B surface antibody,HBsAb)临床意义

（1）为中和性抗体指标,患者是否康复或者是否具有抵抗力的主要标志。

（2）乙型肝炎表面抗体阳性(+)表示:①受检者处在乙型肝炎恢复期;②受检者处在乙型肝炎感染期;③受检者接种过乙型肝炎疫苗;④被动获得。

3. 乙型肝炎病毒 e 抗原(hepatitis B e antigen,HBeAg)临床意义

（1）正在感染的指标,乙型肝炎病毒的复制标志。

（2）乙型肝炎病毒 e 抗原阳性(+)表示:①表示传染性较强,持续三个月以上阳性,则有慢性化倾向;②阳性孕妇,所产新生婴儿九成是阳性;③慢性肝炎持续性阳性表示病情的活动情况。

4. 乙型肝炎病毒 e 抗体(hepatitis B e antibody,HBeAb)临床意义

（1）病毒停止复制的标志,病毒复制减少,传染性较低弱,但是并非完全没有传染性。

（2）乙型肝炎 e 抗体阳性(+)表示:①病情进入恢复期,传染性较低;②急性乙型肝炎患者若该值阳性表示预后良好,慢性乙型肝炎患者若该值阳性表示病情静止;③肝硬化患者若该值阳性和甲胎蛋白(alpha fetoprotein,AFP)升高则表示可能为早期原发性肝癌。

5. 乙型肝炎病毒核心抗原(hepatitis B core antigen,HBcAg)临床意义

（1）HBcAg 被 HBsAg 所覆盖,不易在血清中检出。

（2）HBcAg 可在感染的肝细胞上表达,因此肝细胞活检可检出。

（3）是 HBV 存在和复制活跃的直接指标之一。

6. 乙型肝炎病毒核心抗体(hepatitis B core antibody,HBcAb)临床意义

（1）HBcAb 是 HBcAg 的对应抗体,它不是一种保护性抗体,肝细胞核心抗体 IgG 阳性是表示乙型肝炎病毒急性感染和病毒复制活跃的指标,具有高度的传染性。

（2）核心抗体阳性(+)表示:①有助于确诊"窗口期(抗原消失,抗体尚未形成的时期)"的急性乙型肝炎;②有助于发现 HBsAg 阴性的乙型肝炎感染者和携带者;③高滴度(阳性)表示病毒处于复制期,低滴度表示无传染性;④核心抗体值转为阴性后则表示乙型肝炎治愈。

（二）流行病学

HBV 广泛流行,全世界人口半数以上被 HBV 感染过。我国人群中 40%~60% 感染

过 HBV，8%~10% 为 HBsAg 携带者。

1. 传染源　乙型肝炎患者和无症状 HBV 携带者是传染源。

2. 传播途径　包括血液传播、性传播及垂直传播。HBV 在血液中大量存在，极微量含 HBV 的血液可导致感染，因此输注血液及血制品、肝移植、手术、牙科操作、共用牙刷和剃刀等都可传播；感染者的唾液、精液、初乳、汗液、血性分泌物中均能查出 HBsAg，故密切的生活接触和性接触也可传播；垂直传播主要是在围产期由母体的 HBV 直接感染胎儿或者新生儿。

3. 易感人群　HBsAb 阴性者是 HBV 的易感人群。高危人群包括孕妇为 HBsAg 阳性的婴儿或新生儿、HBsAg 阳性者的家属、反复输血的患者、血液透析患者、乱性者、静脉药瘾者以及接触血液的医务工作者等。

（三）临床表现

乙型肝炎患者常感到乏力、食欲减退、恶心、厌油、上腹部不适、腹胀、肝区疼痛，部分患者出现黄疸、下肢或全身水肿、肝大、肝掌、肝病面容、蜘蛛痣等症状。

（四）实验室检查

1. 病原学标志物血清学检查　抗原抗体标志物：HBsAg、抗 HBs 抗体、HBeAg、抗 HBe 抗体、抗 HBc 抗体，即临床常称的"两对半"，血清学检测技术多用酶联免疫吸附试验（ELISA）、化学发光免疫分析（chemi-luminescence immuno assay，CLIA）试验。

（1）酶联免疫吸附试验的检测原理：是将已知抗体（或抗原）包被于固相载体表面，使抗原-抗体反应在载体表面进行，用洗涤的方法将固相载体上形成的抗原-抗体复合物与液相中的游离成分分开，最后结合在固相载体上的酶量与标本中受检物质的量成一定比例，加入酶的底物后，底物被酶催化形成有色产物，可根据有色产物颜色的深浅来对受检物质进行定性或定量分析。双抗体夹心法测定 HBsAg 原理见图 2-5。

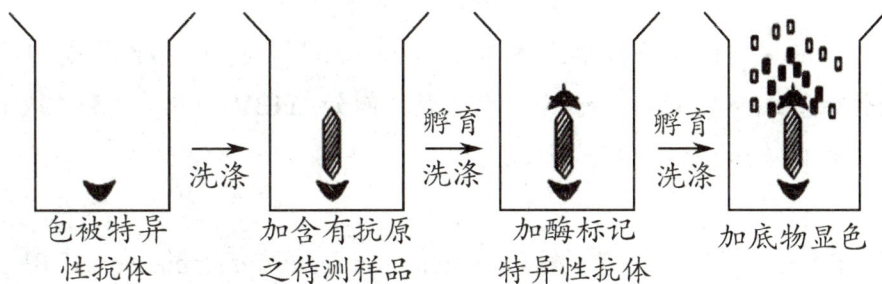

图 2-5　双抗体夹心法测定 HBsAg

（2）化学发光免疫分析试验的检测原理：是用参与催化某一化学发光反应的酶如辣根过氧化物酶（horseradish peroxidase，HRP）或碱性磷酸酶（alkaline phosphatase，ALP）来标记抗体（或抗原），与待测标本中相应的抗原（或抗体）发生免疫反应后，形成固相包被抗体-待测抗原-酶标记抗体复合物，经洗涤后加入底物（发光剂），酶催化和分解底物发光。由光量子阅读系统接收，光电倍增管将光信号转变为电信号并加以放大，再把它们传至计算机数据处理系统,计算出测定物的浓度。检测方法详见实验十六。

2. 乙型肝炎病毒DNA(HBV-DNA)检测　HBV-DNA是诊断HBV感染最直接的证据,也是HBV感染诊断的最早最可靠的指标,可判断乙型肝炎患者传染性的大小、评价药物疗效。目前临床用于HBV-DNA检测的方法主要有实时荧光PCR法、竞争性PCR法、PCR酶联免疫吸附法、荧光标记物法和PCR酶联化学发光法等方法。这些方法各有优缺点,一般采用荧光定量PCR法进行检测。

聚合酶链式反应技术,是特异性扩增乙型肝炎病毒基因组保守的C基因区上270bp基因片段,以近于$2n$的指数(n为循环次数),在数小时内可将极微量的乙型肝炎病毒基因特定的分子片断扩增至$10^7 \sim 10^8$倍,大大提高了乙型肝炎病毒的检出率。

荧光定量PCR,是在PCR扩增过程中,加入荧光标记探针或相应的荧光染料,通过监测荧光信号对PCR产物进行实时监测,最后通过标准曲线对未知模板进行定量分析的方法。通过大量临床标本测定结果证明,其特异性为100%,灵敏度可达0.01fg(1g=10^{15}fg),相当于2.5个乙型肝炎病毒颗粒。

HBV-DNA定量检测即检测乙型肝炎病毒在血液中的含量。定量检测结果主要是对抗病毒治疗提供检测和疗效参考。HBV-DNA阳性是指在HBV-DNA定量检测时,HBV-DNA的数量大于1 000cps/ml,说明患者体内有乙型肝炎病毒,有较强的传染性。HBV-DNA定量检测的值越大,表示体内病毒数量越多,病毒复制活跃。HBV-DNA阴性一般是指在HBV-DNA定量检测时,HBV-DNA的数量小于1 000cps/ml,体内乙型肝炎病毒数量极少,一般的实验室检测不出来。

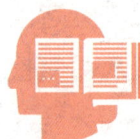

知识拓展

HBV-DNA 定量单位

HBV-DNA定量单位在报告单上通常用"copies/ml""拷贝数/ml"或"IV/ml"表示,表示每毫升的血清或血浆中病毒基因组的个数。例如"HBV-DNA=4.3×10^3copies/ml"代表每毫升血清中有4 300个乙型肝炎病毒。

3. 肝功能检查　包括谷丙转氨酶(glutamatepyruvate transaminase,GPT)、天门冬氨酸转移酶(glutamate oxaloacetate transferase,GOT)、胆红素检查等,献血者血液标本要进行GPT检查。

(五)预防

1. 控制传染源　隔离治疗患者,感染者限制从事食品加工、饮食服务及托幼保育工作,对献血者进行严格筛查和管理等。

2. 切断传播途径　重点在于防止病原体通过血液和体液传播,措施包括:①彻底消毒医疗器具;②使用一次性注射器;③加强血液制品管理等。

3. 保护易感人群 对易感人群接种乙型肝炎疫苗,对孕妇为 HBV 感染者的新生儿及暴露于 HBV 的易感者注射乙型肝炎免疫球蛋白。

二、丙型肝炎病毒的检测

(一)病原学

丙型肝炎病毒是肠道外传播的非甲非乙型肝炎的主要病原体,引起的丙型肝炎是常见的慢性进行性肝病之一。HCV 是有包膜的单股正链 RNA 病毒,对各种理化因素的抵抗力较弱,对酸、热不稳定,对有机溶剂敏感。血液或血制品经 60℃处理 30h 可完全灭活 HCV。

(二)流行病学

HCV 感染呈世界性分布,但各地的感染率差异很大。我国 HCV 抗体阳性率为 3.2%。

1. 传染源 急、慢性丙型肝炎患者及无症状 HCV 携带者是传染源。

2. 传播途径 HCV 的传播途径主要是血液传播,输血后非乙型肝炎患者血清 HCV 抗体阳性率高达 80%,多次输血者感染 HCV 的危险性增高。HCV 也存在于精液、阴道分泌物、唾液及泪液等中,因此可经垂直传播、性传播和家庭内接触传播。

3. 易感人群 人群对 HCV 普遍易感,HCV 抗体并非保护性抗体。

(三)临床表现

临床表现与乙型肝炎类似,根据临床病程分为急性和慢性。急性丙型肝炎比较隐匿,大多数呈亚临床经过。患者病情较轻,很少有严重肝病的表现,单独由 HCV 引起急性重型肝炎极为少见。部分患者体内 HCV 完全被清除,达到临床痊愈。部分转为慢性感染,经 10 余年发展为慢性肝炎,患者可进展为肝硬化或肝癌。

(四)实验室检查

1. 丙型肝炎病毒抗体检测 HCV 抗体阳性是 HCV 感染的重要指标,一般用酶联免疫法。酶联免疫法检测 HCV 抗体的原理是应用间接酶联免疫吸附试验原理,在微孔板预包被 HCV 抗原,加入稀释液及待检样品进行温育,样品中存在的 HCV 抗体与包被抗原形成“包被抗原-抗体”复合物,洗板去除不与包被抗原结合的物质;加入酶标试剂,进行第二次温育,酶标二抗与“包被抗原-抗体”复合物结合,形成“包被抗原-抗体-酶标二抗”复合物;再次洗板后加入显色剂,复合物上连接的 HRP 催化显色剂反应,生成蓝色产物,终止反应后,变为黄色。

2. HCV-RNA 检测 HCV-RNA 是感染 HCV 的确诊标志,也是最早出现的。测定 HCV-RNA 定量可指导用药,为疗效观察和预后判断提供客观指标,窗口期为 6~15d,一般采用 RT-PCR 方法测定检测。

RT-PCR 方法检测原理:反转录(reverse transcription,RT)PCR 是一种能检测特异 RNA 的方法。首先以 RNA 为模板,在逆转录酶的催化下,合成与 RNA 互补的 cDNA,

然后以 cDNA 为模板,像一般的 PCR 一样,对靶序列进行扩增。HCV-RNA 就是利用一对丙型肝炎病毒(的特异性引物,一条特异性荧光探针,采用逆转录酶、耐热性 DNA 聚合酶、四种单体核苷酸(deoxy-ribonucleoside triphosphate,dNTPs)等成分,应用 RT-PCR 技术实现对 HCV-RNA 保守基因的扩增,同时通过外标的方法实现对血清或血浆中的丙型肝炎病毒进行定量检测。检测方法详见实验十七。

(五)预防

丙型肝炎的传播途径与乙型肝炎基本相同,预防措施也与乙型肝炎基本相同。

三、人类免疫缺陷病毒抗体检测

艾滋病即获得性免疫缺陷综合征(acquired immunodeficiency syndrome,AIDS)的简称,是因感染人类免疫缺陷病毒所导致免疫缺陷,并发一系列机会性感染及肿瘤,严重者可导致死亡的综合征。

艾滋病起源于非洲,后由移民带入美国。1982 年,被命名为"艾滋病"。1985 年我国发现首例艾滋病病例。艾滋病被发现至今,已迅速蔓延至全世界。WHO 将每年的 12 月 1 日定为"世界艾滋病日",旨在提高公众对艾滋病在全球传播的认识。虽然全世界众多医学研究人员付出了巨大的努力,但至今尚未研制出根治艾滋病的特效药物,也还没有可用于预防的有效疫苗。

(一)HIV 的生物学特征

1. 病原学 HIV 属于反转录病毒,直径为 100~120nm,形态呈球形。

病毒结构由核心和包膜两部分组成。核心包括两条单股 RNA 链、核心结构蛋白和病毒复制所必需的酶类,含有反转录酶(RT,P51/P66),整合酶(INT,P32)和蛋白酶(PT,P10)。核心外面为病毒衣壳蛋白(P24、P17)。病毒的最外层为包膜,其中嵌有外膜糖蛋白 gp120 和跨膜糖蛋白 gp41(图 2-6)。

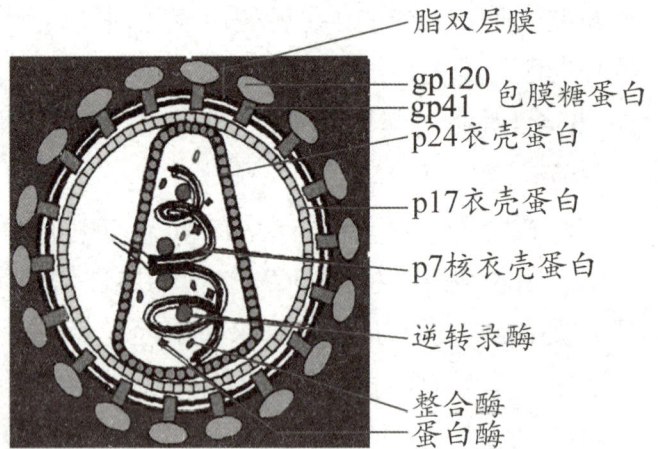

图 2-6　HIV 形态结构图

HIV 基因组全长约 9.2kb,含有 gag、pol、env3 个结构基因,2 个调节基因(tat 反式激活因子、rev 毒粒蛋白表达调节子)和 4 个辅助基因(nef 负调控因子、vpr 病毒 r 蛋白、vpu 病毒 u 蛋白和 vif 病毒感染因子)。

根据基因差异,HIV 可分为 HIV-1 型和 HIV-2 型,两型氨基酸序列的同源性为 40%~60%。目前全球流行的主要是 HIV-1 型。我国以 HIV-1 型为主要流行株,有少数

HIV-2 型感染者。

HIV 在外环境中的生存能力较弱,对酸、热及一般消毒剂均敏感,但对碱、紫外线及 γ 射线不敏感。56℃ 30min 可使 HIV 在体外对人的 T 淋巴细胞失去感染性,但不能完全灭活 HIV;100℃ 20min 可将 HIV 完全灭活。一般消毒剂如碘酊、过氧乙酸、戊二醛、次氯酸钠等对 HIV 都有良好的灭活作用,75% 的乙醇也可灭活 HIV。

2. HIV 感染机制　HIV 对 CD4 细胞具有亲嗜性,HIV 感染须借助易感细胞表面的受体进入细胞,包括第一受体(CD4,主要受体)和第二受体(CCR5 和 CXCR4 等辅助受体)。HIV 在人体细胞内的感染过程:

(1) 吸附及穿入:HIV-1 型感染人体后,选择性地吸附于靶细胞的 CD4 受体上,在辅助受体的帮助下进入宿主细胞。

(2) 环化及整合:病毒 RNA 在反转录酶作用下,形成 cDNA,在 DNA 聚合酶作用下形成双股 DNA,在整合酶的作用下,新形成的非共价结合的双股 DNA 整合入宿主细胞染色体 DNA 中,这种整合的病毒双股 DNA 即原病毒。

(3) 转录及翻译:原病毒被活化而进行自身转录时,病毒 DNA 转录形成 RNA,一些 RNA 经加帽加尾成为病毒的子代基因组 RNA;另一些 RNA 经拼接而成为病毒 m RNA,在细胞核蛋白体上转译成病毒的结构蛋白和非结构蛋白,合成的病毒蛋白在内质网核糖体进行糖化和加工,在蛋白酶作用下裂解,产生子代病毒的蛋白和酶类。

(4) 装配、成熟及出芽:Gag 蛋白与病毒 RNA 结合装配成核壳体,通过芽生从细胞质膜释放时获得病毒体的包膜,形成成熟的病毒颗粒。

(二)HIV 感染后的血清学变化

机体感染 HIV 后将产生针对 HIV 主要抗原的特异性抗体,如抗 P17、P24、P31、gp41、P51、P55、P66、gp120、gp160 抗体,同时也可以产生一些针对病毒调节蛋白的抗体。

抗体产生的时间取决于宿主的反应性和病毒的特性,一般是感染以后 1~3 个月出现抗体,感染以后到抗体产生之前这段时间称为感染后的窗口期。窗口期的长短有一定的个体差异,也与检测方法的种类和敏感性有关。如果在抗体检测以外,还检测 HIV 抗原和核酸,可以缩短窗口期,检测 P24 抗原可以将窗口期缩短大约 1 周,检测 HIV-RNA 又可使窗口期缩短大约 1 周,因此如果把所有检测方法都用上,窗口期可能只有 2~3 周。

婴儿可以在出生前通过胎盘和出生后通过乳汁被动获得母体的 IgG,出生后 8~14 个月,母体的 IgG 在婴儿体内逐渐消失,18 个月以后,婴儿的免疫系统才能够产生自己的抗体。因此,HIV 阳性孕妇所生婴儿检出 HIV 抗体不一定表明受到 HIV 感染。若出生 18 个月以后,婴儿的血清又出现 HIV 抗体阳性反应,提示婴儿真正感染了 HIV 病毒,反之,婴儿的血清未出现 HIV 抗体阳性反应,提示婴儿并没有受到感染。

(三)流行病学

1. 传染源　AIDS 患者和 HIV 携带者都为传染源,HIV 感染者的血液、精液、唾液、尿液、阴道分泌物、泪液、乳汁中都分离出了 HIV。

2. 传播途径

（1）血液传播：通过输入带有 HIV 的血液、血制品、器官或骨髓移植传播。静脉吸毒者共用不经消毒的注射器械、医疗器械消毒不严格亦可造成 HIV 的感染。

（2）性传播：通过异性、同性之间的性传播而感染。

（3）垂直传播：经胎盘、产道或哺乳引起传播。

在日常生活和工作中，与艾滋病患者或病毒感染者握手、拥抱、共同进餐等一般性接触不会感染艾滋病。

（四）临床表现

我国将 HIV 感染的全过程分为急性感染期、无症状感染期和艾滋病期。输血传播性 HIV 感染，约 50% 患者 7 年内转变为艾滋病，比其他途径感染 HIV 的人发展成艾滋病的周期短。

1. 急性感染期　感染 HIV 后 2~6 周出现发热、头痛、关节痛、淋巴结肿大等轻微临床症状，持续 1~3 周缓解。

2. 无症状感染期　急性感染期后即为无症状感染期，平均为 8~10 年，感染者基本无临床症状和体征，但血中可检出 HIV-RNA、HIV 核心抗体及包膜蛋白抗体。

3. 艾滋病期　是感染 HIV 的最终阶段。患者 CD4 淋巴细胞数明显下降，HIV 血浆病毒载量明显升高。主要临床表现为 HIV 相关症状、各种机会性感染及肿瘤。

（五）实验室检查

1. HIV 感染的实验室检查　包括 HIV 病原学检查和血清学检查。病原学检查包括病毒分离、原位杂交、P24 抗原检测及核酸检测。血清学检查分为初筛试验和确认试验。初筛试验包括 ELISA 法、胶体金法、免疫荧光法和凝集试验，确认试验包括免疫印迹试验和放射免疫沉淀试验。HIV-RNA、P24 抗原和抗体分别在感染后 11d、16d 和 22d 可检测到。HIV 抗体检测 HIV 抗体阳性是 HIV 感染的指标，目前多采用 ELISA 法、免疫印迹法。ELISA 法为初筛试验，免疫印迹法是特异性、敏感性均高的抗 HIV 抗体确认试验。检测方法详见实验十八。

（1）ELISA 法检测原理：用 HIV-1 型特异性抗原和 HIV-2 型特异性抗原包被微孔反应板，用 HIV-1 型抗原和 HIV-2 型抗原标记辣根过氧化物酶，采用双抗原夹心法检测人血清、血浆样本中的 HIV-1 型抗体和 HIV-2 型抗体。

（2）免疫印迹法检测原理：免疫印迹是一种特异性、敏感性均高的抗 HIV 抗体确认试验。此法是先将 HIV 蛋白质抗原裂解，通过 SDS-聚丙烯酰胺凝胶电泳（SDS-polyacrylamide gel electrophoresis，SDS-PAGE）分离各抗原组分，形成按相对分子质量大小依序排列的区带，再转印至硝酸纤维素（nitrocellulose，NC）膜上，加待测血清与 NC 膜反应，如血清中有抗 HIV 抗体，则可与膜条上对应的抗原结合，加入酶标记抗人 IgG 反应后，再加入酶底物显色，膜条上出现呈色的特异性条带，而无关的抗原条带不呈色。

2. HIV 抗体初筛阳性样本的送检　HIV 抗体筛查检测流程见文末彩图 2-7。

（1）HIV抗体初筛阳性标本实行双人双锁管理制度。对于HIV抗体初筛阳性的血液标本,病情上报人员须填写HIV抗体初筛阳性送检单。

（2）上报人员穿好防护服、戴好手套,在安全管理员的协助下将当天HIV抗体初筛结果为阳性的标本挑出,取HIV抗体初筛阳性标本血清500µl于"子弹头"形离心管中,在管外标识对应条码号,双人核对无误后,放入密封塑料袋,并标识"HIV抗体初筛阳性标本",填写HIV抗体初筛阳性样本送检记录。

（3）用固定、密封的贴有生物危险标识的钢制套筒盛装密封样本的塑料袋,再放入贴有生物危险标识的保温桶中。

（4）病情上报人员用红色记号笔在HIV抗体初筛阳性的原始样本条码上注明日期,放在HIV抗体初筛阳性的样本专用试管架上,保存于已检不合格样本专用2~8℃冰箱中,填写阳性标本保存记录单。

（5）病情上报员在安全卫生管理员的协助下,于发现HIV抗体初筛阳性样本的当天由专车将包装后的分样样本、HIV抗体初筛阳性样本送检记录和HIV抗体初筛阳性送检化验单运送至当地疾病预防控制中心HIV确证实验室。血标本送达后,按要求履行交接手续。

（六）预防

1. 加强传染源的管理　高危人群定期检测HIV抗体,医疗卫生部门发现感染者及时上报。对感染者的血液、体液及分泌物进行消毒。

2. 切断传播途径　避免不安全的性行为;严格管理血源,加强血液检验质量控制;严格消毒医疗器具。

3. 保护易感人群　提倡婚前、孕前体检;对HIV阳性的孕妇进行母婴阻断;医务人员严格遵守医疗操作程序,避免职业暴露。

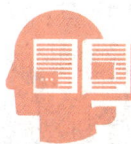

知识拓展

药物干扰素

药物干扰素曾经被HIV/AIDS患者服用但是随着较新的抗逆转录病毒治疗药物上市而被人们长期束之高阁。但是如今美国和瑞士研究人员在美国国家科学院院刊(*The Proceedings of the National Academy of Sciences*,PNAS)期刊上发表的一篇研究论文为揭示人体如何利用天然免疫对抗病毒提供新的启示,从而可能有助于人们发现干扰素的新靶标。在这项研究中,由来自美国加州大学旧金山分校的科学家领导的研究小组第一次对这种药物如何让人们抵抗病毒感染进行临床评估。人体能够自然产生用来抵抗病毒感染的干扰素蛋白,而药物干扰素就是基于此而开发出来的生物技术产品。因为干扰素能够减轻AIDS疾病的症状,所以提纯后的干扰素在早期曾经被用来治疗AIDS患者,但是它的作用机制人们一直不清楚。

四、梅毒的检测

梅毒是由梅毒螺旋体(treponema pallidum,TP)引起的以性接触传播为主的传染病,在许多国家,特别是发展中国家相当流行,危害较大。

(一)流行病学

梅毒在全世界流行,据WHO估计,全球每年约有1 200万新发病例,主要集中在南亚、东南亚和非洲亚撒哈拉地区。近年来梅毒在我国增长迅速,已成为报告病例数最多的性病。所报告的梅毒中,潜伏梅毒占多数,一、二期梅毒也较为常见,先天性梅毒报告病例数也在增加。

1. 传染源　梅毒是人类独有的疾病,显性和隐性梅毒患者是传染源,感染梅毒的人的皮肤、黏膜及其分泌物、血液中含有梅毒螺旋体。

2. 传播途径

(1) 性接触:是梅毒的主要传播途径,95%以上是通过危险的或无保护的性行为传播,少数通过接亲吻、输血、污染的衣物等传染。感染梅毒的早期传染性最强,感染后的前2年最具传染性,随着病期的延长传染性越来越小,一般认为感染后4年以上性接触的传染性十分微弱。

(2) 垂直传播:梅毒螺旋体可通过胎盘传给胎儿,引起胎儿宫内感染,可导致流产、早产、死胎或分娩胎传梅毒儿。一般认为孕妇梅毒病期越早,导致胎儿感染的机会越大。即使孕妇为无症状的隐性梅毒患者亦具有传染性。

(二)临床表现

1. 获得性显性梅毒

(1) 一期梅毒:标志性临床特征是硬下疳,好发部位为外生殖器。硬下疳特点:感染TP后7~60d出现,大多数患者硬下疳为单发、无痛无痒、圆形或椭圆形、边界清晰的溃疡,高出皮面,疮面较清洁,有继发感染者分泌物多。触之有软骨样硬度。持续时间为4~6周,可自愈。硬下疳可以和二期梅毒并存。

(2) 二期梅毒:全身皮肤、黏膜出现梅毒疹,伴淋巴结肿大,梅毒血清学试验几乎100%阳性。TP随血液循环播散,侵犯皮肤、黏膜、骨骼、内脏、心血管、神经系统,引发多部位损害和多样病灶,出现发热、头痛、骨关节酸痛、肝脾大、淋巴结肿大等全身症状。80%~95%的患者发生皮肤梅毒疹,特点为疹型多样和反复发生、广泛而对称、不痛不痒、愈后多不留瘢痕、驱梅治疗迅速消退。主要疹型有斑疹样、丘疹样、脓疱性梅毒疹及扁平湿疣、掌跖梅毒疹等。

(3) 三期梅毒:1/3的未经治疗的显性TP感染发生三期梅毒。病变可波及全身组织和器官,基本损害为慢性肉芽肿。

2. 获得性隐性梅毒　感染TP后未形成显性梅毒而呈无症状表现,或显性梅毒经过活动期后症状暂时消退,梅毒血清试验阳性、脑脊液检查正常,称为隐性(潜伏)梅毒。感染后 2 年内的梅毒称为早期潜伏梅毒;感染后 2 年以上的梅毒称为晚期潜伏梅毒。

3. 先天性梅毒　孕妇妊娠期感染梅毒时,TP 可通过胎盘或脐静脉传给胎儿,形成以后所生胎儿的先天性梅毒。可引起胎儿的全身性感染,导致流产、早产或死胎。出生的患儿出现马鞍鼻、锯齿状牙、间质性角膜炎、先天性耳聋等特殊体征。

(三) 梅毒的免疫

梅毒螺旋体具有复杂的抗原结构,近年对梅毒螺旋体抗原成分的研究发现其抗原成分包括:外膜蛋白抗原、轴丝抗原、低分子量抗原成分、4D 抗原及 45KD 抗原成分等。

1. 外膜蛋白抗原　主要有 47KD、44KD、34KD 等成分,其中梅毒螺旋体 47KD 成分含量高、免疫原性强,为病原体特异性蛋白,梅毒螺旋体 47KD 成分由 367 个氨基酸组成,在梅毒免疫致病机制中有着复杂而重要的作用。

2. 轴丝抗原　主要由 33KD、35.5KD 核心单位和 37KD 鞘亚单位组成,其中 37KD 成分含量丰富,具有高度免疫原性,可刺激 T 淋巴细胞和 B 淋巴细胞发生免疫应答。早期梅毒患者即以产生 37KD 成分的 IgM 抗体为主。

3. 低分子量抗原　14KD、15.5KD、17KD 等多肽成分在梅毒感染免疫应答中发挥重要作用,且皆具有特异性。

4. 4D 抗原　为梅毒螺旋体特异性表面抗原,是分子量为 190KD 单体聚合物,博伦斯坦(Borenstein)等用 4D 抗原免疫动物后能改变试验梅毒的病程,表明 4D 抗原可对感染梅毒产生部分保护作用。

5. 45KD 抗原　有学者应用单克隆杂交瘤技术获得了抗 45KD 成分的杂交瘤细胞株,且证实 45KD 抗原成分具有较强的特异性。

(四) 实验室检查

1. TP 检查　包括暗视野显微镜检查、银染色、免疫荧光染色和活体组织检查等,适用于一、二期梅毒检查。

2. 血清学试验　梅毒血清学试验方法很多,所用抗原有非梅毒螺旋体抗原(心磷脂抗原)和梅毒螺旋体特异性抗原两类。

(1) 非梅毒螺旋体抗原检测方法:①快速血浆反应素环状卡片试验(rapid plasma reagin circle card test,RPR):此法快速、简便,可定性或半定量,适用于大量筛查。②甲苯胺红不加热血清学试验(tolulized red unheated serum test,TRUST):可做定量试验,用于判断疗效、判断病情活动程度。

(2) 梅毒螺旋体特异性抗原检测方法:①梅毒螺旋体颗粒凝集试验(treponema pallidum particle agglutination,TPPA);②梅毒螺旋体酶联免疫吸附试验(TP-ELISA):特异性抗原特异性强,用于 TP 感染的确证。

3. 实验原理

(1) 快速血浆反应素环状卡片试验:用未经处理的活性炭颗粒(直径 3~5μm)吸附心

磷脂和卵磷脂抗原。若患者血清有反应素存在,则出现黑色凝聚块为阳性。

(2) 甲苯胺红不加热血清试验:试剂中的心磷脂作为抗原与抗体发生反应,卵磷脂可加强心磷脂的抗原性,胆固醇可增强抗体的敏感性。这些成分溶于无水乙醇中,在加入水后,胆固醇析出形成载体,心磷脂和卵磷脂在水中形成胶体状包裹在其周围,形成胶体微粒。将此抗原微粒混悬于甲苯胺红溶液中,加入待测血清,血清中的抗体与之反应后,可出现肉眼可见的凝集块。

(3) 密螺旋体颗粒凝集试验(treponemiasis particle agglutination,TPPA)测定抗梅毒螺旋体抗体:将梅毒螺旋体尼科尔斯(Nichols)株的精制菌体成分包被于明胶颗粒上,此种致敏颗粒与检样中的抗 TP 体结合时可产生凝集反应。

(4) ELISA 法测定抗梅毒螺旋体抗体:用双抗原夹心 ELISA 法。将高纯度 TP 特异抗原(通常分子质量为 15 500、17 000、44 500、47 000 的蛋白质)包被于微孔反应板(或条),待测血清中如存在抗 TP 抗体,即可与之结合。再加入酶标记的高纯度 TP 抗原,在固相上形成 TP 抗原-抗 TP 抗体-酶标记 TP 抗原夹心复合物,待加入酶底物和色原[过氧化脲和 TMB 显色液]时即产生呈色反应,呈色强度与抗 TP 抗体水平成正比。

(五)预防

1. 加强健康教育和宣传,避免不安全的性行为。
2. 对怀孕初期的孕妇进行筛检和对梅毒孕妇进行治疗,可预防新生儿先天性梅毒。

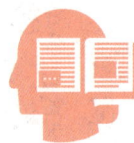

知识拓展

梅毒的实验室检测

控制梅毒的主要措施是早期发现梅毒感染并给予及时治疗,目前梅毒的诊断主要依靠实验室检测,特别是血清学抗体和暗视野检测。近年来出现的以重组梅毒螺旋体抗原为基础的聚合酶链式反应、梅毒快速诊断试验及梅毒螺旋体免疫球蛋白 M 抗体检测,对不同病期的梅毒患者都具有一定的敏感性和特异性。

五、其他输血相关疾病检测

(一)巨细胞病毒感染

巨细胞病毒(cytomegalovirus,CMV)感染在人群中极为常见,其感染率因社会经济状态、生活条件和卫生习惯而异。在发达国家经济地位高的人群 CMV 阳性率为40%~80%,在发展中国家抗体阳性率高达 90%~100%。

1. 病原学 CMV 是人类疱疹病毒属的一种 DNA 病毒,具有严格的种属特异性,只能感染人。CMV 对理化因素的抵抗力较弱,易被脂溶剂、加热、紫外线照射及反复冻融所灭活。

2. 流行病学 人是 CMV 的唯一宿主,CMV 的传播需要人与人的密切接触。感染者通过尿液、唾液、精液、乳汁和子宫颈分泌物排出病毒,白细胞也携带 CMV。口腔和呼吸道传播是 CMV 的主要传播途径,CMV 还能通过胎盘、输血、器官移植和性传播。

3. 临床表现 CMV 感染一般不引起临床症状,但将含 CMV 的血液及血液制品输给早产儿和造血干细胞移植、器官移植、恶性肿瘤、艾滋病等免疫功能缺陷或抑制的患者,可引起输血后 CMV 感染的临床症状,并增加细菌和真菌感染的机会,严重者可导致死亡。

大多 CMV 感染不是显性的。感染后的表现多种多样。有症状者分为两个类型。

(1) 先天性感染:部分患儿在出生后有明显的临床症状,表现为肝脾大、持续性黄疸、皮肤瘀点、小头畸形、脉络膜视网膜炎、智力低下和运动障碍等。

(2) 获得性感染:本病为自限性疾病,临床表现一般较轻,虽然多数婴儿为亚临床感染,但其症状的发生率仍较成人高,表现为肝、脾大和淋巴结肿大,皮疹,支气管炎或肺炎等,也可出现肝炎。免疫功能正常的青少年和成人感染后多为隐性感染,偶有传染性单核细胞增多症样表现(发热、皮疹、肝功能损伤,常无咽峡炎,嗜异性凝集试验阴性)。

4. 实验室检查

(1) 直接检查:包括检测病毒颗粒、包涵体、抗原及核酸。对患者的尿液和口腔标本进行电镜检查检测病毒颗粒,该法快速但不敏感;对患者的活检组织、脱落细胞进行苏木精-伊红染色,观察巨细胞及细胞核内嗜碱性包涵体;对患者的体液、分泌物标本,可用 CMV 抗体检测病毒抗原,也可用 PCR 法检测病毒核酸。

(2) 病毒分离和鉴定:从标本中分离 CMV 是诊断 CMV 感染最可靠的方法,但所需时间较长。

(3) 血清学检测:目前常用 ELISA 法检测 CMV 特异性 IgG 和 IgM 抗体。①巨细胞病毒(CMV)-IgM 酶联免疫法的检测原理:用抗原包被微量板孔,制成固相载体。加患者血清到板孔中,其所含的抗体特异性地与固相载体中存在的抗原结合,形成免疫复合物。除去多余物质后,加入碱性磷酸酶标记的 IgM 抗体,使之与上述免疫复合物反应。洗板,除去多余的结合物,加入底物(对硝基苯磷酸盐)。反应产生有颜色产物,颜色强度与特异性抗体含量成正比。②巨细胞病毒(CMV)-IgG 酶联免疫法的检测原理:利用酶联免疫间接法定性检测人血清中的人类巨细胞病毒 IgG 抗体,以纯化人类巨细胞病毒抗原包被酶联板。

5. 预防 对于巨细胞病毒感染的预防,可以选择输注 CMV 抗体阴性献血者的血液、去除白细胞的血液及储存血液,也可通过静脉注射 CMV 免疫球蛋白或应用 CMV 疫苗等来预防。

(二) 人类嗜 T 淋巴细胞病毒感染

人类嗜 T 淋巴细胞病毒(human-lymphotropic virus,HTLV)是致瘤性病毒,属慢病毒亚科,可分为 HTLV-Ⅰ型和 HTLV-Ⅱ型。近来发现 HTLV-Ⅰ型可引起 T 淋巴细胞白血病或淋巴瘤(ATL)、热带痉挛性截瘫/HTLV 相关性脊髓病等疾病;HTLV-Ⅱ型与 T-多毛细胞/巨粒细胞白血病等疾病相关。

1. 病原学　人类嗜 T 淋巴细胞病毒是最早发现的人类反转录病毒,含有 RNA 和反转录酶。病毒形态呈球形,直径为 100nm,属慢病毒亚科,可分为 HTLV-Ⅰ型和 HTLV-Ⅱ型。其内部核心由结构蛋白组成、核壳与基质围绕着病毒 RNA 及多聚酶,外层为病毒包膜糖蛋白镶嵌在双层脂质膜中。

HTLV-Ⅰ型在体内主要感染 $CD4^+$ T 淋巴细胞。HTLV 进入人体后,通过包膜糖蛋白分子与血液、组织中 $CD4^+$ T 淋巴细胞上 CD4 分子结合而侵入细胞,其基因组在反转录酶作用下形成原病毒 DNA,并在宿主细胞染色体的许多位点整合,使受染的 T 淋巴细胞增生转化,最后发展为成人 T 细胞白血病/淋巴瘤(adult T-cell leukemia/lymphoma,ATL)。

HTLV 在外环境中抵抗力并不强,易受热、干燥、阳光、脂溶剂等灭活,但在低温下稳定,于 20% 胎牛血清中置−70℃冰箱可长期保存其感染力。

2. 流行病学　HTLV-Ⅰ型流行广泛,对人类的危害性较大。经调查发现与 HTLV 相关的疾病在日本南部、加勒比海地区和我国福建省部分地区等均存在地方性流行区。

HTLV-Ⅰ型/Ⅱ型的传播途径包括血液传播、性接触传播和垂直传播。

3. 实验室检查　实验室检查是诊断 HTLV 感染的重要依据,主要包括:

(1) 细胞学检查:可作外周血或骨髓细胞学检查。成人 T 细胞白血病/淋巴瘤的诊断依据是发现其异常的白血病细胞,即中等大小的异常淋巴细胞,胞质较少,无颗粒,有时含空泡。急性型可见细胞核不规则,呈多形状改变,扭曲畸形或分叶状,称为花细胞;慢性型可见典型的核裂细胞。细胞化学染色:糖原染色呈阳性,酸性磷酸酶染色呈弱阳性或阴性。

(2) 血清 HTLV-Ⅰ型/Ⅱ型抗体检测:目前多采用间接免疫荧光法(indirect immunofluorescence assay,IFA)、明胶颗粒凝集反应(gelatin particle agglutination,GPA)、放射免疫测定(radioimmuno assay,RIA)、酶联免疫吸附试验及蛋白印迹试验。其中 ELISA 是目前最常用的检测方法。

(3) HTLV 病毒颗粒及其抗原检测:取 ATL 患者或 HTLV 携带者的新鲜血液分离出的外周淋巴细胞,经处理后置 37℃,5% 二氧化碳孵箱中培养 3~6 周,用电镜观察细胞的病毒颗粒或用免疫荧光法检查细胞表面的病毒抗原。

(4) HTLV 的 PCR 法检测:选择 HTLV 的 *gag*、*pol*、*env* 基因中保守区设计 HTLV-Ⅰ型和 HTLV-Ⅱ型的公共引物和探针,进行 PCR 检测。

(5) 脑脊液检查:对有中枢神经系统症状患者,可取其脑脊液检查。一般蛋白质含量较高,有高滴度 HTLV 抗体,并有淋巴细胞和 ATL 样细胞。

4. 预防　首先应该严格掌握输血适应证,尽量减少或避免输注血液制品。必须输血时,输注去除白细胞的血液制品或储存时间≥14d 血液制品。

（三）疟疾

疟疾是经按蚊叮咬或输入带疟原虫者的血液而感染疟原虫所引起的虫媒传染病。疟原虫的种类很多，寄生于人体的疟原虫共有四种，即间日疟原虫、三日疟原虫、恶性疟原虫和卵形疟原虫。在我国主要是间日疟原虫和恶性疟原虫；其他二种少见，近年偶见国外输入病例。

1. 病原学　寄生于人体的疟原虫即间日疟原虫、三日疟原虫、恶性疟原虫和卵形疟原虫，分别引起间日疟、三日疟、恶性疟及卵形疟。四种疟原虫生活史基本相同，分无性与有性生殖，在人体内进行无性生殖和在按蚊体内进行有性生殖。人类为其中间宿主，主要寄生于人体肝细胞和红细胞内，蚊虫为终宿主。疟原虫在室温或4℃储存的血液中至少存活1周，储存2周后，疟疾传播就很少发生。

2. 流行病学　疟疾在全球致死性的寄生虫病中居第一位，主要分布在非洲，在我国也相当普遍，最常见的是间日疟。疟疾的传播媒介为雌性按蚊，经叮咬人体传播，少数病例可因输入含有疟原虫的血液或经垂直传播而发病。所有含红细胞的血液成分均可传播疟疾，无症状携带者是输血传播疟疾的主要原因。

3. 临床表现　输血相关性疟疾可通过输注含疟原虫滋养体、裂殖体或裂殖子的各种血液成分引起，临床过程与自然感染的疟疾有所区别。典型临床表现为周期性规律发作：患者突然发冷、寒战，体温迅速升高，伴头痛、呕吐，持续一定时间后大汗淋漓，体温骤降至正常，发作的间隔时间因疟原虫的种类而异。长期多次发作后，可引起贫血和脾大。因输注血液或血液制品而引起的输血相关性疟疾，疟原虫不能在肝定居，因而不会因潜伏在肝中的疟原虫再次进入血液循环而引起复发。

4. 实验室检查

(1) 血液、骨髓涂片检查：血液薄、厚涂片经吉姆萨染色后镜检，可鉴别疟原虫种类。在患者寒战早期取血标本常可发现环状体，发作数天后可发现配子体。骨髓涂片染色查疟原虫的阳性率较血片高。

(2) 血清学检查：抗疟原虫抗体一般在感染后2~3周出现，4~8周达高峰。通过间接免疫荧光法、间接血凝试验、酶联免疫吸附试验等都可检测，阳性率达90%，一般用于流行病学检查。

(3) 其他方法：①PCR检测疟原虫DNA；②检查血常规：红细胞和血红蛋白在多次发作后下降，单核细胞常增多，并吞噬有疟色素颗粒。

5. 预防　疟疾的预防，指对易感人群的防护，包括有个体预防和群体预防。个体预防系疟区居民或短期进入疟区的个人，为了防蚊叮咬、防止发病或减轻临床症状而采取的防护措施。群体预防是对高疟区、暴发流行区或大批进入疟区较长期居住的人群，除包括含个体预防的目的外，还要防止传播。预防措施：蚊媒防治、药物预防或疫苗预防。

输血相关性疟疾的预防，最主要的是严格审查献血者的疟疾病史，疟疾患者3年内不要献血，并且尽可能不输用新鲜全血。

本章学习重点是血型系统中红细胞血型系统、白细胞血型系统和血小板血型系统的血型检测技术，以及病毒性肝炎、艾滋病等疾病的传播途径、预防措施以及感染标志物的检测方法。血型及其相关检测技术是输血前检查的必要内容，是输血安全的重要保证，同时也是新生儿溶血病、器官移植等重要的实验室检查。

学习难点首先是红细胞血型抗原归类于 43 个血型系统和 HIV、人类嗜 T 淋巴细胞病毒等病原微生物的致病机制。最具临床意义的红细胞血型系统是 ABO 和 Rh 血型系统。红细胞抗体是免疫球蛋白，红细胞抗原是完全抗体，抗原-抗体反应具有高度特异性、可逆性和比例性。人类白细胞膜上表达的抗原包括与红细胞共有血型抗原、白细胞本身所特有的血型抗原及与其他组织细胞共有血型抗原。其中 HLA 和粒细胞抗原抗体系统在输血医学中具有重要的作用。血小板血型抗原系统在同种免疫、自身免疫和药物诱导的血小板免疫反应中起重要作用。血小板血型在临床医学及输血实践中有重要意义，利用恰当的方法检测血小板抗体，可提高血小板输注的安全性与有效性，并且为发现新的血小板抗原提供有效的手段。

在学习过程中要注意各种血型检测技术的注意事项和临床应用，注意区别不同输血相关疾病的感染性标志物及其检测方法，并注意区别不同的输血相关疾病的预防方法。

(吕长坤　唐丽娟)

思考与练习

一、名词解释

1. 血型物质
2. 弱 D
3. 正定型
4. 反定型
5. 微量淋巴细胞毒试验

二、简答题

1. 如何区别 ABO 血型？
2. 结合 HBV 和 HCV 的传播途径，简述如何预防乙型肝炎和丙型肝炎。
3. 简述 HIV 在人体细胞内的感染过程。
4. 艾滋病患者最常见的严重机会性感染是什么？
5. 获得性显性梅毒分几期？各期主要的临床表现有哪些？
6. 疟疾的临床表现有哪些？

第三章 | 血液成分的制备与保存

03章

03 章 数字内容

1. 掌握常见血液成分的种类、制备原理和保存。
2. 熟悉常见血液成分的制备方法；血浆及血细胞病毒灭活的常用方法。
3. 了解熟悉常见血液成分的质量标准。
4. 学会临床常用血液成分制品的制备方法。
5. 具备常见血液成分制备的操作能力，培养认真负责、精益求精的工作态度，树立正确的职业价值观。

第一节　成分血的制备与保存

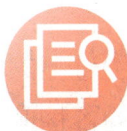

案例导入

患者，男，43岁，因车祸致右大腿受伤入院就诊，患者主诉右大腿疼痛，自觉右腿畸形，伤口出血，不能站立行走，渐出现意识间断性模糊，伤后无腹痛，无呼吸困难，未排二便。查体：体温（temperature，T）38.2℃，脉搏（pulse，P）122次/min，呼吸（respiration，R）30次/min，血压（blood pressure，BP）90/50mmHg，意识尚清。辅助检查：白细胞（white blood cell，WBC）$9.12×10^9$/L，红细胞（red blood cell，RBC）$3.00×10^{12}$/L，血红蛋白（hemoglobin，Hb）104g/L，红细胞比容（hematocrit，HCT）29.8L/L，PLT $197×10^9$/L，初步诊断为右股骨干开放性骨折、失血性休克。医嘱：立即建立输液通道，吸氧，给予4个单位去白细胞悬浮红细胞输注。

请思考：

1. 该患者输注的是哪种血液制品？临床常用的血液成分制品有哪些？

2. 成分血有何优势?

3. 在实际工作中,完成血液成分制备须要具备哪些职业素养,才能有效提高血液成分的质量,保障输血安全?

血液成分制备是在规定的时间和温度范围内,将采集的全血用物理方法分离成体积小、纯度高、临床疗效好、不良反应少的单一血液成分的技术。我们把采用特定的方法将全血中一种或多种血液成分分离出而制成的血液制品,与单采成分血统称为成分血。比起全血输注,成分血具有较明显的优越性:首先,成分单一,临床可根据病情需要按照"缺什么,补什么"的原则进行输注,针对性强、疗效确切、副作用小;其次,一份全血可分离出多种有临床价值的血液成分,达到一血多用,不同成分血的保存可针对性地采用不同储存条件,使成分血保存质量更优,保存时间更长,使宝贵的血液资源得到充分地利用和保护。

成分血的制备方式主要有两种,一种是手工制备:主要是以采集的全血为原料,使用多联塑料采血袋和大容量低温离心机来完成。另一种是单采技术:利用血细胞分离机从献血者体内采出血液并连续分出预期的成分血,同时其他血液成分还输给献血者。两种方法最常应用的原理是利用各种血液成分相对密度、体积等因素的不同,通过离心、过滤等物理方法而得到浓度、纯度较高的单一成分。血液成分制备环境有密闭系统和开放系统两种。密闭系统就是一次性塑料血袋系统,其内容物在分离、分装等处置过程中与系统外部环境完全隔离或通过无菌导管连接仪将数个密闭系统经无菌高频热合成新的系统,并经检查连接无误,该新的系统仍为密闭系统。开放系统是指一次性塑料血袋系统的密闭环境在血液分离等处置过程中被开放、暴露于局部 100 级洁净度的环境后再行密闭。在开放系统制备血液成分,制备室环境应达到 10 000 级、操作台局部应达到 100 级(或在超净台中进行),避免血液成分遭到微生物的污染。

由于体外环境与体内环境巨大的差别,血液离开人体后势必会产生生理及生化上的改变,甚至失去各种成分的原有功能。因此必须为失去体内循环正常生理环境的各种血液成分提供离体后的适宜生存条件和环境,使在保存期内的血液成分输入用血者后,能在循环中存活并维持其正常的生理功能,以达到有效的治疗目的。常用血液保存液的成分及性能见表 3-1。

表 3-1 常用血液保存液的成分及性能

保存液	柠檬酸钠· $2H_2O$/ $(g\cdot L^{-1})$	柠檬酸· $2H_2O$/ $(g\cdot L^{-1})$	无水葡萄糖/ $(g\cdot L^{-1})$	磷酸二氢钠/ $(g\cdot L^{-1})$	腺嘌呤/ $(g\cdot L^{-1})$	比率(保存液体积:血液体积)	保存时间/ d
ACD-A	22.0	8.0	24.5	—		1.5:10	21
ACD-B	13.2	4.8	14.7			2.5:10	21

保存液	柠檬酸钠·2H$_2$O/(g·L^{-1})	柠檬酸·2H$_2$O/(g·L^{-1})	无水葡萄糖/(g·L^{-1})	磷酸二氢钠/(g·L^{-1})	腺嘌呤/(g·L^{-1})	比率(保存液体积∶血液体积)	保存时间/d
CPD	26.3	3.27	25.5	2.22	—	1.4∶10	21
CP2D	26.3	3.27	51.1	2.22	—	1.4∶10	21
CPDA-1	26.3	3.27	31.8	2.22	0.275	1.4∶10	35
CPDA-2	26.3	3.27	44.6	2.22	0.550	1.4∶10	42

血液成分制备过程中,由于在离心分离时,保存液大部分随血浆被分离出去,为了保存剩余红细胞的生存活性,所以要加入红细胞添加液。常用红细胞添加液成分及性能见表 3-2。

表 3-2　常用红细胞添加液成分及性能

种类	成分及含量/(g·L^{-1})							对应的全血保存液	保存时间/d
	柠檬酸钠·2H$_2$O	柠檬酸·H$_2$O	磷酸二氢钠·2H$_2$O	葡萄糖	氯化钠	腺嘌呤	甘露醇		
MAP	1.50	0.20	0.94	7.21	4.97	0.14	14.57	ACD-B	35
SAGM	–	–	–	9.00	8.77	0.17	5.25	CPD	35
AS-1	–	–	–	22.00	9.00	0.27	7.5	CPD	42
AS-3	–	0.42	2.85	11.00	7.18	0.30	–	CP2D	42

第二节　红细胞的制备与保存

红细胞是血液的主要成分之一,占全血总量的 40% 以上。血液运输 O$_2$ 和 CO$_2$ 的功能依赖于红细胞完成。临床上 80% 以上的输血以输注红细胞制品为主,常用制品主要有浓缩红细胞、悬浮红细胞、去白细胞红细胞、洗涤红细胞、冰冻解冻去甘油红细胞、年轻红细胞等。

一、浓缩红细胞

浓缩红细胞是采用特定的方法将采集到多联塑料血袋内的全血中的大部分血浆分离出后,剩余部分所制成的红细胞成分血。

(一)制备方法

1. 采血　采集全血于双联袋或三联袋的主袋内。

2. 离心　将多联塑料采血袋采集全血平衡后对称放入 2~6℃低温离心机,离心沉淀红细胞,离心力和离心时间可按相关操作规程执行(一般为离心力 5 000g,离心 7min)。

3. 分离　轻轻拿出离心后的血液,放入分浆夹或用虹吸方式将血浆分出至空的转移袋内,也可以使用全自动血细胞分离机将血浆分出。

4. 热合　用高频热合机热合断离,即制备成浓缩红细胞制品。

(二)质量标准

浓缩红细胞的质量标准见表 3-3。

表 3-3　浓缩红细胞质量控制项目和要求

质量控制项目	要求
外观	肉眼观察应无色泽异常、溶血、凝块、气泡等情况;血袋完好,并保留注满全血经热合的导管至少 35cm
容量	来自 200ml 全血(120 ± 12)ml;来自 300ml 全血(180 ± 18)ml;来自 400ml 全血(240 ± 24)ml
血细胞比容	0.65~0.80L/L
血红蛋白含量	来自 200ml 全血:含量≥20g;来自 300ml 全血:含量≥30g;来自 400ml 全血:含量≥40g
储存期末溶血率	<红细胞总量的 0.8%
无菌试验	无细菌生长

(三)保存

浓缩红细胞制品的保存温度为 2~6℃,含有柠檬酸葡萄糖 B 溶液(acid citrate dextrose B solution,ACD-B)、血液抗凝和保存用复方枸橼酸钠液(citrate phosphate dextrose solution,CPD)保存液的浓缩红细胞保存期为 21d,含,CPDA-1 保存液的浓缩红细胞保存期为 35d。

二、悬浮红细胞

悬浮红细胞是采用特定的方法将采集到多联塑料血袋内的全血中大部分血浆分离出后,向剩余物加入红细胞添加液制成的红细胞成分血。

(一)制备方法

1. 采血　采集全血于三联袋或四联袋的主袋内。

2. 离心　同"浓缩红细胞"的制备。

3. 分离　轻轻拿出离心后的血液,放入分浆夹或用虹吸方式将血浆分出至空的转移袋,也可以使用全自动血细胞分离机将血浆分出,然后将红细胞添加剂加入到红细胞袋中并充分混匀。

4. 热合　用高频热合机热合断离,即制备成悬浮红细胞制品。

(二)质量标准

悬浮红细胞的质量标准见表 3-4。

表 3-4　悬浮红细胞质量控制项目及要求

质量控制项目	要求
外观	肉眼观察应无色泽异常、溶血、凝块、气泡等情况;血袋完好,并保留注满全血经热合的导管至少 35cm
容量	(标示量 ± 10%)ml
血细胞比容	0.50~0.65L/L
血红蛋白含量	来自 200ml 全血含量≥20g;来自 300ml 全血含量≥30g;来自 400ml 全血含量≥40g
储存期末溶血率	<红细胞总量的 0.8%
无菌试验	无细菌生长

(三)保存

悬浮红细胞制品保存温度为 2~6℃,甘露醇-腺嘌呤-磷酸盐(mannitol adenine phosphate,MAP)、氯化钠-腺嘌呤-葡萄糖-甘露醇(sodium chloride,adenine,glucose,mannitol,SAGM)添加液红细胞保存期为 35d,阿氏液(Alsever solution,AS)系列添加液红细胞保存期为 42d。

三、去白细胞红细胞

去白细胞红细胞分为两种:去白细胞浓缩红细胞和去白细胞悬浮红细胞。去白细胞浓缩红细胞是使用白细胞过滤器清除浓缩红细胞中几乎所有的白细胞,并使残留在浓缩红细胞中的白细胞数量低于一定数值的红细胞成分血;或使用带有白细胞过滤器的多联塑料血袋采集全血,并通过白细胞过滤器清除全血中几乎所有的白细胞,将该去白细胞全血中的大部分血浆分离出后剩余部分所制成的红细胞成分血。去白细胞悬浮红细胞是使用白细胞过滤器清除悬浮红细胞中几乎所有的白细胞,并使残留在悬浮红细胞中的白细胞数量低于一定数值的红细胞成分血;或使用带有白细胞过滤器的多联塑料血袋采集全血,并通过白细胞过滤器清除全血中几乎所有的白细胞,将该去白细胞全血中的大部分血浆分离出后,向剩余物内加入红细胞添加液制成的红细胞成分血。

(一)制备方法

去白细胞红细胞的制备是通过白细胞过滤器来完成的,常用制备方法因滤除白细胞步骤的先后顺序不同分为两种：一种是先通过白细胞滤器去除全血白细胞后再制备成对应的红细胞制品，另一种是先制备出红细胞制品然后再滤除白细胞。下面以前者为例介绍具体步骤。

1. 采血　采集全血于四联及以上的滤除白细胞采血袋(图 3-1)主袋内。

2. 白细胞滤除　将采集全血进行悬挂，通过压力差，使全血通过白细胞过滤器过滤后，转移至一个空袋中。热合机热合封闭连接管，移去空的全血袋及白细胞过滤器，产生带有 1 袋去白细胞全血的多联血袋。白细胞滤除要在血液采集后 48h 内完成。

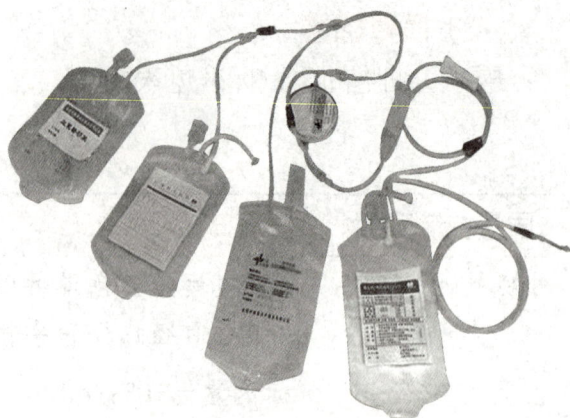

图 3-1　四联滤除白细胞采血袋

3. 红细胞制品制备　用带有 1 袋去白细胞全血的多联血袋制备成相应的去白细胞红细胞制品，方法分别同"浓缩红细胞的制备"或"悬浮红细胞的制备"。

(二) 质量标准

去白细胞红细胞的质量标准见表 3-5、表 3-6。

表 3-5　去白细胞浓缩红细胞质量控制项目和要求

质量控制项目	要求
外观	肉眼观察应无色泽异常、溶血、凝块、气泡等情况；血袋完好，并保留注满全血经热合的导管至少 35cm
容量	来自 200ml 全血(100±10)ml；来自 300ml 全血(150±15)ml；来自 400ml 全血(200±2)ml
血红蛋白含量	来自 200ml 全血含量≥18g；来自 300ml 全血含量≥27g；来自 400ml 全血含量≥36g
血细胞比容	0.60~0.75L/L
白细胞残留量	来自 200ml 全血，残余白细胞为≤2.5×10^6 个；来自 300ml 全血，残余白细胞为≤3.8×10^6 个；来自 400ml 全血，残余白细胞为≤5.0×10^6 个
储存期末溶血率	<红细胞总量的 0.8%
无菌试验	无细菌生长

表 3-6　去白细胞悬浮红细胞质量控制项目及要求

质量控制项目	要求
外观	肉眼观察应无色泽异常、溶血、凝块、气泡等情况；血袋完好，并保留注满全血经热合的导管至少 35cm

质量控制项目	要求
容量	(标示量±10%)ml
血红蛋白含量	来自 200ml 全血含量≥18g；来自 300ml 全血含量≥27g；来自 400ml 全血含量≥36g
血细胞比容	0.45~0.60L/L
白细胞残留量	来自 200ml 全血，残余白细胞为≤2.5×10^6 个；来自 300ml 全血，残余白细胞为≤3.8×10^6 个；来自 400ml 全血，残余白细胞为≤5.0×10^6 个
储存期末溶血率	<红细胞总量的 0.8%
无菌试验	无细菌生长

（三）保存

去白细胞浓缩红细胞保存同"浓缩红细胞"，去白细胞悬浮红细胞保存同"悬浮红细胞"。

四、洗涤红细胞

洗涤红细胞是采用特定的方法将保存期内的全血或红细胞制品用大量等渗溶液洗涤，去除几乎所有血浆成分和绝大部分非红细胞成分，并将红细胞悬浮在生理盐水或红细胞添加液中所制成的红细胞成分血。洗涤红细胞可以较彻底地去除血浆和大部分白细胞和血小板。制备洗涤红细胞制品时的血浆清除率应≥98%；白细胞清除率≥80%(用去白细胞的全血或红细胞制品制备，白细胞几乎全部清除)；红细胞回收率≥70%。

（一）制备方法

1. 四联盐水袋洗涤红细胞 四联盐水袋为四个装有静脉注射用盐水的塑料袋，依次为 1 至 4 号袋，彼此由塑料管道相连的密闭系统，每袋内均装有 200ml 静脉注射用生理盐水。

（1）制备浓缩红细胞或悬浮红细胞，凡在保存期内的各种红细胞制品或全血均可使用，如果使用全血应先按常规操作分离血浆部分。

（2）使用无菌接驳机将红细胞血袋连接到四联盐水袋上。

（3）将 1 号生理盐水袋内盐水缓慢注入红细胞袋内，边加边混合，夹紧导管，混匀。

（4）按"悬浮红细胞"的离心程序进行离心。

（5）离心后轻轻取出血袋，放在分浆夹中，使上清液及白膜层流入 1 号袋内，夹紧导管，并将此袋热合将其断离。

（6）重复(3)~(5)步骤，依次利用 2 号生理盐水袋、3 号生理盐水袋共洗涤红细胞 3 次，最后红细胞袋内加入 4 号袋内适量生理盐水、重组悬浮红细胞，也可加入适量红细胞保存液悬浮。

(7) 用高频热合机热合封口后,贴标签入库。

2. 机器洗涤法 采供血机构目前普遍应用机器洗涤红细胞。自动细胞洗涤机上有光电管控制,洗涤效果优于手工洗涤。洗涤时选择适用于血细胞洗涤设备所规定的储存期以内的红细胞,按照细胞洗涤设备操作说明书进行制备。

(二)质量标准

洗涤红细胞质量标准见表 3-7。

表 3-7 洗涤红细胞质量控制项目及要求

质量控制项目	要求
外观	肉眼观察应无色泽异常、溶血、凝块、气泡等情况;血袋完好,并保留注满洗涤红细胞或全血经热合的导管至少 20cm
容量	200ml 全血或悬浮红细胞制备的洗涤红细胞容量为(125±12.5)ml;300ml 全血或悬浮红细胞制备的洗涤红细胞容量为(188±18.8)ml;400ml 全血或悬浮红细胞制备的洗涤红细胞容量为(250±25)ml
血红蛋白含量	来自 200ml 全血含量为 ≥18g;来自 300ml 全血含量为 ≥27g;来自 400ml 全血含量为 ≥36g
上清蛋白质含量	来自 200ml 全血含量为 <0.5g;来自 300ml 全血含量为 <0.75g;来自 400ml 全血含量为 <1.0g
溶血率	<红细胞总量的 0.8%
无菌试验	无细菌生长

(三)保存

洗涤红细胞的保存温度为 2~6℃,如果在开放环境制备或最后以生理盐水混悬,洗涤红细胞保存期为 24h。如果是在闭合无菌环境中制备且最后以红细胞保存液混悬,洗涤红细胞保存期与洗涤前的红细胞悬液相同。

五、冰冻红细胞与冰冻解冻去甘油红细胞

冰冻红细胞是采用特定的方法将保存时间 6d 以内的全血或悬浮红细胞中的红细胞分离出,并将一定浓度和容量的甘油与其混合后,使用速冻设备进行速冻或直接置于 -65℃ 以下的条件下保存的红细胞成分血。采用特定的方法将冰冻红细胞溶解后,清除几乎所有的甘油,并将红细胞悬浮一定量的氯化钠注射液中的红细胞成分血称为冰冻解冻去甘油红细胞。

冰冻红细胞是红细胞长期保存的一种理想方式,多应用于较稀有血型(目前主要指

RhD 阴性)红细胞保存,是临床稀有血型紧急用血的重要保障措施。当环境温度低至一定水平时,红细胞的代谢几乎停止,消耗极少,避免了代谢废产物的积累,从而达到长期保存的目的。但是冰冻会引起红细胞的解体死亡,所以必须在冰冻的过程中加入防冻剂,一般常用防冻剂根据它们能否穿透细胞膜分为两种:一是细胞内防冻剂(可降低溶液冰点,增加不冻水量),如甘油、二甲基亚砜;二是细胞外防冻剂(能使溶液的冰点降低,增加不冻水量,还可能影响冰的形成),如羟乙基淀粉、乳糖。冰冻红细胞常用防冻剂为甘油。

(一)制备方法

冰冻红细胞的制备方法有两种:高浓度甘油慢冻法和低浓度甘油超速冷冻法,其中高浓度甘油慢冻法最为常用。

1. 高浓度甘油慢冻法　甘油的最终浓度为40%,红细胞冰冻及保存温度为−80~−70℃。因输注前洗脱甘油的方式不同,可分为盐水洗涤法和糖浆洗涤法,前者较为常用。

(1) 冰冻红细胞制备:①待冰冻保存的全血或红细胞成分血离心去上清液,将红细胞通过无菌接合技术转移至适宜冰冻保存的转移袋内。一般要求保存液为ACD的血液制品在2d内冰冻,保存液为CPDA-1的血液制品在6d内冰冻。②无菌条件下,向红细胞袋内缓慢滴加适量的复方甘油溶液,边加边振荡,使其充分混匀。③热合封口转移袋,室温中静置平衡30min,使甘油充分进入细胞,置于−65℃以下或−120℃以下低温冰冻保存。

(2) 冰冻红细胞解冻去甘油

1) 冰冻红细胞解冻:将冰冻红细胞从低温保存箱中取出,立即放入37~40℃恒温水浴箱中,轻轻振动使其快速融化,直至冰冻红细胞完全解冻。一般以血袋内无冰晶为准,时间为4~6min。

2) 洗涤去甘油:解冻后的红细胞置2~6℃离心去上清液后进行洗涤。由于甘油化红细胞的内环境是高渗的,所以为防止溶血,采用渗透压梯度递减方法洗涤。第一遍用9%NaCl溶液洗涤;第二遍用9%NaCl溶液和0.9%NaCl溶液按一定比例混合液洗涤;第三遍用0.9%NaCl溶液洗涤,第三遍可重复1~2次,直至上清液无明显溶血迹象。去甘油过程可以在标准的低温低速大容量离心机中进行批量洗涤,也可以用血细胞洗涤机完成。

3) 热合:离心除去上清液后加入适量0.9%NaCl溶液混匀,热合封口血袋。

2. 低浓度甘油超速冷冻法　是由美国纽约血液中心罗韦(Rowe)首先创立。其方法是在浓缩红细胞中加入等体积甘油化试剂,快速(1.5~2.0min)冷冻并保存在−196℃液氮中。取出时,立即放入37~40℃水浴振荡快速解冻,离心去甘油后再用16%甘露醇生理盐水300~500ml洗涤离心去上清液,加生理盐水或0.2%葡萄糖生理盐水1 000ml~2 000ml,离心去上清液后加等体积的上述溶液即可。

(二)质量标准

冰冻解冻去甘油红细胞质量标准见表3-8。

表 3-8 冰冻解冻去甘油红细胞质量控制项目及要求

质量控制项目	要求
外观	肉眼观察应无色泽异常、溶血、凝块、气泡等情况；血袋完好，并保留注满冰冻解冻去甘油红细胞经热合的导管至少 20cm
容量	来自 200ml 全血(200±20)ml；来自 300ml 全血(300±30)ml；来自 400ml 全血(400±40)ml
血红蛋白含量	来自 200ml 全血含量为≥16g；来自 300ml 全血含量为≥24g；来自 400ml 全血含量为≥32g
游离血红蛋白含量	≤1g/L
白细胞残留量	来自 200ml 全血含量为≤$2.0×10^7$个；来自 300ml 全血含量为≤$3.0×10^7$个；来自 400ml 全血含量为≤$4.0×10^7$个
甘油残留量	≤10g/L
无菌试验	无细菌生长

（三）保存

含有 20% 甘油的冰冻红细胞在-120℃以下保存；含 40% 甘油的冰冻红细胞在-65℃以下保存，保存期为自采血之日起 10 年；冰冻解冻去甘油红细胞的保存温度为 2~6℃，保存期为 24h，应尽早输注。

六、年轻红细胞

年轻红细胞是一种具有较多的网织红细胞、酶活性相对较高、平均细胞年龄较小的红细胞成分，是 20 世纪 80 年代发明的一种新的红细胞制品。年轻红细胞的存活期明显长于成熟红细胞，半存活期为 44.9d，而成熟红细胞仅为 29d。因年轻红细胞输入患者体内可相对延长存活期，所以对长期依赖输血的贫血患者、重型珠蛋白生成障碍性贫血患者疗效较好。

（一）制备方法

1. 离心、特制挤压板法 采集全血于三联袋主袋内，离心力可选择 1 670g、1 960g、2 280g 分别离心 5min。将离心后的主袋放入特制挤压板上，先分出上层血浆(含血小板、白细胞)，再分离红细胞袋上层的红细胞至收集袋，即可获得年轻红细胞。

2. 离心分离钳法 采集全血，在 4℃下用 2 900g 离心力离心 10min，去除上层血浆，其余部分混匀，移入无菌空袋，置于离心桶内 4℃、3 500g 离心 30min。用分离钳将红细胞上层 45% 和底部 55% 分开，将上部的红细胞与白膜层和部分血浆混匀，移入另一无菌空袋即为年轻红细胞，余下为年老红细胞。

3. 血细胞分离机法 把浓缩红细胞引入分离机的加工袋中，用生理盐水洗涤 2 次，再收集最先流出的红细胞,收集量为原来的一半,即为年轻红细胞。

(二) 质量标准

目前国家还未出台相关质量标准。

(三) 保存

年轻红细胞的保存温度为 2~6℃,含 ACD-B、CPD 保存液的年轻红细胞保存期为 21d,含 CPDA-1 保存液的年轻红细胞保存期为 35d。

第三节 血小板的制备与保存

血小板是一种非常重要的血液成分,临床应用范围非常广泛。早在 20 世纪 50 年代就有关于血小板成分输注的报道,70 年代中期血小板输注在全世界广泛普及。据美国血库协会(American Association of Blood Banks,AABB)统计,输注的血小板中将近 70% 用于血液病和肿瘤患者,16% 用于骨髓移植患者。如果合理输用,该成分在临床上的用量可以达到全部输血的 20% 甚至 40% 以上。

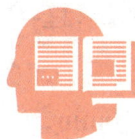

知识拓展

美国血库协会

美国血库协会(AABB)成立于 1947 年,是以提升输血医学及治疗的发展为目的的国际性非营利团体,是全世界最高水平的"血库及输血业务标准指针"的最终认定组织结构。成员包括全世界 80 个以上国家的近 2 000 家医院、血库、医学中心等机构及约 8 000 名如医生、护士、科学家、研究人员、管理人员、医疗技术人员和其他卫生保健的提供者。

血小板相对密度约为 1.040,是血液有形成分中相对密度最小的一种细胞成分,可以利用离心法从血液中将其分离制备出血小板制品。目前血小板制备方法有三种:第一种是手工法,从献血者采集的全血中手工分离血小板并制备成浓缩血小板制品;第二种是采用全自动血液成分分离机进行体外分离,得到浓缩血小板制品;第三种方法是用血细胞分离机从单一献血者体内进行直接采集,制备的血小板称为单采血小板。本节主要介绍浓缩血小板、混合浓缩血小板和单采血小板的制备与保存。

一、浓缩血小板

浓缩血小板(platelet concentrated,PC)是采集后置于室温保存和运输的全血于采集后 6h 内,或采集后置于 20~24℃保存和运输的全血于 24h 内,在室温条件下将血小板分离并悬浮于一定量血浆内的成分血。制备浓缩血小板有三种方法：一种为富血小板血浆（platelet-rich plasma，PRP）法，新鲜采集的全血于4~6h内分离PRP，再进一步分离为浓缩血小板。另一种为白膜法，从白膜中经第二次离心后提取血小板。美国多采用PRP法，欧洲则多用白膜法。在我国则两种方法都有采用。第三种方法为机分法，采集全血后，用专业血细胞分离机分离浓缩血小板。

（一）制备方法

1. 对原料全血的要求

（1）使用三联及以上的采血袋采集血液。

（2）采集的全血在室温保存6h内，温度为20~24℃保存24h内的ACD或CPD全血。

（3）200ml全血应在5min内采完，400ml全血应在10min内采完。

2. 富血小板血浆法

（1）采血：将全血采集于多联血袋的主袋内。

（2）轻离心：温度为20~24℃，离心力1 100g离心5min或700g离心10min。

（3）分离、热合：将离心后全血的上层成分即富血小板血浆转移至空转移袋中，尽量少携带红细胞。然后将末袋的红细胞添加液加入到主袋的红细胞内，分别热合断离，这样便得到1袋富血小板血浆和1袋悬浮红细胞。

（4）重离心：将富血小板血浆袋重离心，温度20~24℃，离心力3 750g，离心6min，或3 000g离心20min，使血小板沉淀。

（5）分离、热合：将上层血浆转移至第2个转移袋中，留下适量血浆于血小板中，即为浓缩血小板，分别热合断离，即得到1袋浓缩血小板和1袋血浆。此种方法大约可获得全血中60%以上的血小板。

（6）静置：由于第二次重离心，血小板处于沉淀聚集状态，必须重新悬浮才可用于临床，所以须在20~24℃环境下静置1~2h，使其自然解聚后，轻轻摇动血袋才得以制成浓缩血小板混悬液。

3. 白膜法

（1）采血：将全血采集于多联血袋的主袋内。可以使用不带红细胞添加剂的三联袋，或用带红细胞添加液的四联袋制备，建议使用后者。

（2）重离心：将血液充分混匀，温度20~24℃，离心力2 100g，离心14min。

（3）分离、热合：将离心后的采血主袋上层血浆转移至第1转移袋中，将适量血浆及白膜层（含有红细胞、白细胞和血小板）转移至第2转移袋中，然后将红细胞添加液袋内的红细胞添加液转移至主袋，充分混匀，制成悬浮红细胞，热合断离。

（4）轻离心：将白膜成分袋和1个空袋一起离心。温度20~24℃，离心力280g，离心10min。

（5）分离、热合：将离心后的白膜成分袋上层即富血小板血浆转移至空袋，制成浓缩血小板，热合断离。

4. 机分法 血细胞分离机有不同型号,操作方法也不尽相同。现将机分法制备浓缩血小板过程简述如下:

(1) 将全血采集于四联袋主袋内。

(2) 将全血放入离心机,温度 20~24℃,按要求离心。

(3) 开启血细胞分离机的电脑,启动分离血小板的程序,按仪器操作说明进行。

(4) 分离结束后,设备自动热合,同时取下富血小板层挤入 2 号转移袋进行第二次离心,20~24℃、280g 离心 10min。

(5) 将第二次离心的血袋置于悬挂架上,进行分离,取下分离好的血小板,热合称重,一般 80~90ml。

(二) 质量标准

浓缩血小板质量标准见表 3-9。

表 3-9 浓缩血小板质量控制项目及要求

质量控制项目	要求
外观	肉眼观察应呈黄色云雾状液体,无色泽异常、蛋白析出、气泡及重度乳糜等情况;血袋完好,并保留注满血小板经热合的导管至少 15cm
容量	来自 200ml 全血容量为 25~38ml;来自 300ml 全血容量为 38~57ml;来自 400ml 全血容量为 50~76ml
储存期末 pH	6.4~7.4
血小板含量	来自 200ml 全血含量为 ≥2.0×10^{10} 个;来自 300ml 全血含量为 ≥3.0×10^{10} 个;来自 400ml 全血含量为 ≥4.0×10^{10} 个
红细胞混入量	来自 200ml 全血混入量为 ≤1.0×10^{9} 个;来自 300ml 全血混入量为 ≤1.5×10^{9} 个;来自 400ml 全血混入量为 ≤2.0×10^{9} 个
无菌试验	无细菌生长

(三) 保存

浓缩血小板保存温度为 20~24℃,并持续轻缓振摇。储存于普通血袋时保存期为 24h,储存于血小板专用血袋时保存期为 5d。当密闭系统变为开放系统,保存期为 6h,且不超过原保存期。

二、混合浓缩血小板

混合浓缩血小板是指采用特定的方法将 2 袋或 2 袋以上的浓缩血小板合并在同一血袋内的成分血。

(一) 制备方法

在无菌条件下,将合格的数个 ABO 同型的浓缩血小板汇集在一起,即为混合浓缩血小板。混合 5~7 袋浓缩血小板可达到 1 个机采治疗量：PLT 计数 $\geq 2.5 \times 10^{11}$ 个/袋。

（二）质量标准

质量控制标准见表 3-10。

表 3-10　混合浓缩血小板质量控制项目及要求

质量控制项目	要求
外观	肉眼观察应呈黄色云雾状液体，无色泽异常、蛋白析出、气泡及重度乳糜等情况；血袋完好，并保留注满血小板经热合的导管至少 15cm
容量	（标示量 ±10%）ml
储存期末 pH	6.4~7.4
血小板含量	$\geq 2.0 \times 10^{10}$ 个×混合单位数
红细胞混入量	$\leq 1.0 \times 10^{9}$ 个×混合单位数
无菌试验	无细菌生长

（三）保存

保存温度为 20~24℃，并持续轻缓振摇。当数个浓缩血小板汇集到同一个血袋，须保持可追溯性，汇集后保存期为 6h，且不超过原保存期。

三、单采血小板

单采血小板是指使用血细胞分离机在全封闭的条件下自动将符合要求的献血者血液中的血小板分离并悬浮于一定量血浆内的单采成分血。由于单采血小板是从单一个体用全自动血细胞分离机采集而来，通常又称为机采血小板。

（一）单采血小板对献血者的要求

单采血小板献血者除符合国家规定的献血者体检标准和血液检验标准外，还须符合以下要求：

1. 外周血血小板计数为 $\geq 150 \times 10^{9}/L$ 且 $< 450 \times 10^{9}/L$，血细胞比容 $\geq 0.36L/L$。预测采后血小板仍应 $\geq 100 \times 10^{9}/L$。

2. 单采血小板采集过程须要持续 1~1.5h，要求献血者静脉必须充盈良好。

3. 献血前一天最好多饮水，当天必须吃早餐，宜清淡饮食。

4. 要求献血者在献血前 1 周不得服用阿司匹林、布洛芬、吲哚美辛、青霉素、保泰松、维生素 E、双嘧达莫、氨茶碱及抗过敏类药物。

5. 单采血小板献血间隔不少于 2 周，一年不超过 24 次，因特殊配型需要，经医生批准，最短时间不少于 1 周；单采血小板后与全血献血间隔时间不少于 1 个月；全血献血后与单采血小板献血间隔不少于 3 个月。

（二）制备方法

血细胞分离机通常分为两类：连续性单采和非连续性单采。

1. 连续性单采　用机器采集出献血者血液，通过离心分离出需要的成分，将不需要的部分还输给献血者，整个过程连续不断进行，机器与献血者之间有两条管道相通，一根为采血管路道，另一根为血液回输管道。

2. 非连续性单采　用机器先采集出全血后，通过离心分离出需要的血液成分，再将不需要的成分回输给献血者。机器上只要一根管道与献血者相连，既用于血液采集，又用于血液回输。不同型号的血细胞分离机，具有不同的操作程序，具体应根据仪器厂商的操作说明进行。采集完成后，取出产品轻轻摇动 3~5min，静置 1h，使血小板解聚并混匀，贴标签保存。

（三）质量标准

单采血小板质量标准见表 3-11。

表 3-11　单采血小板质量控制项目及要求

质量控制项目	要求
外观	肉眼观察应呈黄色云雾状液体，无色泽异常、蛋白析出、气泡及重度乳糜等情况；血袋完好，并保留注满血小板经热合的导管至少 15cm
容量	储存期为 24h 的单采血小板容量为 125~200ml；储存期为 5d 的单采血小板容量为 250~300ml
储存期末 pH	6.4~7.4
血小板含量	$\geq 2.5 \times 10^{11}$ 个/袋
白细胞残留量	$\leq 5.0 \times 10^{6}$ 个/袋
红细胞混入量	$\leq 8.0 \times 10^{9}$ 个/袋
无菌试验	无细菌生长

（四）保存

单采血小板的保存同"浓缩血小板"。

四、去白细胞单采血小板

去白细胞单采血小板是使用血小板分离机在全封的条件下自动将符合要求的献血者血液中的血小板分离并去除白细胞后悬浮于一定量血浆内的单采成分血。使用各种滤器减除血小板中白细胞，已普遍在国内外临床应用。

（一）制备方法

去白细胞单采血小板的制备技术可以采用滤器和/或单采的方式。血小板白细胞滤器的使用与从红细胞中滤除白细胞的方法相同。使用血细胞分离机制备去白细胞单采血小板与制备单采血小板基本一致,区别在于前者在仪器所使用的用于血小板收集的采集管道上连接有过滤白细胞的滤器,在采集血小板的过程中,当白细胞经过该滤器时,由于体积和比重大于血小板而不能通过,因此达到了滤除白细胞的效果。

(二)质量标准

去白细胞单采血小板质量标准见表3-12。

表3-12　去白细胞单采血小板质量控制项目及要求

质量控制项目	要求
外观	肉眼观察应呈黄色云雾状液体,无色泽异常、蛋白析出、气泡及重度乳糜等情况;血袋完好,并保留注满血小板经热合的导管至少15cm
容量	储存期为24h的单采血小板容量125~200ml;储存期为5d的单采血小板容量250~300ml
储存期末pH值	6.4~7.4
血小板含量	$\geq 2.5 \times 10^{11}$ 个/袋
白细胞残留量	$\leq 5.0 \times 10^{6}$ 个/袋
红细胞混入量	$\leq 8.0 \times 10^{9}$ 个/袋
无菌试验	无细菌生长

(三)保存

同"浓缩血小板"。

第四节　血浆及冷沉淀的制备与保存

一、血　浆

血浆是指抗凝全血经过离心去除细胞有形成分后的淡黄色液体,占全血总量的55%左右,含有水、电解质、蛋白质、激素、凝血因子等。血浆可单采或在制备其他成分如红细胞制品和血小板制品时分离出来。目前国内常用的血浆制品,根据制备方法、来源、凝血因子含量等不同分为三类:新鲜冰冻血浆、单采新鲜冰冻血浆和冰冻血浆,进一步加工处理后可制备成病毒灭活新鲜冰冻血浆、病毒灭活冰冻血浆等。

(一)新鲜冰冻血浆

全血采集后储存于冷藏环境中,最好在6h(保存液为ACD)或8h(保存液为CPD或

CPDA-1)内,但不超过18h将血浆分离出并速冻呈固态的成分血称为新鲜冰冻血浆。

1. 制备方法

(1) 对原料全血的要求

1) 使用二联以上的采血袋采集血液。

2) 血液采集后冷藏保存时间不超过18h。

3) 采血顺畅,200ml全血采集不超过7min,400ml全血采集不超过13min。

(2) 血浆的分离:按照"浓缩红细胞"或"悬浮红细胞"制备中血浆分离步骤操作。

(3) 速冻

1) 待速冻的血袋逐袋平放,不应重叠堆放。

2) 将新鲜冰冻血浆快速冻结,保持在60min内将血浆核心温度降至-30℃以下。

2. 质量标准　新鲜冰冻血浆质量标准见表3-13。

表3-13　新鲜冰冻血浆质量控制项目和要求

质量控制项目	要求
外观	肉眼观察应呈黄色澄清液体,无色泽异常、蛋白析出、气泡及重度乳糜等情况;血袋完好,并保留注满新鲜冰冻血浆经热合的导管至少10cm
容量	(标示量±10%)ml
血浆蛋白含量	≥50g/L
FⅧ含量	≥0.7IU/ml
无菌试验	无细菌生长

3. 保存　新鲜冰冻血浆的保存,要求温度低于-18℃,保存期为自采血之日起1年,解冻后2~6℃保存,应在24h内输注,融化后的血浆不应再冰冻保存。

(二)冰冻血浆

冰冻血浆是指采用特定的方法在全血的有效期内,将血浆分离并冰冻成固态的成分血,或从新鲜冰冻血浆中分离出冷沉淀后将剩余部分冰冻成固态的成分血。

1. 制备方法

(1) 保存期内的全血,按照"浓缩红细胞"或"悬浮红细胞"制备方法分离出血浆并冰冻成固态。

(2) 新鲜冰冻血浆在有效期内分离出冷沉淀后,将剩余的血浆冰冻成固态。

(3) 新鲜冰冻血浆超过1年保存期后自然转为冰冻血浆。

2. 质量标准　除对凝血因子Ⅷ(factor Ⅷ,FⅧ)含量没有要求外,其他质量控制项目如外观、容量、血浆蛋白含量、无菌试验等同"新鲜冰冻血浆",见表3-14。

3. 保存　冰冻血浆保存要求温度低于-18℃,保存期为自血液采集之日起4年,解冻后2~6℃保存,应在24h内输注。

表 3-14 冰冻血浆质量控制项目和要求

质量控制项目	要求
外观	肉眼观察应呈黄色澄清液体,无色泽异常、蛋白析出、气泡及重度乳糜等情况;血袋完好,并保留注满冰冻血浆经热合的导管至少 10cm
容量	(标示量 ± 10%)ml
血浆蛋白含量	≥50g/L
无菌试验	无细菌生长

(三)病毒灭活新鲜冰冻血浆

病毒灭活新鲜冰冻血浆是指采集后储存于冷藏环境中的全血,按新鲜冰冻血浆的要求分离出血浆,在速冻前采用适宜的病毒灭活技术进行病毒灭活并速冻呈固态的成分血。

1. 制备方法

(1)连接病毒灭活耗材:根据血浆规格选用不同规格的血浆病毒灭活耗材,使用无菌穿刺技术(或无菌接合技术)连接血浆和血浆病毒灭活耗材。

(2)亚甲蓝溶入:将血浆倒挂在低温操作台的支架上,打开导管夹,使血浆在流经装有固体亚甲蓝的添加元件后,连同溶解的亚甲蓝一起流入光照袋,热合断离,弃去原血浆袋。

(3)光照:将光照袋平放在照光架上,在温度为 2~8℃、光照为 30 000lx 条件下,光照30min。

(4)亚甲蓝滤除:光照结束后,将血浆倒挂,通过活性炭过滤器滤除亚甲蓝。

(5)速冻:同"新鲜冰冻血浆"。

2. 质量标准 在病毒灭活的过程中,会损失一部分凝血因子的活性,所以病毒灭活新鲜冰冻血浆 FⅧ含量标准比新鲜冰冻血浆的标准略低,同时还对亚甲蓝残留量提出要求。各项质量标准见表 3-15。

表 3-15 病毒灭活新鲜冰冻血浆质量控制项目和要求

质量控制项目	要求
外观	肉眼观察应呈黄色澄清液体,无色泽异常、蛋白析出、气泡及重度乳糜等情况;血袋完好,并保留注满病毒灭活新鲜冰冻血浆经热合的导管至少 10cm
容量	(标示量 ± 10%)ml
血浆蛋白含量	≥50g/L
FⅧ含量	≥0.5IU/ml
亚甲蓝残留量	≤0.30μmol/L
无菌试验	无细菌生长

3. 保存　同"新鲜冰冻血浆"。

（四）病毒灭活冰冻血浆

采用亚甲蓝病毒灭活技术对在全血的有效期内分离出的血浆或从新鲜冰冻血浆中分离出冷沉淀后剩余的血浆进行病毒灭活并冰冻呈固态的成分血。

1. 制备方法　同"病毒灭活新鲜冰冻血浆"。

2. 质量标准　附加亚甲蓝残留量≤0.30μmol/L,其他同"冰冻血浆"。各项质量标准见表3-16。

表3-16　病毒灭活冰冻血浆质量控制项目和要求

质量控制项目	要求
外观	肉眼观察应呈黄色澄清液体,无色泽异常、蛋白析出、气泡及重度乳糜等情况;血袋完好,并保留注满病毒灭活冰冻血浆经热合的导管至少10cm
容量	（标示量±10%）ml
血浆蛋白含量	≥50g/L
亚甲蓝残留量	≤0.30μmol/L
无菌试验	无细菌生长

3. 保存　同冰冻血浆。

（五）单采新鲜冰冻血浆

使用血细胞分离机在全封闭的条件下自动将符合要求的献血者血液中血浆分离出并在6h内速冻成固态的单采成分血称为单采新鲜冰冻血浆。

1. 献血者的要求　我国规定,采集单采新鲜冰冻血浆要与单采血小板同时进行,所以献血者的要求同"单采血小板"献血者。

2. 制备方法　使用血细胞分离机,按照设定的程序采集血浆成分。

3. 质量标准　同"新鲜冰冻血浆"。

4. 保存　同"新鲜冰冻血浆"。

二、冷　沉　淀

冷沉淀是采用特定的方法将保存期内的新鲜冰冻血浆在1~6℃融化后,分离出大部分的血浆,并将剩余的不溶解物质在1h内速冻成固态的成分血。冷沉淀主要含有 FⅧ、纤维蛋白原、血管性血友病因子（von Willebrand factor,vWF）、FⅫ及纤维结合蛋白等成分。

（一）制备方法

1. 离心法

（1）将新鲜冰冻血浆从低温冰箱中取出后,室温放置5min,待双联袋间连接的塑料管变软后,放入 1~6℃恒温水浴解冻,在解冻过程中轻轻摇动血浆,避免血浆袋局部温度过高 FⅧ 丢失。

(2) 血浆基本融化(还有少量冰晶)时取出,在 0~4℃,离心力 2 500g,离心 15min。

(3) 离心后立即将上层血浆(少冷沉淀血浆)分入空袋中,留下 20~30ml 血浆与沉淀物在袋内混合即为冷沉淀,热合断离。

(4) 将制备好的冷沉淀尽快(1h 内)置于速冻机内速冻成固态,转移至 −18℃ 以下冰箱冷冻保存。

2. 虹吸法

(1) 将新鲜冰冻血浆从低温冰箱取出后,置于室温 5min,待双联袋间连接的塑料导管软化后,将新鲜冰冻血浆袋置于 1~6℃恒温水浴装置中,另一空袋悬于水浴装置外,且位置低于血浆袋,使两者之间形成一定的高度差。

(2) 血浆融化后随时被虹吸至空袋中,当融化至剩下 40~50ml 血浆与沉淀物时,闭合导管,阻断虹吸。将剩余的血浆与沉淀物混合,热合断离血袋,即为冷沉淀。迅速将冷沉淀速冻后低温保存。

(二)质量标准

冷沉淀质量标准见表 3-17。

表 3-17 冷沉淀质量控制项目和要求

质量控制项目	要求
外观	肉眼观察融化后的冷沉淀,应呈黄色澄清液体,无色泽异常、蛋白析出、气泡及重度乳糜等情况;血袋完好,并保留注满血浆经热合的导管至少 10cm
容量	(标示量 ±10%)ml
纤维蛋白原含量	来自 200ml 全血 ≥75mg;来自 300ml 全血 ≥113mg;来自 400ml 全血 ≥150mg
FⅧ含量	来自 200ml 全血 ≥40IU;来自 300ml 全血 ≥60IU;来自 400ml 全血 ≥80IU
无菌试验	无细菌生长

(三)保存

冷沉淀的保存,温度应低于 −18℃,保存期为自血液采集之日起 1 年。解冻后 2~6℃ 保存,应 24h 内输注,解冻并在开放系统混合后应 4h 内输注。

第五节　粒细胞的制备与保存

根据胞质中颗粒不同,粒细胞分为中性粒细胞、嗜酸性粒细胞和嗜碱性粒细胞三种。

粒细胞制品制备方法分为手工法和单采法。目前临床主要采用单采法制备粒细胞。单采粒细胞是使用血液单采机在全封闭的条件下自动将符合要求的献血者血液中的粒细胞分离出并悬浮于一定量的血浆内而制成的单采成分血。

一、制备方法

利用血液单采机,根据设定的粒细胞单采程序,采集献血者血液中的粒细胞。由于血液单采机型号众多,应严格按照不同仪器的说明书进行。因一次采集量为$(1.5\sim3.0)\times10^{10}$个粒细胞,所以在采集前须让献血者口服一定剂量的粒细胞动员剂(皮质类固醇类药物或使用粒细胞集落刺激因子),使骨髓边缘池的粒细胞释放进入循环池,从而提高外周血中粒细胞的含量。

二、质量标准

单采粒细胞质量标准见表3-18。

表3-18　单采粒细胞质量控制项目和要求

质量控制项目	要求
外观	肉眼观察应无色泽异常,无凝块、溶血、气泡及重度乳糜出现等情况;血袋完好,并保留注满单采粒细胞经热合的导管至少20cm
容量	150~500ml
中性粒细胞含量	$\geqslant1.0\times10^{10}$个/袋
红细胞混入量	血细胞比容$\leqslant0.15$L/L
无菌试验	无细菌生长

三、保　存

单采粒细胞制备后放置于20~24℃环境,保存期24h,应辐照后使用,且应在采集后尽快使用,不适宜长期保存。

第六节　造血干细胞的制备与保存

造血干细胞(hemopoietic stem cell,HSC)是一群存在于骨髓、胎肝、外周血及脐带血中的原始细胞,是机体各种血细胞的共同来源。HSC具有自我更新和分化为各种血细胞的能力,植入足够数量后能使机体的正常造血功能得到恢复和重建。

　　根据造血干细胞来源,造血干细胞移植可分为骨髓移植、外周血干细胞移植和脐带血干细胞移植。根据移植物来源又可分为自体移植和异体移植。异体移植是对患有恶性肿瘤的用血者先用放射治疗或大剂量化学药物治疗,使其免疫系统受抑制,再输入献血者的造血干细胞,使其植入用血者的骨髓内,并继续分化增殖,从而用血者的所有血细胞和免疫细胞均由植入的干细胞生成。由于受到采集和使用等方面的限制,目前广泛采用的移植干细胞大多源于外周血。近年来,脐带血干细胞移植快速发展,在国内应用较为普遍。骨髓移植由于采集过程繁琐、一次采集剂量不足等原因,目前已很少用,所以本节不再介绍。

一、外周血干细胞

　　正常人外周血中存在少量造血干细胞,称为外周血干细胞(peripheral blood stem cell,PBSC)。近几十年,随着对造血干细胞特性及造血与调控的深入研究,人们对移植免疫学的认识逐层深入,血细胞分离机及多种造血细胞生长因子被广泛应用,使得自体及异体PBSC移植迅速成为目前主要的造血干细胞移植技术。通过细胞成分分离技术采集的PBSC具有以下优点:①采集无须住院,不须麻醉,术后无明显疼痛,痛苦小,被采集者耐受性好;②通过PBSC动员后,细胞成分分离法所采集的干细胞较骨髓多;③外周血干细胞移植(peripheral blood stem cell transplantation,PBSCT)术后,白细胞和血小板比骨髓移植后恢复快;④可根据干细胞需要量多次采集PBSC,而骨髓一般不能多次采集;⑤自体HSC移植时,PBSC较易采集,且肿瘤细胞污染较少。

(一)外周血干细胞动员

　　造血干细胞动员是指将造血干细胞/祖细胞从骨髓中动员到外周血的过程。正常情况下,干细胞处于骨髓、外周血、脾脏及干细胞池的动态平衡之间。由于外周血干细胞数量较少,仅为骨髓中干细胞的$1/(10\sim100)$,为保证外周血干细胞移植的有效剂量,采集之前必须把造血干细胞从造血部位动员到循环池中。外周血干细胞动员的方法大致有3种:①骨髓抑制性化疗法,如环磷酰胺化疗后出现短暂的骨髓抑制,外周血干细胞出现反弹性增加,粒细胞-巨噬细胞集落形成单位(colony-forming unit-granulocyte-macrophage,CFU-GM)峰值高于化疗前10~18倍。②造血生长因子诱导法,粒细胞集落刺激因子(granulocyte colony stimulating factor,G-CSF)和粒细胞-巨噬细胞集落刺激因子(granulocyte-macrophage colony stimulating growth factor,GM-CSF)能使CFU-GM增高60倍。健康献血者分别在第1天、第3天、第5天注射G-CSF 2μg(kg·d),注射24h后CFU-GM在外周血中增加20倍,第5天增加15倍,对献血者无副作用。③化疗与生长因子联合应用法:例如环磷酰胺和粒细胞-巨噬细胞集落刺激因子联合使用可增加60~550倍。就目前而言,联合方法是诱导干细胞进入外周血、经几次单采程序、获得充足移植量的最有效方法。

（二）外周血干细胞的采集

1. 采集时机　外周血干细胞的采集时机应根据外周血白细胞计数及分类计数、CD34$^+$细胞等的结果来确定。一般情况下，肿瘤患者大剂量化疗+造血生长因子动员PBSC时，外周血白细胞$>1.0×10^9$/L、血小板$>(20\sim50)×10^9$/L、CD34$^+$细胞$>1\%$时开始采集，根据血常规的恢复速度连续或隔天采集，至血常规达到高峰时止，一般采集1~3次。健康献血者用G-CSF动员时，虽在4~6h即可见白细胞增多，但血中CD34$^+$细胞只有在3d后才持续增加，在用G-CSF 5~6d时达峰值，其后即使继续用G-CSF，血中CD34$^+$细胞数量仍逐渐下降，故采集时间应在动员后5~6d，多数1次即能采够，少数须于次日再采1次。为避免血中白细胞过高可能引起的副作用，在白细胞$>70×10^9$/L时，应减少G-CSF剂量。

2. 采集方法　外周血干细胞的采集方法与成分血的单采术类似，即用血细胞分离机分离采集外周血的单核细胞组分。多采用分离淋巴细胞的程序分离。一般情况下行大静脉穿刺即可，外周静脉穿刺困难（尤其是患儿）时须中心静脉穿刺。

采集成人时的血流速度为50~60ml/min，每次分离4~6循环（3~4h），分离血液的总容积为9L，依据情况连续或隔天采集。对患儿采集时的血流速度和分离的总容积依年龄和体重而定。

3. 采集指标　采集、输注足够数量的造血干细胞/祖细胞是保证外周血干细胞移植成功的重要环节，因此，采集结束时应对采集的PBSC进行准确评价，常用的质量指标包括处于DNA合成期的单核细胞（mononuclear cell，MNC）数、CD34$^+$细胞计数。按患者体重计算，自体移植MNC$>2×10^8$个/kg，异体移植MNC$>4×10^8$个/kg，或者CD34$^+$细胞$\geqslant2×10^6$个/kg。

（三）外周血干细胞的纯化

对恶性淋巴细胞造血疾病和某些实体肿瘤患者，在施行自体PBSC移植过程中有因肿瘤细胞污染而复发率增加的可能。异体PBSC移植中，由于存在能导致移植物抗宿主病（graft-versus-host disease，GVHD）的细胞，致患者发生移植后GVHD，使病死率升高。因此纯化干细胞对于提高移植成功率是非常重要的。造血干细胞主要存在于CD34$^+$细胞群，目前发现CD34$^+$细胞中几乎含有所有的集落形成细胞（CFU-GM、BFU-E、CFUmix、GFU-BC），具有多分化潜能的干细胞和未分化的前驱细胞。CD34$^+$细胞在正常骨髓中占有核细胞的$1\%\sim5\%$，占外周血稳定期MNCs的$0.01\%\sim0.1\%$，动员期的$0.5\%\sim5\%$。从干细胞中分离纯化CD34$^+$细胞的方法很多，目前实验室研究应用较多的有CD34$^+$单克隆抗体与免疫技术相结合，如免疫磁珠法，亲和柱等方法，比较有效地纯化PBSC中的CD34$^+$干细胞，获得较高纯度的CD34$^+$细胞，相对降低肿瘤细胞的污染。

二、脐带血干细胞

脐带血是胎儿娩出后残留在胎盘及脐带中的血液，体积为50~200ml，脐带血中含有大量造血干细胞,采集方便而且对母体和胎儿无危险,可供患儿或体重较轻的成人移植。

(一)脐带血干细胞采集

脐带血采集简单,应在胎盘娩出后 15min 内采集,脐带血量取决于胎儿血液循环和胎盘血流的分布。在胎盘娩出过程中早期夹闭脐带进行采集,可充分利用子宫收缩的挤压作用,采集更多的脐带血,一般能采集 90ml 以上,而较晚夹闭脐带,只能采集 60ml 左右。脐带血是在胎儿娩出、夹闭脐静脉后进行的,所以其采集过程对新生儿并无明显影响。

(二)脐带血干细胞的处理

脐带血采集后可用肝素、CPD 保存液或 ACD 保存液抗凝,一般的采血袋 20ml CPD 保存液可保存 170ml 脐血,25ml CPD 保存液可保存 200ml 脐血。脐带血的组成与外周血相似,含有大量红细胞、白细胞、血小板。因脐血库须要冷冻保存的脐带血量较大,为节约空间,应去除红细胞后保存,经处理后脐血干细胞的回收率可达 90%。

第七节　辐照血液

辐照血液是指使用照射强度为 25~30Gy 的 γ 射线对血液制品进行照射,使血液制品中的 T 淋巴细胞失去活性所制成的成分血。

一、辐照技术

(一)辐照技术原理

20 世纪 70 年代血液辐照技术在国外就有研究及应用,我国于 90 年代由北京市红十字血液中心率先开展研究并逐步普及应用。辐照可灭活血液中的淋巴细胞,是预防输血相关移植物抗宿主病发生的有效手段。

用于血液辐照的射线有 γ 射线和 X 射线,γ 射线一般使用两种放射性同位素源:⁶⁰Co(钴,半衰期 5.3 年)和 ¹³⁷Cs(铯,半衰期 30.2 年),X 射线一般由射线加速器远距离放射操纵并加速电子达到很高的速度产生冲击效果。两种射线辐射物理性能和损伤淋巴细胞的方式相同。放射性同位素衰变中产生射线以电子粒子或次级电子形式产生电离辐射作用,可以敏捷、快速地穿透有核细胞,直接损伤有核细胞的 DNA 或间接依靠产生离子或自由基的生物损伤作用杀伤淋巴细胞,使其丧失有丝分裂的活性和停止增生,有效避免输血相关移植物抗宿主病发生。辐射作用只发生在辐照的瞬间,辐照后的血液及成分血没有放射活性,对用血者无任何放射杀伤作用。其中 γ 射线在血液辐照技术(血液辐照仪)中的应用较为广泛。

(二)注意事项

1. 红细胞成分应在全血采集后 14d 内完成辐照。

2. 冰冻解冻去甘油红细胞、冷沉淀和新鲜冰冻血浆因不含淋巴细胞,不须辐照处理。

3. 白细胞滤除不能替代血液辐照。

4. 经辐照处理的血液制品的运输、保存、配血及输注等操作规程,均参照同类血液制品的要求执行。

5. 辐照后的血液应尽快使用,不宜长时间保存。

(三)辐照血液的临床应用

临床出现以下情况须使用辐照血液。

1. **免疫功能严重损害者** 免疫缺乏症或免疫缺陷类疾病,接受大剂量化疗、放疗,接受嘌呤类和免疫抑制品治疗,造血干细胞移植,急性白血病贫血等患者。

2. **免疫功能低下者** 高龄(年龄>50 岁),低体重的新生儿、早产儿等。

3. **献血者与用血者有亲缘关系者** 一般指一、二级亲属血液。

4. **输血量较大者以及 6 个月以下的婴儿** 输血、新生儿溶血病换血等患者。

二、辐照血液的制备、保存和质量控制

(一)辐照血液的制备

辐照血液是通过血液辐照仪进行制备的,不同仪器的操作方法不同,应严格按照仪器说明书进行操作。辐射的最佳剂量应保持既能灭活淋巴细胞,又能维持其他成分血液的正常生理功能和活力且损伤最小为选择,并以被辐照物质的吸收量来计算,吸收量以戈瑞(Gy)为单位。美国食品药品监督管理局(Food and Drug Administration,FDA)在 1993年把辐照中心剂量定为 25Gy,其他部位不低于 15Gy;欧洲学术委员会规定的辐射剂量范围是 25~40Gy,英国为 25~50Gy。目前国内推荐辐射剂量范围为 25~30Gy。

(二)辐照血液的保存

1. **辐照全血或辐照红细胞** 保存温度为 2~6℃;辐照应在全血采集后 14d 内完成,辐照后保存期为 14d。AABB 规定红细胞辐照后保存不超过 28d,最好尽快输注,输血后体内恢复率应大于 75%。

2. **辐照血小板** 辐照对血小板功能影响较小,可在其保存期内任何时间辐照。保存温度、保存期与原制品相同,辐照后宜尽快使用。

3. **辐照粒细胞** 粒细胞在制备后应立即辐照并输注,不得保存。

(三)辐照血液的质量控制

辐照质量控制直接影响血液制品的辐照效果。血液制品各部位对辐照仪发出的辐照剂量吸收的均一性、重复性直接影响淋巴细胞的灭活程度。

1. **血液辐照仪的照射剂量校正** 中心剂量定位 25Gy,其他部位不低于 15Gy。

2. **血液辐照仪放射剂量分布校正** 辐照仪放射剂量分布直接影响着血液制品的吸收剂量的均一性,必须核对中心剂量率,并测定照射物表面的相对剂量分布。^{137}Cs 每年

做一次剂量分布图检测，^{60}Co 每半年一次。

3. 血液辐照仪的旋转盘的旋转情况校正　因其旋转与否和围绕能源的旋转速度直接影响血液制品各部位辐照剂量的均一程度，是辐照质量的重要保证，必须每天校正。

4. 辐照仪计时器的校正　因放射性同位素是处在不停衰变中，随着衰变进行，其单位时间内放射剂量下降，辐照时间相对延长。因此按 FDA 规定必须定期对辐照仪计时器校正，^{137}Cs 为每年一次，^{60}Co 为每季度一次。

5. 辐照仪放射性漏出的评估（设备自屏蔽效应）　为了预防放射性的漏出，辐照仪主体周围用铅等物质做屏蔽，对其安全应用是非常重要的一环，因此每年定期检测评估其自屏蔽效应是安全应用设备的重要部分，但至今并未见到放射性漏出的报道。

6. 可视性放射性敏感性标签　该标签是粘贴于被辐照血液制品表面的标记，当接受射线辐照时（15~25Gy）由于离子化作用标签发生颜色改变，并且由"未辐照"变为"已辐照"的字样，可以作为血液制品被辐照的标记并标示出大概剂量范围，以控制血液被辐照剂量。

第八节　血液制品病毒灭活

一、血液制品病毒灭活的概念和基本要求

（一）血液制品病毒灭活的概念

血液制品病毒灭活是指在保持血液制品有效性的前提下，采用物理、化学、生物学等方法，对可能存在于血液制品中的所有病毒进行灭活处理，以避免经输血传播病毒。

（二）血液制品病毒灭活的基本要求

1. 病毒的灭活或去除　用于病毒灭活/去除技术的方法应达到以下能力要求：在病毒种类方面，应能杀灭各种可能经输血传播的病毒；在数量上应能杀灭所有可能存在于血液和血液制品中的病毒。

（1）病毒种类：主要经输血传播的病毒包括人类免疫缺陷病毒、乙型肝炎病毒和丙型肝炎病毒，三者均为脂质包膜病毒，此类病毒对理化因素（如热、光照、化学试剂）的抵抗力和耐受力较差，较易杀灭，因此目前应用的方法大多能有效地灭活这些病毒。

其他可经输血传播的病毒中，HTLV、CMV 也是脂质包膜病毒，较容易杀灭。但微小病毒 B19 为非脂质包膜病毒，对外界理化因素抵抗力强，较难杀死，尽管其在人群中和献血者中的阳性率较低，但感染后可以损伤造血系统，后果严重，目前是病毒灭活研究中的难点。甲肝病毒（hepatitis A virus，HAV）亦是非脂质包膜病毒，尽管 HAV 经血传播的概率很低，但在病毒灭活研究中也应考虑。

（2）病毒灭活和去除能力：在数量上对病毒灭活方法的基本要求是能杀灭或去除可

能存在于血液和血液制品中的所有病毒。但是,由于各国各种病毒的流行病学基本情况不同,血液制品的生产流程和工艺各国也不尽相同,因此血液制品中可能存在的病毒滴度(即病毒数量)也有差异,因而很难规定统一的要求。尽管如此,为了便于评估,应该有一个基本的要求。得到广泛认同和接受的对病毒灭活的基本要求是经病毒灭活处理后使血液和血液制品中病毒滴度降低 10^6 以上。但欧洲一些国家认为这一要求还不足以保证输血安全,提出必须对同一制品应用两种不同机制的病毒灭活方法进行处理,使两种方法的灭活作用叠加。例如,同时应用化学性的有机溶液/清洁剂方法和物理性的膜过滤法处理血液制品,前者通过破坏溶液病毒脂质包膜灭杀病毒,后者通过过滤让血液有效成分通过,直径大于膜孔径的病毒被滞留,从而去除病毒。两者的作用机制完全不同,两者的病毒灭活效果可相加,如有机溶剂法杀灭病毒 10^6,膜过滤法去除病毒 10^6,总的病毒灭活和去除效果可以达到 10^{11}。总之,要决定对病毒灭活能力的要求须考虑多方面的因素,不能简单地直接沿用别国的要求,而应根据实际情况确定符合本国相关病毒流行病学情况的要求,达到保证输血安全的目的。

2. 保持血液和血液制品中的有效成分的活性和存活力　如果在对血液、血液制品进行病毒灭活过程中,致使其有效成分活性和/或存活力受到严重损害,失去其临床治疗作用,这样即使再安全,也毫无意义。因此,血液制品病毒灭活的要求必须包括基本维持其有效成分的活性功能和存活力。不同的血液制品,其活性和存活力的含义也不同。对于细胞成分来讲,必须保持细胞的功能和存活力,如红细胞必须保持其带氧功能和输入体内后的半衰期基本正常;对于血浆制品,必须保持其有效蛋白组分的活性。

实际上,任何病毒灭活技术和工艺都不可能做到对血液和血液制品中的有效成分毫无损伤,总会产生不同程度的损伤。因此,在评估病毒灭活方法和病毒灭活的血液制品时,必须要考虑有效成分损伤到什么程度是可以接受的。目前,这方面还没有公认和统一明确的标准。对细胞成分来讲,应将细胞成分保存效果的评估标准做适当修正后用于评估病毒灭活方法,如红细胞,病毒灭活处理后的存活力应达到处理前的 80% 以上。血浆蛋白成分还没有明确的标准。目前在美国 FDA 已批准有机溶液/清洁法处理血浆用于临床,血浆经处理后大部分凝血因子的活性保持在处理前的 80% 以上。当然,这不是绝对的标准,须综合平衡评估病毒灭活或去除带来的益处和处理对活性成分造成的损伤。在特定情况下,即使某种病毒灭活方法对某种有效成分损伤较大,但为了保证必要的安全性,而又缺乏其他更好的病毒灭活处理方法时,也可以考虑接受和使用。目前研究和使用的用于处理血浆制品的病毒灭活工艺已显著减少了对活性成分的损伤,如膜过滤技术过滤血浆制品,有机溶液/清洁剂法处理凝血因子。这些处理方法对活性成分的损伤已低于 10%。

理想的病毒灭活/去除方法应能有效地杀灭去除病毒,同时最大限度地保持有效血液成分的活性和治疗作用。为此,各国科学家正在继续努力,改进现有的技术,开发新的更适合的病毒灭活工艺。

二、血液制品病毒灭活的基本方法

（一）血浆制品的病毒灭活方法

血浆输注在临床输血中占有重要的地位，主要用于补充凝血因子，治疗各种凝血因子缺乏引起的凝血功能障碍。由于血浆在各血液成分中传播病毒的危险较大，不主张将血浆作为血容量扩充剂使用。由于目前我国还广泛地存在血浆滥用的情况，血浆输注量依然较大，因此，用适合于血浆的病毒灭活方法处理用于临床输注的血浆，对于提高输血的安全性有重要意义。

用于血浆的病毒灭活方法主要有亚甲蓝光化学法、有机溶剂/清洁剂法、巴氏消毒法和紫外线照射法。

1. 亚甲蓝光化学法　亚甲蓝（methylene blue，MB）是一种表面带有正电荷的噻嗪类光敏剂，最大吸收波长为 670nm。亚甲蓝光化学法灭活病毒的原理是亚甲蓝与带负电荷的病毒的基因核酸以及病毒的脂质包膜有高度亲和性，在光诱导氧化损伤的作用下，使病毒的核酸断裂、包膜破损，从而使病毒失去穿透、复制及感染能力。亚甲蓝光化学法主要用于脂质包膜病毒，已证明在 $1\mu mol/L$ 浓度下加上荧光灯照射，可以杀灭大多数脂质包膜病毒，如 HIV、HCV 和 HBV。但是对非脂质包膜病毒，如 HAV、B19 杀灭效果不理想。

亚甲蓝光化学法对血浆中凝血因子有一定的损伤，FⅧ、纤维蛋白原受损最明显，处理后约损失 20%。我国已成功地将亚甲蓝光化学法应用于单袋血浆病毒灭活，对提高我国输血安全水平起到了很大促进作用。

2. 有机溶剂/清洁剂法（S/D 法）　有机溶剂/清洁剂法是一种比较成熟的方法，已获得 FDA 的许可证。其灭活病毒机制是利用有机溶剂、清洁剂混合物溶解和去除病毒包膜的脂质，从而使病毒失去感染能力。常用的 S/D 法是使用有机溶剂磷酸三丁酯与不同的表面活性剂，如吐温 80、聚乙二醇辛基苯基醚（Triton X-100）或胆酸钠组合。

（1）有机溶剂/清洁剂法处理血浆的优势：①对血浆中蛋白质，特别是凝血因子的损伤小，处理后凝血因子回收率高；②由于处理的是大批量混合血浆，较容易对处理过程进行质量监控，保证病毒灭活处理的规范化和有效性，而且分装的血浆质量均一。

（2）有机溶剂/清洁剂法处理血浆的不利因素：混合血浆处理和单袋血浆病毒灭活（如亚甲蓝光化学法处理血浆）比较不利的因素在于其中只要待处理的血浆中有一袋或几袋血残存病毒污染，将会导致混合血浆整体被污染。而多种可能会造成病毒残余：①尽管经过献血者的选择和严格的筛选检测，但还存在一定的漏检危险；②存在尚未进行常规筛查检测的病毒及未知的病毒；③偶然的操作失误导致病毒灭活或去除不彻底。当许多单位血浆混合在一起进行处理时，就会使所有处理过的血浆成为病毒污染血浆，严重威胁用血者安全。因此必须严格操作规范化和质量管理，做到万无一失。

3. 巴氏消毒法(湿热法) 巴氏消毒法是法国研究开发的通过加热处理液态血浆达到灭活病毒的一种方法。将新鲜冰冻血浆融化混合,加入保护剂后,边搅拌边加热,60℃,10h,加热后用超滤等方法除去加入的保护剂,使血浆基本恢复原体积,然后除菌分装,热压封口后低温冰冻保存备用。加入保护剂的目的是减少加热处理时对血浆蛋白,特别是凝血因子的破坏,保护剂对病毒无保护作用,常用保护剂有低分子量糖(如葡萄糖、蔗糖、麦芽糖等)、氨基酸(如甘氨酸等)。经病毒灭活验证证明湿热处理血浆能有效杀灭水疱性口炎病毒和辛德比斯病毒,二者均是由中国药品生物制品检定所提供的模型病毒。经过对各种保护剂的选择比较,甘氨酸加蔗糖为较佳组合。

为了确保规范化处理和结果可靠,法国已设计了自动化处理流程,并开发使用了相应的电脑软件。与有机溶剂/清洁剂法相同,本法用于混合血浆,所以必须确保病毒灭活效果达到要求。

4. 紫外线(ultraviolet ray,UVA)/光敏物质病毒灭活血浆 UVA 照射是近期发展应用的单袋血浆病毒灭活方法,这种方法最早应用于血小板病毒灭活。在照射前血浆中已加入补骨脂类化合物 S-59,作用原理和杀病毒机制详见血小板病毒火活。已证明应用这种方法处理能取得满意的病毒灭活效果,并且对血浆蛋白特别是凝血因子的损伤在可以接受的范围内。最近在美国进行了处理血浆和未处理血浆(对照)临床试用比较研究,结果证明紫外线/S-59 处理血浆在凝血因子的治疗作用方面和未处理血浆类似,无明显差别。

(二) 血细胞制品的病毒灭活方法

目前临床常用的血细胞制品主要是红细胞和血小板。血细胞病毒灭活的研究也主要是针对这两种血细胞制品。对血细胞制品病毒灭活的要求主要包括:①对于细胞制品来讲,除要求能灭活游离在细胞上清液中的病毒外,还要求能灭活黏附在细胞膜上的病毒和细胞内的病毒。某些病毒如 HIV,它可以以游离形式存在于上清液中,也可以黏附在白细胞膜上,还可以以原病毒状态嵌合在细胞内的核酸中,最近还有报道证实 HIV 可以存在于巨核细胞内。②在灭活病毒的同时,必须保持血细胞的完整、存活力和功能。由于细胞比血浆蛋白耐受理化处理的能力更差,因此开发血细胞病毒灭活方法要求更高、更难。这就是目前血细胞病毒灭活技术研究落后于血浆病毒灭活研究的主要原因。至今还没有一项成熟的血细胞病毒灭活方法广泛用于临床,目前应用最多的方法是利用光敏物质在光照激活时杀灭病毒,主要光敏剂见表 3-19。

表 3-19 血细胞制品病毒灭活应用的主要光敏剂

光敏剂	光照条件	作用大分子目标
补骨脂	—	—
8-甲氧基补骨脂素	UVA	核酸
4′-氨甲基-4,5′8-三甲基补骨脂素	UVA	核酸

光敏剂	光照条件	作用大分子目标
血卟啉衍生物	—	—
双血卟啉醚	可见光(630nm)	脂质
苯并卟啉衍生物	—	—
A环,单酸苯卟啉	可见光(692nm)	脂质
花青染料	—	—
部花青540	可见光(520~550nm)	脂质、蛋白质
铝酞菁	可见光(670nm)	脂质
噻嗪类染料	—	—
亚甲蓝	可见光(620~670nm)	脂质、蛋白质
甲苯胺蓝	可见光(620~670nm)	脂质、蛋白质

1. 血小板的病毒灭活

(1) 长波紫外线/补骨脂法:补骨脂为一种低分子量的呋喃香豆素,极易进入病毒包膜,可逆性地插入核酸的碱基中,在长紫外线的照射下激活,作用时不需要氧气,与嘧啶碱基相互作用形成共价交联桥,使核酸不能复制、转录,达到病毒灭活的效果。这种处理主要对核酸起作用,而血小板为无核细胞,细胞内不含核酸,因此在杀灭病毒的同时对血小板无明显损伤,基本维持血小板的活力和功能。这是长波紫外线/补骨脂能用于血小板病毒灭活的理论基础。

长波紫外线/补骨脂法对包膜病毒和部分非包膜病毒(如轮状病毒、蓝舌病毒、嵌杯样病毒)都有灭活作用。不足之处是不能用于红细胞制品的灭活,尽管红细胞也不含细胞核,但试验证明当有红细胞存在时病毒灭活效果降低。在用于处理血小板制品时也要按标准控制血小板制品的红细胞污染量,因红细胞的污染会影响病毒灭活的效果。

(2) 长波紫外线/ 褐黄癌菌素 V(gilvocarcin V,GV):GV 是一类抗生素,和补骨脂一样,在长波紫外线照射下能激活并与病毒核酸起反应,但结合作用点单一。当有氧气存在时,会对细胞产生毒效应。GV 的优点是在非常低的浓度下在长波紫外线照射下即能杀灭某些病毒,如在 1nmol/L 浓度时可杀灭单纯疱疹病毒。

长波紫外线/GV 用于血小板和其他细胞制品病毒灭活的不利因素是当血浆存在时,病毒灭活作用显著受抑。有报道称当血浆浓度达到 25% 时,GV 失去病毒灭活作用。

(3) 作用于病毒包膜的光敏剂:基蓝、部花青 540 和铝酞菁结合光照射均表现出一定的杀病毒作用。其作用机制和补骨脂不同,必须在有氧气存在的情况下,通过激活产生活性氧(如单态氧),间接作用于病毒包膜达到灭活效果。因此,这类光敏剂主要是杀灭脂质包膜病毒,对无包膜病毒作用不明显。

此类光敏物质在光照激活时均对血小板产生严重损害,目前还不能应用于血小板的病毒灭活。研究者正努力寻找其衍生物,希望能发现一种衍生物在保持病毒灭活作用的同时,对血小板的损伤明显降低。

2. 红细胞的病毒灭活　用于红细胞制品的病毒灭活方法绝大多数都是在红细胞中加入光敏物质,通过光照射使之发生光活化作用,产生活性氧(如单态氧),破坏病毒包膜,达到病毒灭活作用。目前应用的主要光敏物质有血卟啉衍生物、苯并卟啉衍生物、部花青540、酞菁衍生物、金丝桃素和噻嗪类染料如亚甲蓝。

光敏物质通过可见光照射产生活化作用进行病毒灭活的主要问题是病毒灭活不彻底和对红细胞的损伤,主要表现在溶血和钾离子渗出,有的虽然照射后不明显,但在以后的保存期间加重。免疫球蛋白和红细胞表面结合导致表面电荷变化,使红细胞定型和交叉配血试验出现困难。另外,需要照射时间长,要求将红细胞制品稀释并装入大塑料袋形成薄层液层以保证光照效果,这些因素也使这种病毒灭活方法在实际输血和血库应用中受到限制。目前正在研究应用自由基清除剂和保护剂以及改进红细胞添加剂配方来减少光敏物质/可见光照射对红细胞的损伤,已取得显著效果。

3. 其他血细胞制品病毒灭活方法　①膜穿透抗病毒剂(脂肪酸、脂肪醇):现已证明脂肪酸、脂肪醇、甘油一酯、疏水化合物如丁基化羟基甲苯对病毒有灭活作用,主要作用于含脂质病毒。②臭氧:是一种强氧化剂,通过对病毒许多成分的氧化杀灭病毒,但在灭活病毒的同时对血细胞损害较严重,目前正在研究改进中。③离心洗涤法:通过离心洗涤可以去除上清液和白细胞内的部分病毒,但是仅限于清除部分病毒,还须与其他技术联合应用。④去白细胞过滤器:嗜白细胞病毒(如 HIV、HTLV)存在于白细胞中,巨细胞病毒(如 CMV)绝大部分存在于白细胞中,用白细胞滤器可以去除绝大部分白细胞,从而对病毒有一定的去除作用,过滤后的血细胞制品的病毒安全性会有一定程度的提高。

目前血细胞制品病毒灭活研究已经取得了很大进展,但与血浆及血浆蛋白制品的病毒灭活研究相比还有较大差距,至今还没有一项方法可以广泛应用于输血实践。相对而言血小板病毒灭活技术研究较为成熟,长波紫外线/补骨脂法处理的血小板已开始进入临床研究阶段,有可能在不远的将来应用于临床。

章末小结　本章学习重点是成分血的制备方式;临床常用的各种血液成分的种类、制备方法及保存;血浆和血细胞常用病毒灭活方法。常用血液成分主要包括悬浮红细胞、洗涤红细胞、去白细胞红细胞、冰冻解冻去甘油红细胞、辐照红细胞、新鲜冰冻血浆、冰冻血浆、病毒灭活新鲜冰冻血浆、病毒灭活冰冻血浆、冷沉淀、单采血小板等。学习难点为各种常见血液成分制备过程及质量控制标准。在学习过程中注意比对不同成分血制备方法,系统把握不同血液成分制备过程中的区别与联系,特别是制备过程中的关键操作,树立无菌观念及质量控制意识,加强责任心,全面提高职业素养。

(王玲玲)

? 思考与练习

一、名词解释

1. 成分血
2. 去白细胞悬浮红细胞
3. 浓缩血小板
4. 冷沉淀

二、简答题

1. 临床常用的红细胞制品有哪些？其储存条件和保存期分别是什么？
2. 简述单采血小板对献血者的要求。
3. 血浆病毒灭活的方法有哪些？最常用的方法原理是什么？
4. 简述冷沉淀的制备方法有哪些，保存条件是什么？

第四章 │ 输血流程管理

04章

04章 数字内容

学习目标

1. 掌握临床输血相关知识,熟练进行血液储存;血液发放;患者标本的采集、运送与接收;输血相容性检测技术等流程的内容和要求。
2. 熟悉血液出入库管理;血液运输;输血前准备与患者血液管理;血液输注;输血后疗效评估等相关流程的内容和要求。
3. 了解输血前传染病标志物检测的意义、特殊输血等内容。
4. 培养良好的人文精神,严谨的法律意识,踏实的工作作风。

从血液的入库、储存、发放、运输,到输血前评估、输血申请、输血前血液相容性检测,再到血液输注过程的监控、输血后疗效评价等,任何一个环节出现差错都有可能导致严重的不良后果。因此,必须建立起严密的质量管理体系,从人员、设备、环境、材料、方法、信息等各个因素入手,严格监管临床输血的各个环节和步骤。标准化的输血流程管理,有助于提高临床输血工作效率、减少差错、降低风险,提升临床输血管理水平,有效保障临床输血的质量安全。

第一节 血液出入库管理

血液必须按照规定的时间、规定的温度,在适宜的设备内进行储存和运输。一旦离开正确的储存和运输条件,血液有可能丧失部分或全部的功能,失去临床输注的意义。同时,血液也有可能会发生细菌繁殖,造成污染,使输注者产生输血反应,严重的可能危及输注者的生命安全。

一、血 液 入 库

采集完毕的血液应及时放入暂存库或待检库保存,待每批次血液检测结果发布后,根据血液的检测结果,将该批次的不合格血液和相关的血液成分制剂全部挑拣区分开,然后把合格血液打印标签,包装入成品库。

医疗机构只能接收卫生行政部门指定的采供血机构供应的血液。输血科(含血库及其以下均称为输血科)接收到采供血机构供应的血液或者患者的自体血液后,也应及时放入相应的设备内进行储存。应尽量缩短血液在室温状态下的暴露时间(有特殊存放要求的除外)。

血液入库时应当对血液的品种、质量、数量、运输条件、物理外观、血袋密闭性、包装和标签内容完整性等进行核对,将符合国家有关标准和要求的血液进行入库,并及时做好相关的登记记录。入库时应按不同的血液品种、血型和采血日期(或有效期),分别有序存放于相应的专用储藏设施内。血液入库时应轻拿轻放,避免碰撞对血液造成损伤。

血液标签核对的主要内容应包含采供血机构的名称和许可证号、献血编号或者条形码、血型、血液品种及容量、采血(血液成分制备)日期和时间、有效期、储存条件。

借助条码枪、芯片接收仪等智能化设备办理血液入库登记的,应定期核查验证设备和相应软件系统的准确性。

二、血 液 储 存

合格、不合格、待检测等不同状态的血液应物理隔离,分区域存放,防止不合格和待测血液的误发放。应设立有明显标识的 3 个隔离区域:合格区、隔离区和不合格区。合格区存入检测合格、贴上合格标签的血液;隔离区存放待检血液、检查结果可疑须要再次检验确定结果的血液;不合格区存放检测结果异常、血袋破损等不合格血液。同时在 BMIS 中,对检测合格和不合格的血液进行自动标识,自动打印合格和不合格标签进行标识隔离。进出血液隔离区域的血液应做好交接和记录,同时采用 BMIS 进行监控和记录。报废的血液应清晰准确标识,并及时放至指定的区域保存,要与合格血液的存放严格物理隔离,严禁在同一设备内混放,并按规定的要求进行保管。

由于不同血液品种的保存条件和保存期不同(表 4-1),因此血液入库后应尽量按不同血型、不同血液品种分别储存于专用储存设施内,避免因保存不当造成的血液报废,同时也降低血液混用、误用的概率。超过使用期限的血液一律不得使用,应进行报废处理。

表 4-1 不同血液品种保存条件和保存期

血液种类	储存温度	保存期	其他储存条件
全血/去白细胞全血/浓缩红细胞/去白细胞浓缩红细胞	2~6℃	21d	含 ACD-B、CPD 保存液
		35d	含 CPDA-1 保存液

血液种类	储存温度	保存期	其他储存条件
悬浮红细胞/去白细胞悬浮红细胞/洗涤红细胞	2~6℃	21d	含 ACD-B、CPD 保存液
		35d	含 CPDA-1/MAP 保存液
		24h	0.9% 氯化钠溶液
冰冻红细胞	−120℃以下	10 年	含 20% 甘油溶液
	−65℃以下	10 年	含 40% 甘油溶液
冰冻解冻去甘油红细胞	2~6℃	24h	0.9% 氯化钠溶液
浓缩血小板/去白细胞浓缩血小板/单采血小板/去白细胞单采血小板	20~24℃	24h	储存于普通血袋,并持续轻缓振荡,不能叠放
		5d	储存于血小板专用血袋,并持续轻缓振荡,不能叠放
少浆血小板/洗涤血小板	20~24℃	24h	悬浮于 0.9% 氯化钠,并持续轻缓振荡,不能叠放
粒细胞/辐照粒细胞	20~24℃	24h	辐照粒细胞不超过原保存期
新鲜冰冻血浆/单采新鲜冰冻血浆/病毒灭活新鲜冰冻血浆(亚甲蓝光化学法)	−18℃以下	1 年	解冻后 2~6℃保存、应 24h 内输注
冰冻血浆/病毒灭活冰冻血浆(亚甲蓝光化学法)	−18℃以下	4 年	解冻后 2~6℃保存、应 24h 内输注
冷沉淀	−18℃以下	1 年	解冻后 2~6℃保存,应 24h 内输注。解冻并应在开放系统混合后 4h 内输注
辐照全血/辐照红细胞	2~6℃	14d	全血和红细胞应在采集后 14d 内辐照,且不超过原保存期
辐照血小板	20~24℃	24h	储存于普通血袋,并持续轻缓振荡,且不超过原保存期
		5d	储存于血小板专用血袋,并持续轻缓振荡,且不超过原保存期

  血液储存设施通常包括冰箱、冷库等,是血液储存的专用设施,严禁存放其他物品,非授权人员禁止进入血液储存区域操作血液储存设施。血液储存区域空间布局应符合工作流程要求,污染区与非污染区分开,人流和物流分开,室温控制在 28℃以下,室内安装紫外线灯等空气消毒设施,定期进行消毒。血液储存区域的消防、污水处理、医疗废弃物处理等设施应符合国家的有关规定。血液储存设施应配备有足够的照明光源,应有可视温度显示,应有温度超限声、光报警装置。不同设备、不同分区应标识清楚、明确。血液储存

设施的空间应满足整洁、卫生和隔离的要求,应配备防火、防盗、防鼠等安全设施。应定期由质量管理部门进行细菌培养等质量核查,确保设施符合规定的要求。如果血液在储存设施内连续储存超过 24h,应配备双路供电或应急发电设备。

应持续对血液储存设施进行温度监控。如使用人工监控时,应至少每 4h 监测记录温度 1 次;如使用自动温度监测管理系统时,应至少每天人工记录温度 2 次,2 次记录间隔 8h 以上。应定期对自动温度监测管理系统的准确度进行核查验证。血液储存的温度监控记录应至少保存到血液发出后一年,以保证相关记录的可追溯性。血液储存设施出现异常时,应及时查找原因,排除故障,并对故障期间储存的血液进行评估,确定血液质量无异常、符合相应的标准要求,方可提供给临床患者使用。维修完毕的血液储存设施重新启用前应对设施的性能进行评估,确保维修后的设施依然能够满足血液储存的要求。如设施故障暂时无法排除,应当启动相应的应急预案,确保血液质量安全。

科学合理的血液库存量既能够满足临床患者的用血需求,又能最大限度地控制血液的过期浪费。采供血机构应制订科学合理的库存计划,并与采血部门及时沟通,使血液库存保持合理状态。输血科应制订适宜的临床用血储备计划,确保具备为临床提供 24h 服务的能力,并与采供血机构以及临床用血部门及时沟通,动态保障血液库存。应建立血液库存预警机制,编制血液库存应急预案,制订应急库存警戒线。当库存血液低于警戒线时,应及时发出预警信息,启动血液库存应急预案,加大献血者招募力度,合理安排临床择期手术,调整非急救用血的临床治疗方案,合理调配血液供应。

血液库存预警一般实行三级或者四级预警机制,以三级预警响应为例。

1. Ⅰ级(红色预警) 表示血液供应极其紧张,受非常规突发事件影响,严重超出自身血液供应能力的范畴,情况特别紧急,须要动用社会力量,请求政府干预、跨省市调度血液等措施来保障血液供应。

2. Ⅱ级(橙色预警) 表示血液供应紧张,难以保证临床血液供应,需要卫生行政管理部门、采供血机构、医疗机构上下协同,发动各方力量来保证临床用血的供应。

3. Ⅲ级(黄色预警) 表示血液供应不足、无法持续满足所有临床患者用血需求的状态,须要引起采供血机构和用血机构的高度重视。采供血机构应加大献血者招募、采集的力度,医疗机构应适时调整临床用血的供应方案,优先保障临床特殊患者和急救患者用血。

采供血机构和医疗机构可根据自身工作特点,建立不同的库存预警机制,制订相应的应急预案。一旦紧急情况发生后,应及时启动应急预案,补充血液库存,保障患者用血安全。

血液库存管理部门应定期对血液的库存进行盘点,核对现有不同类型的血液制品的库存量,并根据库存计划确定须要补充库存血液的品种和数量。输血科的库存量一般不少于 3d 的常规用血量。

三、血 液 发 放

献血者捐献的血液经过分离制备、检测、质量控制等环节,确认为合格后,方可由采供血机构发放给医疗机构。医院的输血科经过检查、核对,确认血液信息准确无误、血液质量无异常,方可发放给临床科室使用。

采供血机构应在血液发放前对血液实行放行管理。放行的人员必须经过培训考核合格,并且获得放行授权。质量管理人员应对血液放行进行监控。放行时,放行人员应确认每批血液中的不合格血液、待检测血液和合格血液已经被充分识别,数量正确、标识清楚准确后,方可放行。放行人员应签署《合格血液放行单》。

血液发放时应逐一检查血液。应确保血液标签准确完整,献血条形码、品种条形码、血型、有效期等准确无误;确保血液外观符合国家标准,血袋无破损渗漏,血液无凝块、无溶血、无气泡、无重度乳糜。异常血液必须按照规定流程进行评估、处置,不得发放给患者使用。确保出库的血液品种、规格、血型、数量等与申请方的需求一致。任何血液在取放时均应轻拿轻放,避免造成血袋破碎,同时应尽量动作迅速,维持血液的正常保存温度。

医疗机构应根据自己的库存状况和临床用血需求,制订科学合理的用血计划,向采供血机构提交用血申请。申请可以以电话、传真、信息化平台或现场申请等形式完成。采供血机构对于医疗机构提交的用血申请应予以评审,如对用血申请有疑议时,应与医疗机构及时进行沟通。对于电话预约等口头申请,采供血机构工作人员应将相关内容如实记录并进行复述,由申请方进行确认,确保申请的完整准确。

医疗机构应当建立临床用血申请管理制度。临床科室应根据患者的治疗需求填写《临床输血申请单》,提交给输血科。输血科应对临床科室提交的《临床用血申请单》进行审核,确保申请单填写清晰准确、无遗漏、无差错。

一般情况下,血液发放应遵循按采血日期先进先出的原则,防止血液过期报废。血液发放时应明确血液的目的地、种类、数量和运输条件要求等信息,确保发放准确无误。血液发放时交接双方应核对血液的相关信息,进行登记,并签字确认。

通过信息化系统完成的血液发放,完成发放前,应人工复核血液的品种、数量和血型,并目视检查血袋外观,确保血液符合发放要求。采供血机构血液发放的原始记录保存期限不少于 10 年。

四、血 液 运 输

冷链是指某些食品原料、特殊的生物制品和药品等在经过收购、加工、灭活后,在产品加工、贮藏、运输、分销和零售、使用过程中,其各个环节始终处于产品所必需的特定低温环境下,减少损耗,防止污染和变质,以保证产品食品安全、生物安全、药品安全的特殊供应链系统。

血液"冷链"是指一套用于血液及血液成分储存和运输的系统,主要包含全血及血液成分储存和运输两个方面的要素。血液运输是将血液从一个地点运输到另一个地点的物流活动,是血液冷链中的一个重要环节,与血液质量安全密切相关。血液运输管理包含血液采集后运送到采供血机构、采供血机构运送到医疗机构以及输血科发放到临床科室的过程管理。在血液运输的过程中既需要加强运输设备的管理,又需要加强运输人员的管理。在整个血液的运输过程中,要确保血液在完整的冷链中运输,始终处于所要求的温度范围内。

血液运输设备通常包括血液冷藏运输车、血液运输箱等。

1. 血液冷藏运输车　血液冷藏运输车是用于血液运输的专用车辆,应带有温度控制,具备手动或自动温度调控装置,箱体内各测量点的平均温度最大值和最小值的差值≤2℃,车厢内应有温度指示装置,车厢内平均温度与实际平均温度允许误差应在±1℃以内。箱体应整体密闭,保持清洁状态,内壁表面光洁平整无裂痕,易于消毒,并定期进行消毒清洗。血液冷藏运输车应有与其用途相对应的标识。

2. 血液运输箱　血液运输箱采用的箱体材料应保证在正常使用条件下,箱体不变形,内部材料不自发产生有害气体。箱体在盖合后应整体密闭,能防尘、防雨、防滑;箱体外观和内壁的表面光洁平整无裂痕,能防止液体渗漏;箱体在装入血液之前应保持清洁状态,应易于消毒和清洗。血液运输箱要具有良好的保温性能,装载 4~20℃ 物品时箱体外表面不应出现明显的凝露现象;在运输过程中,能维持适宜的温度,满足全血及红细胞类血液成分、血浆类血液成分、血小板及冷沉淀等的运输要求。血液冷藏箱应有相应的标识,标示的内容应完整、清晰;标识至少包括下列内容:采供血机构名称,最大承重量,放置方向,防摔、防晒、防雨,最多叠放层数,血液的品名,血液运输的起始地和目的地,血液保存的温度。

不同血液及成分制剂通常所采用的运输方式有以下几种:

(1) 冷藏运输:全血、去白细胞全血、辐照全血以及红细胞类血液成分(冰冻红细胞除外)等应采用冷藏运输,运输温度应维持在 2~10℃。运输过程中不得使用−65℃或以下温度条件下制备的固定冰点材料或干冰,固定冰点材料应放置在血液的最上层,并且不得与血液直接接触。

(2) 冷冻运输:冷冻血浆类、冷沉淀等应采用冷冻运输,运输时应使其维持在冰冻状态。可使用−18℃或以下温度条件下的制冷设备运输或者使用固定冰点材料辅助运输。冰冻红细胞运输时应使其保持冷冻状态。

(3) 血小板和粒细胞的运输:运输血小板类和粒细胞类血液时,应使运输温度尽可能维持在 20~24℃,血小板类运输最好使用专用恒温振荡运输箱。

不同的血液成分,因其保存条件不一样,应该分别装箱,并附装箱清单,应建立和保存血液运输记录。记录包括血液的品名、数量、规格;血液的发放地和运输的目的地;血液发放日期、时间；负责发放人员的签名；血液接收日期、时间；负责接收人员的签名；血液运输过程中的温度监控记录及所采用的运输设备等。

运输血液前应检查运输设备的性能和状态，达到规定的要求后方可运输。必须采用经过计量鉴定的温度监控设备对血液运输过程进行温度监控。同一运输车运输不同保存温度的血液成分时，应按温度要求进行分隔。采用血液运输箱运输血液时应按不同血液成分运输的温度要求分箱装载，不得在同一运输箱内混装两种不同温度要求的血液或其他无关物品。应定期对血液运输设备的性能和运行状态进行检查，通常采用随机抽检的方式，每月至少应抽检一次，随机抽检的数量为 4 个（不足 4 个的抽检全部），检查内容主要有温度和生物学检测等。

第二节　临床输血流程管理

随着现代医学的不断发展，输血治疗已经成为临床治疗不可或缺的重要手段之一。科学、规范的临床输血流程管理（图 4-1）可以减少人为差错，降低输血反应的发生率，提高医疗机构的整体技术水平。

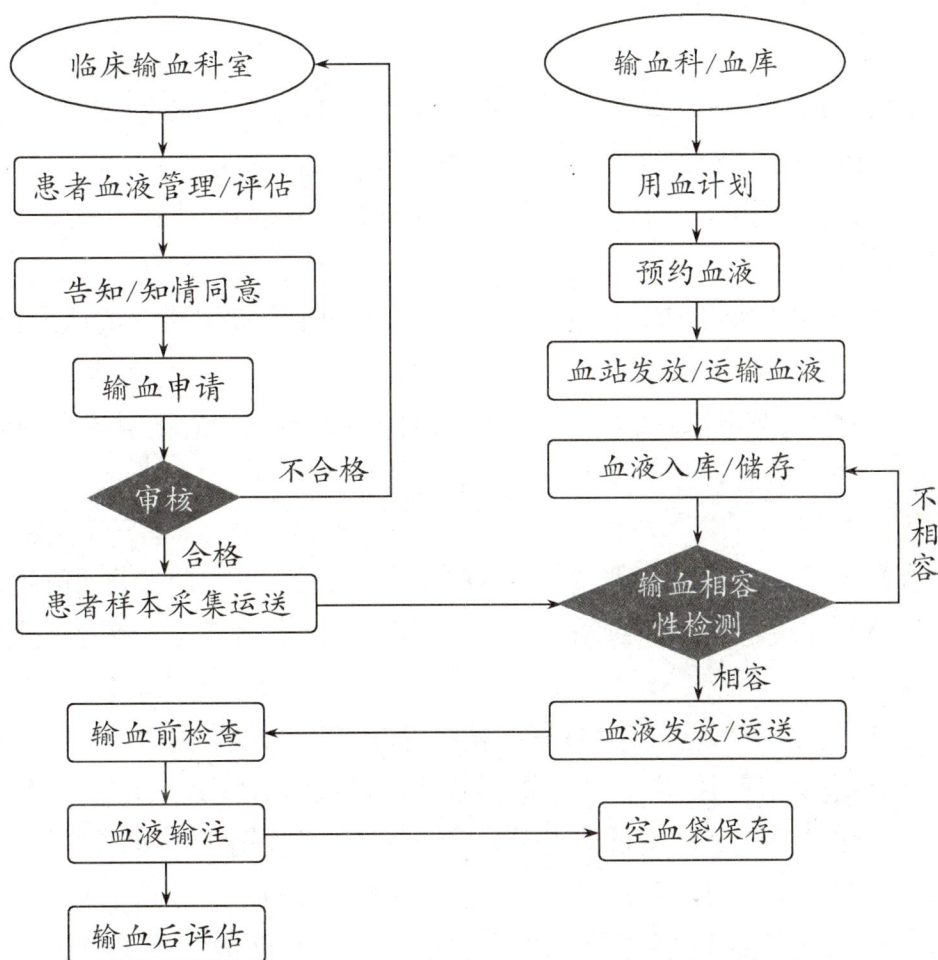

图 4-1　临床输血流程图

一、输血前准备与患者血液管理

输血前,临床医师应对患者的整体状况进行综合评估,判断患者是否具备临床输血的适应证,做出是否须要进行输血治疗的决定。如果确实须要进行输血治疗,应制订出输血治疗方案,征得患者或者亲属的知情同意,并向输血科提交输血申请。

(一)患者血液管理

患者血液管理是以患者为中心,遵守预防为主和循证医学的原则,应用多学科技术和方法,使可能须要输血的患者获得最佳治疗和良好结局。

患者血液管理的主要措施包括治疗贫血、改善凝血功能、避免或减少失血、自体输血、提高机体对贫血和失血的代偿能力以及综合评估输血适应证等。患者血液管理应当多学科协作,由患者的主治医师负责具体实施。

应当加强对老年、贫血、低体重和存在凝血功能障碍等输血可能性大的患者的围手术期管理;对实施急诊手术和复杂手术等可能发生大出血的患者,应当采取安全有效的措施最大限度地减少失血。对非手术患者也应当在输血前积极治疗贫血和纠正凝血功能障碍。

(二)输血前评估

输血前,临床医师应当根据患者的临床表现、失血情况、既往病史、代偿功能、实验室检查结果和患者意愿等进行综合评估,制订输血治疗方案。输血治疗应遵循不可替代、最小剂量和个体化输注原则。只有在符合输血适应证,无替代治疗法且不输血可能影响患者预后时方可输血。

临床医师应严格把握临床输血适应证,明确输血可能给患者带来的风险,确定输血是当前患者治疗的必要手段,并且明确患者在输血过程中一旦发生输血反应所应采取的医疗措施。临床医师应在患者病历和《临床输血申请单》中明确记录患者须要输血的理由。

(三)知情同意

临床输血应遵循知情同意原则,患者有权知道输血的必要性、风险及可能的替代方法等信息,自愿选择和决定是否须要输血。患儿和精神病患者由其父母或者监护人代其行使知情同意权。

输血治疗前,经治医师应向患者或其亲属履行告知义务,告知内容包括输血的目的和必要性、不接受输血治疗可能产生的后果、输血可能产生的输血不良反应、经血液途径感染疾病的可能性以及经过评估选择的需要输注的血液种类和输注方案。征得患者或其近亲属同意后,在《输血治疗同意书》上签名后方可输血。《输血治疗同意书》应存入输血病历统一管理。因抢救生命垂危患者须要紧急用血,且不能征得患者或其近亲属意见的,应以患者的最大利益原则决定输血治疗方案,报经医疗机构负责人或者授权负责人批准后实施。应当在抢救结束后及时将相关过程的具体情况记入病历。

患者拒绝接受输血治疗时,必须亲笔签署书面文件,该文件须记入病历。

(四) 输血申请

1. 常规输血申请　输血申请前应完成血型初检,对患者的基本信息进行审核,内容至少包括患者姓名、性别、年龄、病案号、科室、输血史、妊娠史、移植史、特殊用药史、血型、临床诊断、输血目的、要求输注的血液成分种类和申请量、血型、预订输血时间、实验室检查结果和经血传染病标志物检测结果等,经治医师应逐项、清晰、完整地填写《临床输血申请单》,经上级医师复核签字后,连同受血者血液标本于预订输血日期前送交输血科备血。

特殊种类的血液(如 Rh 阴性血)或者特殊包装规格的血液(如 50ml 或者更小),最好于输血前 2~3d 提交输血申请,以便输血科向采供血机构预约血液。

输血申请单由具有中级以上专业技术职务任职资格的医师填写。同一患者一天输血量在 800ml 以下的,由上级医师核准并签名;同一患者一天输血量在 800~1 600ml 的,经上级医师审核后,由科室主任审核签字;同一患者一天输血量超过 1 600ml 的,还同时须要报告医疗机构医务主管部门审批。

2. 紧急输血申请　紧急情况下,为抢救患者生命,赢得时间,可以采取紧急输血。医疗机构必须制定严格的紧急输血申请程序,明确迅速确认患者身份的方式;开展紧急采集血液标本并正确标识的操作规程;快速填写申请单的要求;快速送达标本和《临床输血申请单》的要求;血液需求的紧急程度、种类、数量、时间;取送血液的人员要求和交接地点等。

二、患者标本的采集、运送与接收

(一) 患者血液标本的采集

血液标本的采集正确与否直接影响着患者的输血安全,采集的血液标本主要用于患者传染病标志物的检测和输血相容性的检测,采集的血液标本要求能代表患者当前免疫学状况,确保血液标本的有效性,防止差错事故发生。

1. 血液标本的采集　血液标本的采集应由经过培训、考核合格的护士或者输血科工作人员完成,采血人员必须具有初级以上专业技术职称。采血试管上粘贴的标签必须包含必要的和唯一的患者信息,至少包括患者姓名、科室、住院号、采血日期等内容。在采集患者标本时,采血人员必须仔细、完整核对输血申请单与病历、医嘱内容的一致性,核对内容包括患者姓名、性别、年龄、住院号、科别、床号等信息,并核对采血针、试管等相关物品,确保其质量合格,在有效期内使用。床旁采集标本前需要两名采血人员再次核对申请单、试管标签与患者腕带标识是否一致,准确无误后按正确的采血方式采集血液标本。为保证血液标本的准确性和唯一性,一位采血人员不能同时采集两位及以上患者的血液标本。

标本采集结束后,应再次核对试管签与输血申请单信息是否一致,标本量是否符合要求,标本有无溶血等内容。采集者和核对者应当在医嘱单或登记本上签字。血液采集后,应立即将试管轻轻颠倒混匀 5~6 次,使血液与抗凝剂充分混匀。

2. 采集量的要求　用于血型鉴定、抗体筛选、交叉配血和抗球蛋白试验的血液标本推荐使用乙二胺四乙酸二钾(Dipotassium EDTA,EDTA-K$_2$)真空抗凝管,采血量不少于 3ml。用于红细胞不规则抗体鉴定的血液标本采血量不少于 5ml。

3. 采血时间的要求　用于输血相容性检测的受血者血液标本应当是输血前 3d 之内采集的标本,确保能代表患者当前的血型血清学免疫状态。输血 24h 后须再次进行血型鉴定、抗体筛选或交叉配血时,应重新抽取血液标本。用于血型初次鉴定和交叉配血的标本应当在不同时间采集,紧急输血例外。

4. 采血部位的要求　如患者为输液患者,原则上应在输液对侧肢体采血,尽量不在输液的同侧肢体采血。如确实须要从输液侧肢体静脉采血,必须先用静脉注射生理盐水冲洗管路,然后抽取前段的 5~10ml 血液弃掉,更换注射器后再抽取血液标本。

5. 血液采集的其他要求　血液采集时应严格无菌操作,保证一人一针,杜绝交叉感染。凡是血液稀释、发生溶血、为乳糜血的血液标本均不能用于交叉配血试验。肝素、右旋糖酐等大分子药物能够干扰交叉配血试验,应该在患者使用药物之前采集标本。血液采集完成后,所产生的医疗废弃物应按相关规定的要求及时妥善处置。

(二)标本的运送

血液标本采集完成后,应由医护人员或指定授权人员及时将血液标本和《临床输血申请单》送交输血科。若采取冷藏条件送检,应避免血液标本与冰盒直接接触,以免发生溶血。必须保证运送过程中的标本安全,要遵循唯一标识原则、生物安全原则和及时运送原则。

采用标本物流传输系统运送标本的,须验证物流系统的可靠性,并明确交接、验收的程序。

(三)标本的接收及处理

血液标本连同输血申请单送达输血科后,送检人员和输血科人员应共同核对血液标本的标签与输血申请单信息是否相符,条形码、编号是否一致,标本容量是否达到要求,标本是否有稀释、溶血等现象。核对检查时,如果发现标本溶血(非原发疾病所致)、凝血、渗漏、稀释、严重乳糜(因代谢障碍所致除外)、血量严重不足,以及输血申请单填写不完整、不规范和标本标识不清或错误等现象的,输血科应该拒收该血液标本,由送检方重新采集标本。

血液标本接收后,应及时将血液标本放置到 2~6℃冰箱内保存,避免标本在室温环境内存放过久,造成标本溶血或污染。每次输血后,受血者和献血者的标本必须保存于 2~6℃冰箱至少 7d,以便出现输血反应时调查使用,7d 后按医疗垃圾进行无害化处理。

三、输血前传染病标志物检测

由于病毒检测存在"窗口期",输血存在感染病毒的风险,由此引发的血源性传播疾病和医疗纠纷时有发生。但是,经血传播疾病的病毒感染途径是多样的,有些患者可能在入院前或接受治疗前就已经被感染。所以,患者在输血前进行肝功能测定和乙型肝炎表面抗原等输血相关病原体标志物检测对于传染病感染的辅助诊断、区分责任、减少医疗纠纷、提醒医务人员有针对性地加强自我防护、防止或减少职业暴露等方面具有十分重要的意义。

常规输血前,医疗机构须要对患者进行谷丙转氨酶、乙型肝炎表面抗原、丙型肝炎病毒抗体、人类免疫缺陷病毒抗体、梅毒螺旋体抗体等进行检查,对患者的血型进行鉴定,相关检测结果应记录于病历中。对于急诊患者、来不及检验者,在输血前要留取标本,及时进行检测,将结果补录到病历中。患者每次入院都要进行经血传染病标志物检测,长期住院患者要定期检测,间隔不能超过 2 个月。经血传染病标志物检测结果不能用"+"或"-"表示,要填写"阳性"或"阴性"。

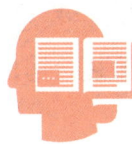

知识拓展

艾滋病的"窗口期"

从人类免疫缺陷病毒感染人体到血液中产生足够量的、能用检测方法检测出的 HIV 抗原、抗体或核酸等感染标志物之前的这段时期,称为窗口期。在窗口期虽测不到人类免疫缺陷病毒的相关感染标志物,但人体内已有人类免疫缺陷病毒,因此处于窗口期的感染者同样具有传染性。

自 1981 年发现艾滋病以来,随着检测手段的不断进步,艾滋病窗口期的定义经历了多次变化。最初在 20 世纪 80—90 年代由于对艾滋病的研究尚处于起步阶段,玛蒂尔德·克里姆(Mathilde Krim)所领导的全美艾滋病研究基金会(American Foundation for Aids Research,AMFAR)在早期的艾滋病研究中提出了艾滋病窗口期为 3 个月的概念,这是针对当时较为落后的检测手段而言,该说法被世界卫生组织所采纳,同时被编写入世界各国的医学教科书。当酶联免疫吸附试验和双抗原夹心法等艾滋病抗体检测手段出现后,艾滋病窗口期已经缩短到最为保守的艾滋病抗体峰值出现的 6 周。随着艾滋病检测技术不断发展,目前广泛采用的第四代双抗原夹心法和酶联免疫吸附试验、化学发光免疫分析以及血液核酸筛查等检测手段已经可以将艾滋病的窗口期缩短到 8~14d。

四、输血相容性检测技术

输血相容性检测是依据临床输血开展的检测项目,对检测结果进行综合分析,判断献血者与患者血液是否匹配的过程。输血前进行输血相容性试验,目的是使输入的献血者红细胞成分在受血者体内不被破坏,输入的血浆成分不破坏受血者的红细胞,确保献血者和受血者的血液相容。输血相容性检测项目包括献血者和受血者的 ABO 血型(正定型、反定型)鉴定,RhD 血型鉴定,抗体筛查和交叉配血试验等。

(一) ABO 血型和 RhD 血型鉴定

人类血型系统非常复杂,输血时如果血型不合会导致同种免疫反应,轻则使输血无效,重则危及患者生命。在各类血型中,A、B 抗原性最强,RhD 抗原性次之。当受血者接受了自身所缺少的 A、B 抗原后,几乎都会发生特异性同种免疫反应。50%~70% 的 RhD 抗原阴性者接受了 RhD 抗原阳性血液后会产生抗 D 抗体。RhD 阴性患者如果产生抗 D 抗体,再次接触相应抗原,就会发生迟发性溶血反应。Rh 血型抗体主要是 IgG 类,可通过胎盘而导致新生儿溶血病。因此输血前必须进行受血者和献血者的 ABO 和 Rh 血型的定型试验。交叉配血时要进行受血者和献血者的 ABO 血型和 Rh 血型复查。除非紧急特殊用血,患者必须选择 ABO、RhD 血型同型的血液输注。任何定型试验结果产生疑问,都应当在输血前给予解决。

血型鉴定时,通常采用试管法、微孔板法、微柱凝集法、分子生物学法等进行。当 ABO 正反定型不符时,应进行疑难血型鉴定,正定型可增加抗 A_1 抗体、抗 H 抗体和抗 AB 抗体鉴定,反定型可增加 A_2、O 细胞进行检测,必要时可增加吸收放散试验、增强敏感性检测技术和分子生物学鉴定等。RhD 阴性和弱 D 患者宜使用间接抗球蛋白试验或分子生物学鉴定方法进行确认。

(二) 不规则抗体筛查

不规则抗体也称为意外抗体,是指抗 A 抗体、抗 B 抗体以外的血型抗体。有 0.3%~2% 的住院患者血清中含有意外抗体,通常可能是由妊娠、输血或注射药物等原因所引起。输血过程中,不规则抗体有可能会导致交叉配血不合,也可能会引起急性、迟发性溶血性输血反应,危及患者生命。对孕妇而言,不规则抗体有可能会引起新生儿溶血病,影响胎儿的发育,甚至危及新生儿的生命安全。因此,不规则抗体筛查具有重要的临床意义。

对于交叉配血不合、有输血史、妊娠史或短期内须要接受多次输血的患者必须做抗体筛查试验。当检测到不规则抗体时,应用患者的血清或血浆和已知表型的试剂红细胞来检测和确定抗体的特异性。当患者检测出有临床意义的抗体时,必须寻找相应的抗原阴性红细胞血液为患者做交叉配血试验,交叉配血结果无凝集无溶血的可以进行输注。

抗体筛查试验的目的是检测受检血清(或血浆)中是否存在不规则抗体,通常选择 2

个或 3 个具有能覆盖常见的、有临床意义的血型抗原的 O 型红细胞,检测患者血清中有反应活性的抗体。不规则抗体筛查试验方法包括盐水介质试验、经典抗人球蛋白试验、聚凝胺法、微柱凝胶技术等方法。

(三) 交叉配血试验

将献血者的红细胞、血清分别与受血者的血清、红细胞混合,观察有无溶血或凝集,称为交叉配血试验。交叉配血的目的是进一步验证 ABO、RhD 血型鉴定是否正确,检测受血者、献血者血液之间是否存在不配合的抗原、抗体成分,防止溶血性输血反应的发生。

交叉配血试验包括:

1. 主侧交叉配血　将受血者血清(或血浆)与献血者红细胞在相应的介质内进行混合,观察是否溶血、有无凝集反应。

2. 次侧交叉配血　将献血者血清(或血浆)与受血者红细胞在相应的介质内进行混合,观察是否溶血、有无凝集反应。

交叉配血采用的方法必须能清晰准确地观察到有临床意义的红细胞抗原-抗体反应。根据所使用的介质不同,通常可选用低离子凝聚胺介质试验、抗球蛋白介质试验、微柱凝胶抗人球蛋白试验、盐水介质试验和酶介质试验等。凝聚胺介质试验和微柱凝胶试验具有较好的敏感度和特异性。盐水介质试验不应单独使用。

如果献血者和患者 ABO、RhD 血型相同,且主侧配血和次侧配血均无凝集和溶血,称之为配血相合。如果献血者和患者 ABO 血型相同或不同,输注含红细胞的血液成分,主侧配血无凝集和无溶血;输注含血浆的血液成分,次侧配血无凝集和无溶血;RhD 血型相同或不同,主、次侧配血均无凝集和溶血,称之为配血相容。当交叉配血不合时,可通过对红细胞的不规则抗体筛查和自身对照的结果进行回顾性分析。

输血科应当按照输血申请选择相应的检测项目。当申请输注红细胞成分时,应检测的项目:①患者 ABO 血型正定型、反定型,RhD 血型和抗体筛查;②献血者 ABO 血型复检,RhD 阴性的献血者红细胞成分应当进行 RhD 血型复检;③必要时加做献血者抗体筛查;④主、次侧交叉配血。

在申请输注血浆成分时,应检测项目:①患者 ABO 血型正定型、反定型和 RhD 血型;②献血者 ABO 血型反定型复检;③必要时加做献血者抗体筛查。

在申请输注血小板成分时,应检测项目:①患者 ABO 血型正定型、反定型和 RhD 血型;②献血者 ABO 血型反定型复检;③必要时加做献血者抗体筛查;④手工制备血小板应进行交叉配血试验;⑤必要时可增加患者白细胞抗体和血小板抗体检测。

检测后的血液标本应放置到 2~6℃冰箱内隔离保存至少 7d,以便对输血不良反应追查原因。在输血相容性检测结束后,应由具备资质的专业技术人员核对全部检测项目和检测结果,全部正确无误后,按照规定的方式签发检测报告。检测报告通常应包括检测实验室名称、标本信息、送检日期、检测项目、检测方法、检测结果、检测人、检测日期、复核人签名、报告人签名、报告日期等信息。

五、血液的发放

血液发放前输血科工作人员应再次核对即将发放的血液标识与交叉配血记录单的一致性，核实与输血申请单的一致性，并检查核对血液的外观、质量和有效期。血液发放时，应记录血液发放的日期、时间，明确血液运送的方法、目的地和运送人等信息。

血液发放前输血科应对血袋做目视检查，凡有下列情形之一的，一律不得发出：

1. 标签破损、脱落、字迹不清。

2. 血袋有破损、渗漏。

3. 血液中有明显凝块。

4. 血液呈重度乳糜状或暗灰色。

5. 血浆中有明显气泡、絮状物或粗大颗粒。

6. 血袋未摇动时血浆层与红细胞的界面不清或交界面上出现溶血。

7. 红细胞层呈紫红色。

8. 过期或其他须查证的情况。

冰冻血浆与冷沉淀发放前要使用 37℃专用设备融化后方可发往临床，不得反复冻融。由于血液是特殊的生物制剂，需要严格的保存条件，所以血液发出后要尽快使用，血液一经发出后原则上不得退回输血科。为避免血液浪费，如果特殊情况下，确须退回血液，应制订严格的血液退回程序，确保血液质量安全。

血液由输血科发放给临床科室时，应由医护人员或者经过培训考核合格的、得到授权的专业人员领取，其他人员或患者家属都不得领取运送血液。取血与发血的双方必须共同查对患者姓名、性别、年龄、住院号（或门急诊号）、床号、血液制剂的种类和标示量、血型、血液有效期及交叉配血结果、血量、血液的外观。双方共同检查血袋有无破损渗漏，血液颜色、形态是否正常，血袋标签、相容性标签是否清晰完整等。核对检查准确无误后，双方共同签字确认后方可发出。

应使用专用运输箱运送血液，确保血液保存于正确的温度范围内。血液发出后，患者和献血者的血液标本至少应在 2~6℃继续保存 7d，以便调查输血不良反应。

六、血液输注

血液取回后应尽快输用，临床科室不得自行贮血。全血和红细胞制品应在离开冰箱后 30min 内开始输注，4h 内输完。输血前，医护人员应重新核对输血医嘱，并确认患者或者其亲属已经签署了《输血治疗同意书》。输血时应由两名医护人员共同检查血液质量，确认血袋无破损渗漏，血液颜色正常，血液种类、血型、血量与医嘱相符。核对受血者信息、血液信息、输血记录单及以上三者间的信息是否一致,再次明确交叉配血结果是否相合。两名医护人员共同在患者床旁核对患者的姓名、性别、年龄、住院号(或门急诊号)、床号、血液种类、血液有效期、血型、交叉配血结果等以及腕带上的身份信息,确认与交叉配血报告相符,并询问患者姓名、年龄、输血史和血型等信息,核对准确无误后,方可进行输血。信息核对过程不得中断,一旦中断后应重新核对所有信息。使用电子设备核对患者信息,须再次进行人工核对。

输血时应选择合适的带有过滤装置的输血器,应检查输血器是否在有效期内。输血器不得重复使用、交叉使用,避免引起交叉污染。应尽量选择较粗大的外周静脉进行输血,避免因血管原因影响输血速度。输用前将血袋内的成分轻轻混匀,避免剧烈振荡。血液内不得加入其他药物,如需稀释只能用静脉注射生理盐水。输血前、后用静脉注射生理盐水冲洗输血管道。当连续输用不同献血者的血液时,前一袋血液制品输尽后,要用静脉注射生理盐水冲洗输血器,再继续下一袋血液制品的输注。当连续输血时,输血器至少应12h 更换一次,或者每输注 4 个单位全血或红细胞更换一次,以减少输血并发症。每次输注血小板前均应更换输血器。

输血时应选择合适的输血速度。输血速度取决于受血者的年龄、病情以及输注的血液成分。通常遵循先慢后快的原则,输血开始前 15min 应保持一个较慢的速度(1~2ml/min),并严密观察病情变化,若无不良反应,可加快输血速度(如 5~10ml/min)。某些特定情况下(如大出血),红细胞应尽快输注。输血过程中应定时巡视,确保血液输注通畅,监测并记录患者的体温、脉搏、呼吸和血压等,并严密观察受血者有无输血不良反应。通常在输血开始前 1h 内、输血后 15min、输血过程中以及输血结束 4h 内,每隔 1h 及时观察受血者的临床表现和生命体征变化。如出现寒战、发热、疼痛或呼吸急促等异常情况应立即停止输血,使用 0.9% 氯化钠注射液维持静脉通路,积极救治受血者,并做好观察和记录,事后应及时将相关情况向有关部门报告,并调查分析原因。

输血完毕后,医护人员将输血记录单粘贴在病历中,将输血后的空血袋交回输血科 2~6℃冰箱保存至少 1d,然后由输血科按照医疗废物管理规定处理。发生输血反应的应填写输血反应报告单,应定期统计分析输血反应的发生情况。

七、输血后评估

医疗机构应建立有效的临床用血评价制度。输血后由临床医师及时评价输血治疗效果,根据评价结果调整治疗方案。输血后疗效评估通常包括急性失血或慢性贫血患者输注红细胞后缺氧状态是否改善;血红蛋白是否达到预期的水平;凝血功能障碍患者输注新鲜冰冻血浆和/或冷沉淀后,出血是否停止或凝血指标是否改善等。

对于未达到预期输血治疗效果的患者要查找原因,消除影响因素,研究确定下一步的治疗措施。

　　严谨科学的流程管理是保障血液质量、提高临床输血技术水平的不可或缺的手段。从血液采集后的出入库,到血液的储存和运输,再到临床用血的评估、申请、审批、检测、输血、输血后评价等一系列流程和环节都关系着临床输血的治疗效果,关系着患者的生命安全,任何一个环节出现差错,都有可能带来不可估量的严重后果。因此,必须建立全过程的质量控制体系,对所有的环节加以监督、约束和控制,对过程中涉及的人员、方法、设备、耗材、信息等因素加以严格控制,确保临床用血的安全、及时有效。

　　本章的学习重点是掌握血液储存,血液发放,患者标本的采集、运送与接收,输血相容性检测技术等内容。熟悉血液出入库管理,血液运输,输血前准备与患者血液管理,血液输注,输血后疗效评估等内容。学习难点是在上述环节和过程中各类信息的核对以及输血相容性检测的方法选择、准确度把控。

　　在学习过程中必须准确掌握临床输血流程中涉及的环节内容,培养和树立严谨、科学、细致的输血管理理念。

(杨　建)

思考与练习

一、名词解释

1. 冷链
2. 输血相容性检测

二、简答题

1. 输血科目视检查血液出现哪些情形,血液不能发放给临床?

2. 常规输血前,医疗机构须要对患者进行哪些检查?

3. 输血前进行输血相容性试验,目的是什么? 输血相容性检测项目包括什么?

4. 什么是不规则抗体? 输血时,筛查不规则抗体的意义是什么?

5. 不同血液及成分制剂通常所采用的运输方式有哪几种?

第五章 | 临床输血

05章 数字内容

1. 掌握全血中的主要有效成分；临床上常用的红细胞制剂及适应证。
2. 熟悉新鲜冰冻血浆的成分及适应证；血小板输注的适应证；自体输血技术和其他特殊输血的临床应用。
3. 了解冷沉淀中的成分及适应证；血浆制品的输注；特殊疾病输血的血液制品选择。

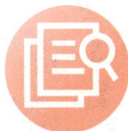

案例导入

　　患者,女,19 岁,务工人员,因月经过多,倦怠无力,气促一周,伴眩晕,出冷汗 1d 来院就诊。实验室检查:面色苍白,BP 90/50mmHg,P 110 次/min,心肺及其他检查未见异常。急诊检查:血常规示 Hb 51g/L,WBC $4.9×10^9$/L,PLT $301×10^9$/L;血型:O 型,RhD(+);妇科 B 超及阴道检查未见异常。初步诊断:重度失血性贫血。

　　请思考:

1. 此患者有必要输血吗?
2. 如何输血?
3. 输血后可能会有什么样的预期结果?

第一节　全血输注和成分输血

　　输血分为全血输注和成分输血。全血输注目前已很少应用,取而代之的是各种成分输血。

成分输血是指用物理或化学的方法将血液各种成分有效分离、提纯,分别制备成高浓度、高效价、低容量的成分血,根据患者的病情,补充所需血液成分的输血方法。成分输血具有反应少(安全)、疗效高(有效)、经济合理(节约)以及利于保存的优点,既节约了血液资源,提高血液利用效率,又减少输血反应的发生,提高输血疗效。所以,成分输血是当今输血技术的发展趋势,也是输血现代化的重要标志之一。成分输血的原则是只给患者输注其需要的血液成分,从而避免或减少输注患者不需要的血液成分,降低输血不良反应与输血传播病毒的风险。常用成分输血的种类、规格、特点、适应证见表5-1。

表5-1 常用成分输血的种类、规格、特点、适应证

血液制品种类	规格	特点	适应证
浓缩红细胞	1U/袋或2U/袋	每袋含200ml全血中全部红细胞,总量110~120ml,HCT为0.70~0.80L/L,携氧能力同200ml全血	①各种急性失血;②各种慢性贫血;③高钾血症,肝、肾、心功能障碍;④患儿、老年患者输血
洗涤红细胞	1U/袋或2U/袋	每袋血含170~190ml,含少量血浆,无白细胞和血小板,去除了肝炎病毒和抗血型抗体	①对血浆蛋白有过敏反应的贫血患者;②自身免疫性溶血性贫血患者;③阵发性睡眠性血红蛋白尿症患者;④高钾血症及肝肾功能障碍须要输血者
去白细胞红细胞	1U/袋或2U/袋	去除了90%的白细胞	①多次输血后产生白细胞抗体者及预期需长时间或反复输血者;②防止产生白细胞抗体的输血(如器官移植的患者)
血小板制剂	机采法:一个治疗量/袋150~250ml 手工法:1U/袋(25~30ml)	机采法每袋平均含血小板2.5×10^{11}个,残留红细胞和白细胞少、血小板纯度高、输血副反应小、产生血小板抗体机遇小,输注疗效好,输血安全性高;手工法每袋含血小板0.2×10^{11}个,还含有较多数量的白细胞和红细胞	①血小板计数低于20×10^9/L伴出血者;②血小板不低而功能障碍引起出血者;③大量出血、输液引起血小板稀释伴出血者;④各种手术血小板数应提升到至少50×10^9/L,关键部位(如脑、眼睛)手术,血小板数应提升到100×10^9/L
悬浮红细胞	1U/袋或2U/袋	全血离心后去除血浆,加入适量红细胞添加剂后制成	同CRBC
冰冻红细胞	1U/袋或2U/袋	白细胞去除率>98%,血浆去除率>99%,红细胞回收率>80%,残余甘油<1%	①同CRBC、洗涤红细胞(washed red blood cells,WRBC);②稀有血型患者输血;③新生儿溶血病换血;④自身输血

血液制品种类	规格	特点	适应证
辐照红细胞	1U/袋或2U/袋	经有效的、受控制的辐照杀灭全血或血液成分中的淋巴细胞,而其他血液成分不受影响	①同 CRBC、WRBC;②免疫低下倾向的患者;③老年患者、孕妇、患儿输血;④免疫缺陷或接受免疫抑制治疗的患者输血;⑤器官、骨髓移植患者输血
浓缩粒细胞	粒细胞$\geq 1\times 10^{10}$/袋(50~60ml)	粒细胞纯度高、输血副反应小、产生粒细胞抗体机遇小,输注疗效好,输血安全性高	中性粒细胞数低于 0.5×10^9/L,并发细菌感染,抗生素48h治疗无效
新鲜冰冻血浆	每袋 25ml、50ml、100ml、200ml 等	含全部凝血因子,血浆蛋白60~80g/L,纤维蛋白原2~4g/L,FⅧ0.7IU/ml	①补充凝血因子;②烧伤、人工肝治疗、血浆置换
普通冰冻血浆	同 FFP	除缺乏不稳定 FⅤ和 FⅧ外,其余成分同 FFP	除不能用于 FⅤ、FⅧ缺乏的替代治疗外,其他同 FFP
冷沉淀	20~30ml/袋	每袋由 200ml 新鲜冰冻血浆制成,含纤维蛋白原>150mg,FⅧ 80~120U	血友病 A、血管性血友病、纤维蛋白原缺乏血症

在临床输血前一定要严格掌握输血适应证,实施限制性输血策略,可输可不输的,坚决不输;开展成分输血,做到缺什么补什么;尽量输少白细胞的成分血,最好采用第三代白细胞滤器,滤除其中的白细胞;应用细胞因子促红细胞生成素、粒细胞集落刺激因子、粒细胞-巨噬细胞集落刺激因子等以减少输血;提倡自体输血,加强患者血液管理;有条件者输注辐照的红细胞或血小板等,减少输血传播病毒的危险,提高临床输血安全性。

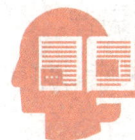

知识拓展

是否输血——美国血库协会的建议

决定是否输血应同时结合患者的临床症状和血红蛋白浓度。美国血库协会(AABB)的建议:①对于病情稳定的住院患者可以实施限制性输血策略;对于 ICU 的成人患者和患儿,Hb≤70g/L 时考虑输血;对于外科手术患者,当 Hb≤80g/L 或有临床症状时考虑输血;②对于已有心血管疾病的血流动力学稳定住院患者也可以实施限制性输血策略,当有临床症状或者当 Hb≤80g/L 时考虑输血;③对于稳定的急性冠脉综合征的住院患者,AABB 无法给出建议以及开放性输血策略或限制性输血血流动力学策略的阈值。

一、全血输注

全血是指将人体一定量的血液采集入含有抗凝保存液的血袋中,不做任何加工的一种血液制剂。我国规定 200ml 全血为 1 个单位。全血的有效成分主要是红细胞、血浆蛋白和部分稳定的凝血因子。其主要功能为载氧功能、调节免疫、防御功能、止血及促凝血功能、维持渗透压等。目前全血主要用于分离血液成分的原料,各种纯度高、疗效好的血液成分制剂已基本上取代全血的临床应用。

(一)全血输注的优点与适应证

1. 优点　含有近一半的红细胞和一半多的血浆和保存液,输注时较流畅。

2. 适应证

(1) 主要是同时须要补充红细胞和血容量的患者,失血量超过自身总血容量的 30%,并伴有明显休克症状时,如各种原因所致的产后大出血、大手术或严重创伤等,在补充晶体溶液和胶体溶液的基础上,可输注全血。

(2) 全血置换(新生儿溶血病)。

(二)全血输注的缺点和禁忌证

1. 缺点

(1) 由于血浆存在,易引起输血过敏反应。

(2) 白细胞、血小板、血浆蛋白可致敏患者,产生相应的抗体,从而引起发热性非溶血性输血反应。

(3) 血浆存在,容量较大,对某些患者可引起输血相关性循环超负荷而发生心力衰竭。

(4) 全血内血浆含有高浓度的抗凝剂、酸、钾、增塑剂、氨等,大量输注可引起中毒。

(5) 全血内的各成分相对量少,达不到预期的疗效。

2. 禁忌证

(1) 心功能不全或心力衰竭的贫血患者,以及婴幼儿、老年人、慢性病体质虚弱者。

(2) 须长期或反复输血的患者(再生障碍性贫血、阵发性睡眠性血红蛋白尿症、地中海贫血、白血病等)。

(3) 对血浆蛋白已致敏,如缺 IgA 而已产生抗 IgA 抗体的患者;对血浆内某种反应原敏感的患者。

(4) 由于以往输血或妊娠已产生白细胞或血小板抗体的患者。

(5) 血容量正常的慢性贫血患者。

(6) 可能实行造血干细胞移植及其他器官移植患者。

(7) 适用于各种成分输血的情况均应视为全血输注的相对禁忌证。

(三)全血输注的剂量及用法

1. 剂量　全血输注的剂量根据病情、输血适应证、年龄、患者一般状况以及心肺功能等决定。60kg 体重的成人每输入 1 个单位全血可提高血红蛋白 5g/L；患儿按 6ml/kg 输入，大约可提高血红蛋白 10g/L。新生儿溶血病须要换血时，应根据病情选择合适的血液成分制剂，若应用全血进行换血治疗时应注意掌握出入量平衡。

2. 用法　全血输注时应用标准输血器，最好使用白细胞过滤器，特殊患者还应进行血液辐照处理，以减少输血不良反应。输全血的速度应根据患者具体情况进行调整，通常开始时输血速度应较慢，一般为 5ml/min，数分钟后可适当调快，1 个单位全血多控制在 30~40min 输完较适宜；严重急性失血患者输血速度可加快，婴幼儿、心功能不全以及老年患者输血速度应减慢。

二、红细胞输注

红细胞输注是根据患者具体病情，选择不同类型红细胞制剂进行输血治疗，其主要目的是补充红细胞、纠正贫血、增强血液运氧能力，改善组织供氧。红细胞输注适用于循环红细胞总量减少致运氧能力不足或组织缺氧而有临床症状的患者，也可用于输注晶体溶液/胶体溶液无效的急性失血，尤为适宜于心功能不全的贫血患者（减少心肺负荷）。红细胞输注是现代成分输血水平的最主要标志之一。在输血技术水平较高的国家和地区，红细胞输注率在 95% 以上。

临床上不同患者对氧的需求存在显著的个体差异，红细胞输注决定应结合临床评估而不仅根据实验室数据。血红蛋白浓度在决定是否须要输注红细胞中有重要的参考价值，但不是决定性指标，应综合考虑患者一般情况和创伤程度、预计失血量及速度、贫血原因及其严重程度、代偿能力等因素，充分权衡输血利弊，决定是否输注并选择合适类型的红细胞制剂等。红细胞制剂包括悬浮红细胞、悬浮少白细胞红细胞、浓缩红细胞、洗涤红细胞等。

1. 悬浮红细胞输注　悬浮红细胞（suspended red blood cell, SRBC）是从全血中尽量移除血浆后制成的高浓缩红细胞，并加入专门针对红细胞设计的添加剂，使红细胞在体外保存效果更好，静脉输注流畅，一般不需要再输注前另外加入生理盐水稀释。其保存期随添加剂配方不同而异，一般可保存 21~42d。

悬浮红细胞的适应证广，适用于：①外伤或手术引起的急性失血须要输血者；②心、肾、肝功能不全须要输血者；③血容量正常的慢性贫血须要输血者；④慢性贫血的儿童等。

2. 浓缩红细胞输注　浓缩红细胞（concentrated red blood cell, CRBC）与全血相比主要是从全血中去除了血浆，但具有与全血相同的携氧能力。浓缩红细胞应用于心、肝、肾功能不全的患者比用全血更为优越和安全，可降低输血相关性循环超负荷的危险，也可减轻机体的代谢负担。由于浓缩红细胞过于黏稠、临床输注困难、无红细胞保存液，现在采供血机构已较少提供。

3. 悬浮少白细胞红细胞输注　少白细胞红细胞(leukocyte-poor red blood cell，LPRC)是在血液采集后通过特制的白细胞过滤器，利用吸附或阻挡白细胞等原理，将白细胞除去后制备的红细胞制剂。白细胞清除率和红细胞回收率都很高，输血不良反应少，在发达国家已逐渐替代悬浮红细胞。输注该制品不能预防输血相关移植物抗宿主病，因此有条件者仍应对血液成分制品进行辐照处理。

少白细胞红细胞主要用于：①须要反复输血的如再生障碍性贫血、珠蛋白生成障碍性贫血、白血病等患者，以预防白细胞或血小板抗体的产生；②准备做器官移植，特别是造血干细胞移植的患者；③由于反复输血或妊娠已产生白细胞或血小板抗体引起发热性非溶血性输血反应的患者或接连发生两次原因不明的输血发热反应的患者。

4. 洗涤红细胞输注　洗涤红细胞(washed red blood cell，WRBC)已去除80%以上白细胞和99%血浆，保留了至少70%红细胞。输注该制品可显著降低输血不良反应的发生率。该制品宜在6h内输注，不易保存，因故未能及时输用只能在4℃保存12h。洗涤红细胞主要用于：①输入全血或血浆后发生过敏反应的患者；②自身免疫性溶血病患者，例如先天性自身免疫性溶血病和阵发性睡眠性血红蛋白尿症等；③高钾血症及肝、肾功能障碍须要输血的患者等。

5. 冰冻红细胞输注　冰冻红细胞(frozen red blood cell，FRBC)又称为冰冻解冻去甘油红细胞，是利用高浓度甘油溶液作为红细胞冷冻保护剂，在−80~−65℃下保存，须要使用时再进行解冻、洗涤去甘油处理后的特殊红细胞制剂。解冻红细胞经复温，洗涤后应在24h尽快输注。除与上述洗涤红细胞的适应证相同之外，目前主要用于稀有血型患者输血、突发事件下的血液供应、肿瘤放疗和化疗、患者的自体回输等。该制品解冻时应注意取出红细胞制剂要迅速浸入37~40℃水中，血袋一定要被水浴箱水浸没，后不断摇动，加速其融化，但不能用力去挤压血袋。

6. 辐照红细胞输注　辐照红细胞(radiated red blood cell，IRBC)不是单独的红细胞制剂，而是对各种红细胞制剂，均须用(15~30Gy)进行辐照处理，杀灭其中有免疫活性的淋巴细胞，达到预防输血相关移植物抗宿主病的目的。辐照红细胞主要适用于有免疫缺陷或免疫抑制者、造血干细胞移植后患者输血、新生儿换血、宫内输血、选择近亲献血者血液的输血者等。

7. 年轻红细胞输注　大多为网织红细胞，其体积大而比重轻，故可用血细胞成分单采机进行分离收集。它是网织红细胞数量和酶活性相对增高，且平均年龄较小的一种新的血液成分。它主要用于须要长期、反复输血的患者，使输血间隔延长，减少输血次数，从而减少或延缓因输血过多所致继发性血色病的发生。

8. 剂量及用法

(1) 剂：根据病情而定，成年患者如无出血或溶血，1个单位红细胞制剂可提高血红蛋白5g/L。原则上无须提高血红蛋白浓度至正常水平，以能改善和满足组织器官供氧即可，通常提高血红蛋白浓度到80~100g/L。洗涤红细胞在洗涤过程中损失部分红细胞,输注剂量应比其他类型红细胞制剂大一些。有人推荐患儿剂量为所需要的血量(ml)=0.6×增加血红蛋白(g/L)×体重(kg);另有人认为,婴儿按10ml/kg输注红细胞可使血红蛋白浓度提高约30g/L。

(2)用法:根据病情决定输注速度,通常红细胞输注速度宜慢,不宜太快。成人输注1个单位红细胞制剂不应超过4h,但也不应小于1h,或按1~3ml/(kg·h)速度输注。心、肝、肾功能不全者,年老体弱者,新生儿及婴幼儿,输注速度宜更慢,或按不超过1ml/(kg·h)速度输注,以免发生输血相关性循环超负荷(transfusion-associated circulatory overload,TACO),而急性大量失血患者应加快输血速度。当输注红细胞制剂时,除必要时可以加入生理盐水外,不允许加入任何药物。

三、血小板输注

血小板输注主要用于预防和治疗血小板数量或功能异常所致出血,以恢复和维持机体止常止血和凝血功能。根据制备方法不同,血小板制品有两大类,一种是手工法,通过对采集的全血离心分离出的浓缩血小板;一种是利用血液分离机采集的单个献血者的单采血小板。目前我国规定手工法由200ml全血制备的浓缩血小板为1个单位,所含血小板数量应≥$2.0×10^{10}$;血细胞分离机采集的单个供者浓缩血小板规定为单采血小板1个单位(袋),即为1个治疗量,所含血小板数量应≥$2.5×10^{11}$个。手工分离的浓缩血小板、单采血小板于(22±2)℃振荡条件下分别可保存24h和5d。手工制备的血小板混入的白细胞和红细胞则较多;而单采血小板浓度高、纯度高,白细胞和红细胞含量少,输注后可快速提高血小板计数,显著降低血小板无效输注发生概率。

1. 适应证 临床医师应根据患者的病情、血小板的数量和功能以及引起血小板减少的原因等因素综合考虑是否输注血小板。如血小板数在$60×10^9$/L以上时,常无明显出血;在$(20~60)×10^9$/L时,自发性出血也少见,不须要进行预防性血小板输注;如血小板数在$20×10^9$/L以下,出血才常见;主要是在$5×10^9$/L以下,出血的危险性明显增加,也有颅内出血的可能。因此,一般以$20×10^9$/L以下为阈值。同时伴有牙龈出血、尿血、便血等严重出血时,是血小板输血的适应证。据美国血库协会调查发现超过70%的血小板输注是预防性的,只有不足30%为治疗性输注,用于止血目的。

(1)预防性血小板输注:预防性血小板输注可显著降低血小板计数低下患者出血的概率和程度,特别是减少颅内出血和内脏大出血的危险性,降低病死率,具有显著的临床疗效。若血小板计数低下并伴有血小板破坏或消耗增加的因素如感染、发热、败血症、抗凝剂治疗、凝血功能紊乱(如DIC)、肝衰竭等,发生出血的危险性则更大。因此,预防性血小板输注在血小板输注中占主导地位,但仅限于出血危险性大的患者,不可滥用。

各种慢性血小板生成不良性疾病如再生障碍性贫血、恶性血液病、大剂量放疗和化疗后、造血干细胞移植后等引起的血小板减少,输注血小板使之提高到某一水平,防止出血。

当血小板计数低于 $5 \times 10^9/L$ 时,无论有无明显出血都应及时输注血小板,预防发生颅内出血。若血小板计数低下患者须手术或侵入性检查,血小板计数 $\leq 50 \times 10^9/L$ 者须预防性输注血小板,同时应考虑手术部位(是否利于压迫止血)和手术大小,脑部或眼部手术须提高患者血小板计数 $>100 \times 10^9/L$。

(2) 治疗性血小板输注:治疗性血小板输注用于治疗存在活动性出血的血小板减少患者:①血小板生成障碍:引起的血小板减少性出血,一般以 $20 \times 10^9/L$ 以下为阈值。②大量输血所致的血小板稀释性减少:血小板计数低于 $50 \times 10^9/L$ 伴有严重出血者。③感染和弥散性血管内凝血:严重感染特别是革兰氏阴性菌感染者,血小板计数低下是常见并发症,可能由于血小板寿命缩短,或骨髓造血受抑,或两者兼而有之。若血小板计数降至极低水平并引起出血,则须输注血小板且起始剂量应加大。对于 DIC 首先应针对病因治疗,若是血小板计数降低引起的出血,应输注血小板。④特发性血小板减少性紫癜(ITP):ITP 患者体内存在针对血小板的自身抗体,在体外可与多数人血小板起反应。ITP 患者输注血小板后血小板寿命显著降低,甚至使低下的血小板计数降至更低,因此 ITP 患者输注血小板应严格掌握适应证:①脾切除等手术的术前或术中有严重出血者;②血小板计数低于 $20 \times 10^9/L$ 并伴有出血可能危及生命者。若输注前应用静脉注射免疫球蛋白可延长输入血小板的寿命。⑤血小板功能异常所致严重出血:有的患者,如巨大血小板综合征、血小板病患者等,虽然血小板计数正常,但功能异常。当这些患者出现威胁生命的严重出血时,须要及时输注血小板以控制出血。

2. 禁忌证　肝素诱导性血小板减少症(heparin-induced thrombocytopenia,HIT)、血栓性血小板减少性紫癜(thrombotic thrombocytopenic purpura,TTP)、溶血性尿毒综合征(hemolytic-uremic syndrome,HUS)均为血小板输注的禁忌证。HIT 是药物诱导的免疫性血小板减少症,常引起严重血栓,故不应输注血小板。TTP 患者血小板计数极低,可能是由于血栓形成消耗大量血小板所致,输注血小板可能加重 TTP,除非有威胁生命的出血,否则是禁忌使用的,因为血小板输注后可促进血栓形成而使病情加重,因此可通过血浆输注、血浆置换和药物等治疗 TTP。

3. 剂量及用法

(1) 剂量:血小板输注的剂量和频率取决于个体情况,视病情而定。成人预防性输注血小板时,推荐使用一个治疗量,若不出现血小板无效输注,这将使体内血小板计数增加 $20 \times 10^9/L$。当血小板用于治疗活动性出血,可能需要更大剂量;年龄较小的患儿($<20kg$),输注 $10 \sim 15ml/kg$ 直至一个治疗量的血小板;年龄较大的患儿,输注一个治疗量的血小板。若患者存在脾大、感染、DIC 等导致血小板减少的非免疫因素,输注剂量要适当加大。

(2) 用法:血小板输注要求:①ABO 血型相合;②Rh 阴性患者须要输注 Rh 阴性血小板;③血小板输注应使用过滤器(滤网直径为 $170\mu m$);④严禁向血小板中添加任何溶液和药物;⑤输注前要轻摇血袋、混匀,以患者可以耐受的最快速度输入;⑥因故未能及时输注不能放冰箱,可在室温下短暂放置,最好置于血小板振荡箱保存。

4. 特制血小板制剂

(1) 移除大部分血浆的血小板:适用于不能耐受过多液体的患儿及心功能不全患者,也适用于对血浆蛋白过敏者。

(2) 洗涤血小板:将单采血小板通过洗涤去除血浆蛋白等成分,防止血浆蛋白引起的过敏反应,增强输注效果,适用于对血浆蛋白过敏者。

(3) 少白细胞血小板:在单采血小板过程中、血小板储存前或输注时滤除白细胞,可大大降低其中的白细胞含量,预防发热性非溶血性输血反应、HLA 同种免疫和亲白细胞病毒,如巨细胞病毒、人类嗜 T 淋巴细胞病毒的感染,主要适用于须要反复输注血小板和有 HLA 抗体而须要输注血小板的患者。

(4) 辐照血小板:输注前应用 γ 射线进行辐照,灭活其中有免疫活性的淋巴细胞而不影响血小板功能,大大降低输血相关移植物抗宿主病,主要适用于有严重免疫损害的患者。

5. 血小板输注疗效评价　许多因素影响血小板输注效果,因此须进行正确评价。①输注效果与产品中血小板含量有关;②患者的临床差异影响血小板输注效果(免疫因素、发热、发热并使用药物降温、使用影响血小板功能或破坏血小板的药物、菌血症、脾大、活动性出血等);③血小板输注前不正确的操作(增加不透气的外包装、放入 4℃冰箱、静置时间太长、制品中加入了药物等)。

对于治疗性血小板输注,评价输注有效性的最重要指标就是临床止血效果,应观察、比较输注前后出血速度、程度的变化;而对于预防性血小板输注,应确认不会产生血小板减少性出血,常用的实验室检查指标包括:

(1) 校正血小板计数增加值(corrected count increment,CCI)是根据体表面积进行计算,可减少个体差异的影响,更准确地评估输注效果。输注 1h 后 CCI<7 500 或输注 24h 后 CCI<4 500 时,考虑血小板无效输注。

(2) 血小板回收率(percentage platelet recovery,PPR)是评价血小板输后的实际效果的指标。输注 1h 后 PPR<30% 或输注 24h 后 PPR<20% 时,考虑血小板无效输注。

四、粒细胞输注

粒细胞是指血液中的中性粒细胞、嗜酸性粒细胞、嗜碱性粒细胞等细胞的总称。临床输注的白细胞主要是粒细胞。制备粒细胞的方法有血液成分单采机单采粒细胞和手工制备粒细胞两种方法,其所含的粒细胞数量随制备方法不同而异:手工法由 200ml 全血制备的为 1 个单位,20~30ml,其中仅含粒细胞 0.5×10^9 个;单采粒细胞每单位约 200ml,含有粒细胞 $(1.5 \sim 3.0) \times 10^{10}$ 个。目前临床上使用的多为单采粒细胞制品。

(一) 适应证

粒细胞输注的不良反应和并发症多,其适应证要从严掌握。一般认为,应同时满足下列三个条件,且充分权衡利弊的基础上进行粒细胞输注:①各种原因导致中性粒细胞数量绝对值低于 $0.5 \times 10^9/L$,无论是否伴有感染者;②有明确的细菌感染;③虽然中性粒细胞在 $0.5 \times 10^9/L$ 以上,但伴有高热或感染,特别是单用抗生素不能控制者。另外,如果患者有粒细胞输注的适应证,但预计骨髓功能将在几天内恢复,则不须要输注粒细胞。

(二)禁忌证

1. 对抗生素敏感的细菌感染患者,或感染已被有效控制的患者。

2. 预后极差,如终末期癌症患者不宜输注粒细胞,因粒细胞输注不能改善其临床症状。

(三)剂量及用法

1. 剂量 每天输注一次,连续 4~5d,每次输注剂量大于 1.0×10^{10} 个粒细胞,直到感染控制、体温下降、骨髓造血功能恢复为止,如有肺部并发症或输注无效时则应停用。

2. 用法

(1) 制备后应尽快输注,从血液开始分离至患者输注,最好能在 4~6h 内完成。以免减低其功能,一般室温保存不应超过 24h。

(2) 由于粒细胞制品中含有大量红细胞和血浆,因此应选择 ABO、RhD 同型输注,输注前必须做交叉配血试验。

(3) 为预防输血相关移植物抗宿主病发生,必要时应在输注前进行辐照处理。

3. 效果评价 最好是观察临床上对感染是否得到控制,体温是否下降,而不是观察输注后粒细胞计数绝对值是否增加,因为粒细胞输注后很快离开血管,而在肺部聚集,以后重新分布于肝和脾;感染时,常移动至炎症部位,故不能以外周血粒细胞计数绝对值来判断效果。

4. 注意事项

(1) 不宜使用白细胞过滤器对浓缩粒细胞进行过滤来预防 CMV 的传播,而应通过选择 CMV 抗体阴性的献血者来避免。

(2) 临床输注粒细胞的效果不是观察白细胞计数是否升高,而是观察体温是否下降、感染是否好转。因为粒细胞输入体内后很快离开血管,到达感染部位,或者先到肺部,然后进入肝脾。

五、血浆输注

血浆是将抗凝全血经离心去除细胞有形成分后的淡黄色液体,含有水、电解质和蛋白质,主要是白蛋白、免疫球蛋白和凝血因子。血浆制品根据制备方法及来源的不同分为新鲜冰冻血浆(fresh frozen plasma,FFP)和普通冰冻血浆(frozen plasma,FP)两种。其主要区别是 FFP 保存了新鲜血浆中的各种成分,特别是含有所有的凝血因子,包括不稳定的凝血因子 V(factor V,FV)、FⅧ。近年来,根据采集和处理方式不同又分为单采血浆和病毒灭活血浆。为减少输血传播疾病的风险,各种经病毒灭活的血浆逐渐应用于临床。

（一）新鲜冰冻血浆输注

1. 适应证　FFP 是由抗凝的新鲜全血于 6~8h 内在 4℃离心将血浆分出,并迅速在 -50℃以下冰冻成块制成。FFP 常用的规格有每袋 200ml、100ml 和 50ml;FFP 几乎保存了血液中所有的凝血因子,一般每袋 200ml 的 FFP 内含有血浆蛋白 60~80g/L,纤维蛋白原 2~4g/L,其他凝血因子 0.7~1.0IU/ml。FFP 在 -20℃以下可保存 1 年,1 年后成为普通冰冻血浆。

FFP 主要用于补充体内先天性或获得性各种凝血因子缺乏:①单个凝血因子缺乏如血友病,无相应浓缩制剂时可输注 FFP;②肝病患者获得性凝血功能障碍(急性肝衰竭发生的出血,这是应用 FFP 的最佳适应证);③大量输血伴发凝血功能紊乱;④口服抗凝剂过量引起的出血(香豆素类药物,使肝合成维生素 K 依赖性凝血因子减少);⑤血栓性血小板减少性紫癜的治疗;⑥免疫缺陷综合征;⑦抗凝血酶Ⅲ缺乏(出血);⑧DIC 及血浆置换治疗等,并伴有出血表现时输注,一般须输入 10~15ml/kg 新鲜冰冻血浆。

2. 禁忌证　FFP 输注的禁忌证:①对于曾经输血发生血浆蛋白过敏患者,应避免输注血浆,除非在查明过敏原因后有针对性地选择合适的血浆输注;②对血容量正常的年老体弱患者、重症婴幼儿、慢性严重贫血或心功能不全的患者,因易发生输血相关性循环超负荷的危险,应慎用血浆;③对肝硬化腹水、肾病综合征、营养不良及恶性肿瘤导致的恶病质等患者,都可能出现低蛋白血症,如输注 FFP 或 FP 已补充白蛋白或补充营养,可能增加水钠潴留或发生输血不良反应的危险;④对于输注外源性免疫球蛋白的患者应选用免疫球蛋白制品。血浆输注可能增加免疫缺陷患者被感染的风险。

3. 剂量及用法

(1) 剂量:FFP 输注剂量取决于患者具体病情需要,一般情况下凝血因子达到 25% 的正常水平基本能满足止血要求。由于每袋 FFP 中含有的凝血因子量差异较大,因此输注 FFP 补充凝血因子时,动态观察输注后的止血效果对决定是否需要增加用量十分重要。一般成年患者的首次输注剂量为 200~400ml,患儿酌情减量。

(2) 用法:FFP 在 37℃水浴中融化,不断轻轻地摇动血袋,直到血浆完全融化为止。融化后在 24h 之内用输血器输注,输注速度为 5~10ml/min。对于老年人、心肾功能不全者和婴幼儿患者应减慢输注速度。若 FFP 融化后超过 24h 只能做 FP 使用,FP 融化后尽管在 4℃冰箱保存也必须在 5d 内使用。

(3) 注意事项　①融化后的 FFP 应尽快输注,以免血浆蛋白变性和不稳定的凝血因子失活。②输注 FFP 前不须做交叉配血试验,但最好与用血者 ABO 血型相同。如果在紧急情况下无同型血浆,可输注与用血者 ABO 血型相容的血浆。AB 型血浆可安全地输给任何血型的用血者;A 型血浆可以输给 A 型和 O 型用血者;B 型血浆可输给 B 型和 O 型用血者;O 型血浆只能输给 O 型用血者。③输注 FFP 前肉眼检查为淡黄色的半透明液体,如发现颜色异常或有凝块时不能输注。④FFP 不能在室温下放置使之自然融化,以免大量纤维蛋白析出。⑤FFP 一经融化不可再冰冻保存,如因故融化后未能及时输注,可在 4℃暂时保存,但不能超过 24h。⑥目前 FFP 有滥用趋势,将其用于扩充血容量、提升白蛋白浓度、增加营养、增强免疫力、消除水肿、加快愈合等不合理临床应用。

(二)普通冰冻血浆输注

普通冰冻血浆主要包括从保存已超过 6~8h 的全血中分离出来的血浆、全血有效期以内分离出来的血浆、保存期满 1 年的 FFP。普通冰冻血浆在 -20℃以下可保存 5 年。FP 主要用于 FV 和 FⅧ以外的凝血因子缺乏患者的替代治疗。

六、冷沉淀输注

冷沉淀又称为冷沉淀凝血因子,是新鲜冰冻血浆在低温下(2~4℃)解冻后沉淀的白色絮状物,是 FFP 的部分凝血因子浓集制品。冷沉淀在 -20℃以下冻存,冷冻状态一直持续到使用之前,有效期从采血之日起为 1 年。每袋冷沉淀是由 200ml FFP 制成,体积为(20 ± 5)ml,主要含有 ≥80IU FⅧ、纤维蛋白原 150~200mg 以及凝血因子 XⅢ(factor XⅢ,F XⅢ)、纤维粘连蛋白、血管性血友病因子等。冷沉淀主要用于补充 FⅧ、vWF、纤维蛋白原,F XⅢ 等。由于冷沉淀制备过程中缺乏病毒灭活,导致输注后感染病毒风险增加,在一些发达国家已较少应用。但由于制备工艺较为简单、成本低,目前冷沉淀在我国临床应用还较多,使用时应严格掌握适应证,不可滥用。

(一)适应证

1. 患儿及轻型成人血友病 A 患者　血友病 A 的治疗主要是补充 FⅧ,冷沉淀是除抗血友病球蛋白外的最有效制剂之一。

2. 先天性或获得性纤维蛋白原缺乏血症　对严重创伤、烧伤、白血病和肝衰竭等所致的纤维蛋白原缺乏,输注冷沉淀可明显改善预后。

3. 先天性或获得性 F XⅢ 缺乏症　由于冷沉淀中含有较丰富的 F XⅢ,故常用作 F XⅢ 浓缩剂的替代物。

4. 血管性血友病(vWD)　vWD 表现为血浆中 vWF 缺乏或缺陷。因冷沉淀中含有较高的 FⅧ和 vWF,所以 vWD 替代治疗最理想制剂是冷沉淀制剂。

5. 获得性纤维粘连蛋白缺乏症　纤维粘连蛋白是重要的调理蛋白。在严重创伤、烧伤、严重感染、血友病、大手术、DIC、恶性肿瘤、皮肤溃疡和肝衰竭等疾病时,患者的血浆纤维粘连蛋白水平可明显下降。冷沉淀制剂可用于这些获得性纤维粘连蛋白缺乏症患者。

(二)禁忌证

冷沉淀输注的禁忌证是除适应证以外的其他凝血因子缺乏症。

(三)剂量及用法

1. 剂量　冷沉淀输注的常用剂量为(1~1.5)U/10kg,存在剂量依赖性特点,即初次治疗效较差者,增大剂量重复使用,可获得较好的效果。

2. 用法 冷沉淀在37℃水浴中完全融化后必须在4h内输注完毕。输注冷沉淀时,应采用标准输血器静脉滴注。由于输注冷沉淀时袋数较多,可事先将数袋冷沉淀集中混合在一个血袋中静脉滴注,也可采用"Y"形输液器由专人负责在床边进行换袋处理。以患者可以耐受的速度快速输注冷沉淀。冷沉淀选择ABO同型或相容输注。

3. 注意事项

(1) 应按ABO血型相容原则输注,不须做交叉配血。

(2) 冷沉淀中不含FV,一般不单独用于治疗DIC。

(3) 冷沉淀融化后应尽快输注,在室温放置过久可使FⅧ失活,因故未能及时输用,不应再冻存。

(4) 冷沉淀融化时温度不宜超过37℃,水浴10min内融化,融化过程中必须不断轻轻摇动,以免局部温度过高,导致FⅧ失活。若冷沉淀经37℃加温后仍不完全融化,提示纤维蛋白原已转变为纤维蛋白则不能使用。

(5) 制备冷沉淀的血浆,虽然经过严格的HBsAg、抗HCV抗体、抗HIV抗体及梅毒血清学等病原学检测,但依然存在漏检的可能,又没有进行病毒灭活处理。因此,随着输注次数的增加,发生输血传播疾病的风险不断增高。尤其是遗传性凝血因子缺乏的患者,终身需要相应因子替代治疗。例如,血友病A患者出血的治疗,每次至少须要输注多个献血者血浆制备的冷沉淀,长期反复输注可能须要接受数以千计的献血者血浆,发生输血传播疾病的概率则增加千倍。因此,对凝血因子缺乏患者的治疗,首选相应因子浓缩制剂。目前,国内已有抗血友病球蛋白、纤维蛋白原制品等生产。对于血友病A患者,首选抗血友病球蛋白。纤维蛋白原缺乏患者,选择纤维蛋白原制品。这些凝血因子制品在生产过程中有可靠的病毒灭活处理工艺,使发生输血传播疾病的风险大大降低。

七、血浆蛋白制品输注

目前,国内外临床上用于预防和治疗的血浆蛋白制品有数十种,常用的有白蛋白、免疫球蛋白、纤维蛋白原浓缩剂、抗血友病球蛋白、凝血酶原复合物浓缩剂、凝血因子Ⅸ(factor Ⅸ,FⅨ)浓缩剂、纤维蛋白胶和抗凝血酶浓缩剂等。

(一) 白蛋白制品输注

白蛋白是临床常用的血浆容量扩张剂,是从健康人血浆中应用低温乙醇法或利凡诺法,并经60℃ 10h加热处理以灭活其中可能存在的病毒而制备的。白蛋白制品于2~6℃保存,有效期为5年,使用安全,储存稳定,在临床应用最普及。输注白蛋白的主要作用是提高血浆胶体渗透压,血浆白蛋白浓度与胶体渗透压成正比。

1. 适应证与禁忌证

(1) 适应证:①低蛋白血症:低蛋白血症患者(如肝硬化及肾病引起的水肿或腹水

等)输注白蛋白制品,补充外源性白蛋白,提高血浆白蛋白浓度和胶体渗透压,可以减轻水肿和减少体腔积液。②扩充血容量:用于休克(低血容量性休克、败血症性休克),外伤,成人呼吸窘迫综合征,外科手术和大面积烧伤等患者的扩容。③体外循环:用晶体溶液或白蛋白制品作为泵的底液要比用全血更安全,可以减少术后肾衰竭的危险。④血浆置换:在去除含病理成分的血浆同时也去除了其中的白蛋白,常须要使用一定量的白蛋白溶液作为置换液,特别是对于血浆置换量大或伴有严重肝肾疾病患者。⑤新生儿高胆红素血症:白蛋白能结合游离胆红素,阻止游离胆红素通过血脑屏障,预防胆红素脑病。白蛋白制品适用于新生儿高胆红素血症患者,但使用时应注意白蛋白的扩容作用。

(2)禁忌证对输注白蛋白制品有过敏反应、心脏病、血浆白蛋白水平正常或偏高等的患者应慎用。

2. 用法 白蛋白制品应单独静脉滴注,或用生理盐水稀释后滴注。白蛋白的输注速度应根据病情需要进行调节,须要紧急快速扩容时输注速度应较快。一般情况下,血容量正常或轻度减少时,5% 白蛋白溶液输注速度为 2~4ml/min,25% 白蛋白溶液输注速度为 1ml/min,患儿及老年患者输注速度应酌情减慢。

(二)免疫球蛋白制品输注

免疫球蛋白(immunoglobulin,Ig)是机体接受抗原(细菌、病毒等)刺激后,由浆细胞产生的一类具有免疫保护作用的蛋白质,是一种被动免疫疗法。它能特异地与刺激其产生的抗原结合形成抗原-抗体复合物,从而阻断抗原对人体的有害作用。目前,作为血液制品生产和应用的免疫球蛋白主要成分是 IgG,其含有主要的 4 种 IgG 亚型成分。常用的免疫球蛋白制品主要有丙种球蛋白、静脉注射免疫球蛋白和特异性免疫球蛋白。

1. 丙种球蛋白 丙种(γ)球蛋白从大面积健康人混合血浆中提取的免疫球蛋白制剂,主要含有 IgG,而 IgA 和 IgM 含量甚微。它是具有抗病毒、抗细菌和抗毒素的抗体,仅用于肌内注射,禁止静脉注射。

2. 静脉注射免疫球蛋白 静脉注射免疫球蛋白是采用特殊技术(胃蛋白酶消化、磺化降解和聚乙二醇处理)和其他方法如利凡诺法,从 IgG 中去除 IgG 聚合体或降低其抗补体活性,但仍保存原始的抗体活性,使之适宜静脉输注,多为冻干粉剂,可配制成 5% 溶液或 10% 溶液使用,主要用于免疫缺陷性疾病、病毒或细菌感染疾病等治疗。

3. 特异性免疫球蛋白 特异性免疫球蛋白是用相应抗原免疫或超免疫后,从大量含有高效价特异性抗体的血浆中提纯制备的,故其特异性抗体含量比正常免疫球蛋白多,在某些疾病的治疗上比正常免疫球蛋白疗效好。目前国内已能生产和制备特异性免疫球蛋白包括抗牛痘抗体、抗风疹抗体、抗破伤风抗体、抗狂犬病抗体、抗乙型肝炎抗体和抗 RhD 抗体等的免疫球蛋白。对免疫球蛋白制品过敏者应慎用。

其主要适应证包括:①预防某些病毒感染,如高效价乙型肝炎免疫球蛋白、狂犬病免疫球蛋白;②预防细菌感染,如破伤风免疫球蛋白;③抑制原发性免疫反应,如 RhD 的同种免疫预防可用抗 RhD 免疫球蛋白;④其他用途,如抗胸腺细胞球蛋白治疗急性再生障碍性贫血的有效率可以达到50%。

4. 用法 正常免疫球蛋白只能肌内注射,而静脉免疫球蛋白则静脉输注,免疫球蛋白应单独静脉输注,避免与其他溶液混合。输注速度应慢,前30min为0.01~0.02ml/(kg·min);如无不良反应,可以增加到0.024~0.04ml/(kg·min)。

(三)抗血友病球蛋白输注

抗血友病球蛋白又称为凝血因子Ⅷ浓缩剂(FⅧ浓缩剂),是从2 000~3 000个献血者的新鲜混合血浆中分离、提纯获得的冻干凝血因子浓缩剂,内含高浓度的FⅧ,每毫升含活性FⅧ 25~40U,但大多不含vWF或只含少量纤维蛋白原,主要适用于治疗FⅧ缺乏引起的出血和创伤愈合,如血友病A、DIC,不能用于治疗血管性假血友病及无纤维蛋白原症。与冷沉淀相比,抗血友病球蛋白活性高,储存、输注方便,过敏反应少,使用前须加注射用水或生理盐水进行稀释(表5-2)。近年来基因重组FⅧ制品也开始应用于临床。输注血液制剂所需FFⅧ剂量可按下列方法计算:

$$血容量(ml) = 体重(kg) \times 70ml/kg$$

$$血浆容量(ml) = 血容量 \times (1.0 - 血细胞比容)$$

$$所需FⅧ量(U) = 血浆容量(ml) \times (期望的FⅧ水平 - 原来FⅧ水平)$$

表5-2 不同部位出血所需FⅧ剂量与用药时间

出血部位	提升到/%	剂量/(u·kg^{-1})	用药时间/d
早期小出血、出血不在危险部位	10~20	7~10	1~3
关节、肌肉或其他部位出血	25~40	17~22	2~3
大手术、严重创伤、危险部位出血	40~80	22~45	14~21(直至伤口愈合)

(四)凝血因子Ⅸ浓缩剂输注

凝血因子Ⅸ(factor Ⅸ,FⅨ)是由肝脏合成的正常凝血途径中重要的凝血因子之一。FⅨ缺乏见于各种疾病,如血友病B、肝衰竭等,可表现明显的出血倾向。FⅨ浓缩剂主要用于补充FⅨ,其适应证包括血友病B、维生素K缺乏症、严重肝功能不全和DIC等。对血栓性疾病和栓塞高危患者等禁用,对存在FⅨ抗体的患者也应慎用。

(五)凝血酶原复合物浓缩剂输注

凝血酶原复合物浓缩剂(prothrombin complex concentrates,PCC)是依赖维生素K的凝血因子Ⅱ(factor Ⅱ,FⅡ)、凝血因子Ⅶ(factor Ⅶ,FⅦ)、FⅨ、凝血因子X(factor X,FX)和蛋白C的混合制品,是混合人血浆制备的冻干制品。凝血酶原复合物浓缩剂主要适用于先天性或获得性FⅡ、FⅦ、FⅨ、FX缺乏症,包括血友病B、肝病、维生素K缺乏症、DIC、血浆凝血酶原时间延长患者的手术等的治疗。其优点是和FⅧ浓缩剂一样,便于携带、储存,在配制及应用中可很快提高凝血因子FⅨ浓度,而不增加血浆蛋白的负荷。

（六）纤维蛋白原浓缩剂输注

纤维蛋白原由肝细胞合成,正常人血浆中纤维蛋白原含量为2~4g/L。故纤维蛋白原是从健康人血浆分离,提纯冻干制成。当肝脏受到严重损伤或机体营养不良时,其合成减少。机体维持有效止血的纤维蛋白原水平应≥0.50g/L,但须要进行大手术或有大创伤时则应保持≥1.0g/L。纤维蛋白原浓缩剂适应证主要包括:①先天性无或低纤维蛋白原症;②获得性纤维蛋白原缺乏血症,如肝病、产后大出血、大手术、妊娠中毒、外伤等;③DIC消耗纤维蛋白原增加;④原发性纤维蛋白溶解综合征等。

（七）纤维蛋白胶

纤维蛋白胶是从人血浆中分离制备的具有止血作用的止血黏合剂,是一种由人纤维蛋白原与凝血酶组成的止血凝胶制品。因具有不透气、不透液体、能生物降解、促进血管生长和形成、局部组织能生长和修复等优点而广泛应用于外科Ⅲ度烧伤创面和手术止血。

（八）抗凝血酶Ⅲ浓缩剂输注

抗凝血酶Ⅲ(antithrombin Ⅲ,ATⅢ)浓缩剂是采用肝素琼脂糖凝胶亲和层析技术从血浆中分离纯化制备的血浆蛋白制品,是血浆生理性抑制物中最重要的一种抗凝物质。它主要在肝脏内产生,肺、脾、肾、肠、心、脑及血管内皮细胞均有一定的合成ATⅢ的能力。

ATⅢ是一种多功能的丝氨酸蛋白酶抑制物,除对凝血酶有抑制作用外,对活化凝血因子(activated factor Ⅸ,FⅨa)、活化凝血因子Ⅹ(activated factor Ⅹ,FⅩa)、活化凝血因子(activated factor Ⅺ,Ⅺa)活化凝血因子Ⅺ(activated factor Ⅺ,FⅪa)、活化凝血因子Ⅷ(activated factor Ⅷ,FⅧa)有抑制作用。临床试验证明,1ml正常人血浆所含的抗凝血酶Ⅲ能中和750U的凝血酶。

ATⅢ适用于先天性和获得性ATⅢ缺乏患者,包括遗传性ATⅢ缺乏或功能缺陷症、外科手术和分娩中预防深静脉和动脉血栓形成。获得性抗凝血酶Ⅲ减少症可见于肝硬化和重症肝炎、血液透析和肾病综合征、DIC、骨髓移植和化疗导致的继发性ATⅢ缺乏等。

（九）活化蛋白C制品

活化蛋白C是由蛋白C在凝血酶-血栓调节蛋白复合物的作用下转化而来,是一个重要的生理抗凝剂。近年来,基因工程制备的人活化蛋白C制品已经面世,其药理作用机制主要是灭活体内FⅤa和FⅧa,限制凝血酶的形成,改善与感染相关的凝血通路发挥抗血栓作用。其适应证主要有①死亡危险高的成人严重感染;②DIC;③血栓性疾病。重组人活化蛋白C最常见的副作用是出血,常见部位是胃肠道和腹腔内。

（十）基因重组活化凝血因子Ⅶ

基因重组活化凝血因子Ⅶ(gene recombination activated factorⅤ,rFⅦa)是采用基因工程技术制备的具有活性的凝血因子制品,其主要作用机制是在凝血的起始阶段,rFⅦa与组织因子在细胞表面结合,导致少量凝血酶的产生,然后凝血酶激活FⅤ、FⅧ、FⅪ和血小板,放大凝血反应,最终导致凝血酶的大量产生。此外,药理剂量的rFⅦa可以在活化血小板表面直接激活 FX，该过程无须组织因子的参与。目前，全球范围内 rFⅦa 的主要用途或治疗的疾病包括：①治疗有抗体的血友病 A 和血友病 B 的出血；②外科手术止血；③肝移植；④心外科；⑤前列腺手术；⑥脑出血；⑦创伤止血；⑧上消化道出血；⑨其他包括血小板减少、抗凝药物过量、产后大出血等。

（十一）其他血浆蛋白制品

目前在临床应用的血浆蛋白制品还有 α_2-巨球蛋白、纤维粘连蛋白、α_1-抗膜蛋白、血管性血友病因子浓缩剂等。

八、血浆代用品输注

血浆代用品是天然或人工合成的高分子物质制成的胶体溶液，可以代替血浆扩充血容量，具有成批生产、价格低廉、便于保存和运输及输用前不必检查血型等优点。目前常用的血浆代用品为右旋糖酐、羟乙基淀粉和明胶。

右旋糖酐系一种多糖物质，常用的为中分子（分子量为 7 万~10 万左右）和低分子（分子量 4 万左右）两种。中分子右旋糖酐的渗透压较高，每克增加血容量 15ml，作用保持时间 6~12h，用于低血容量性休克。低分子右旋糖酐有渗透性利尿作用，注入后 3h 即从肾排出 50%，增加血容量的作用仅维持 1.5h，主要用于降低血液黏稠度、减轻血管内红细胞聚集、改善微循环等，有利于休克或外伤后的组织灌流，对预防血栓形成等并发症也有作用。由于右旋糖酐会发生红细胞假凝集现象，在做血型鉴定和交叉配血时应注意。大量输入右旋糖酐会引起凝血障碍，故 24h 用量不宜超过 1 500ml。

羟乙基淀粉是由玉米淀粉制成的血浆代用品，目前常用 6% 羟乙基淀粉血浆代用品。维持作用时间较长，4~8h，能够迅速改善血流动力学及组织供氧，提高器官灌注压，降低血液黏度，防止毛细血管渗漏，减少休克时血浆和白蛋白的渗出，对肾功能无损害，对凝血机制也无明显影响，比右旋糖酐和明胶类血浆代用品有更多的优点。

明胶类血浆代用品均是各种胶原的降解产物，通过化学方法合成。临床上主要分为三种：聚明胶肽注射液，琥珀酰明胶注射液和氧化聚明胶注射液，前两种易对凝血功能产生影响，但对肾脏功能的影响较小。目前最常用 4% 琥珀酰明胶注射液，能增加血容量，防止组织水肿，稀释血液及改善微循环，并加快血流速度。

九、辐照血液输注

（一）辐照血液概念

辐照血液是指使用照射强度为 25~30Gy 的 γ 射线对血液制剂进行照射，使血液制剂中的 T 淋巴细胞失去活性所制成的成分血。血液辐照的目的是预防输血相关移植物抗宿主病。

（二）输血相关移植物抗宿主病

输血相关移植物抗宿主病（transfusion associated graft versus host disease，TA-GVHD），是指用血者接受含有免疫活性淋巴细胞的血液或血液成分后，不被用血者免疫系统识别，在体内植活并增殖，将用血者组织器官视为非己物质，作为靶目标进行免疫攻击、破坏的一种输血并发症。免疫缺陷或免疫受抑制的患者在输血后由于不能清除输入的血制品中具有免疫活性的淋巴细胞，淋巴细胞便在体内增殖，再将患者的组织器官识别为非己物质进行免疫攻击和破坏。正常情况下，用血者把输入献血者血液中的白细胞视为非己物质加以排斥，使献血者的淋巴细胞在用血者体内不能增殖、分化，因此在一般情况下，输血并不发生 TA-GVHD。TA-GVHD 发生机制及详情见第六章第一节。TA-GVHD 是输血的最严重不良反应之一，发病率低（为 0.01%~0.1%），尚无有效的治疗方法，病死率高达 90%~100%。目前预防 TA-GVHD 的最有效措施是输注辐照血液。辐照血液在发达国家应用率已达 30%~40%，在我国用量虽逐年升高，但还须积极推广应用。随着对 TA-GVHD 的不断认识，应在血液科、肿瘤科、外科、儿科等相关科室积极推广辐照血，预防 TA-GVHD 的发生。

（三）辐照血液的临床应用

1. 胎儿/新生儿用血的辐照要求　所有用于宫内换血的血液必须经过辐照。如果新生儿在出生之前已进行宫内换血，或献血者血液来自一级或二级亲属，用于新生儿换血疗法的血液必须经过辐照，且在新生儿预产期（40 周）后的 6 个月内必须使用辐照成分血。宫内输血和换血时，宜选择采集后 5d 以内（含 5d）的血液进行辐照，并在辐照后 24h 内输注。用于早产儿或足月儿的常规 RBC 输注不须要辐照。同种免疫性血小板减少症患儿宫内输注的血小板宜辐照，随后从预产期（40 周）算起 6 个月内输注的 RBC 和血小板均宜辐照。其他早产儿或足月儿输注的血小板如果不是来自一级或二级亲属则无须辐照。

2. 应使用辐照血液的疾病　严重的 T 淋巴细胞免疫缺陷综合征必须使用辐照血。一旦诊断疑似免疫缺陷综合征，在进一步确诊之前就必须使用辐照血。所有接受异体基因干细胞移植的患者必须从放疗和化疗开始起，使用辐照血成分患者只要继续接受 GVHD 预防性治疗就应继续使用辐照血液，一般直至移植后 6 个月或淋巴细胞计数 $>1 \times 10^9$/L。如果患者存在慢性 GVHD 或须要继续给予免疫抑制治疗，则宜一直使用辐照血液。骨髓和外周血造血干细胞捐献者在捐献 7d 内或采血当天须要输血时，必须使用辐照血液。采集自体骨髓或外周造血干细胞以供回输的患者，在骨髓或外周造血干细胞采前 7d 和采集期间宜使用辐照血液，以防止采集到可耐受冷冻保存的具有活性的异体 T 淋巴细胞。所有自体骨髓移植或外周血干细胞移植的患者从开始化疗直至移植 3 个月（采用全身辐照预处理则为 6 个月）应使用辐照血液。所有患霍奇金淋巴瘤的成人和患儿，无论分期，都必须终身使用辐照的 RBC 和血小板。使用类嘌呤药物（如氟达拉滨、克拉屈滨）的患者必须无限期地使用辐照血。使用其他抗嘌呤药物和新的相关药物，如苯达莫司汀和克罗拉滨的情况尚不明确，但是仍推荐使用辐照血，因为这些药物具有相似的作用机制。进行阿仑单抗(抗 CD52)免疫诱导治疗后的患者必须使用辐照血。

（四）不须要使用辐照血的情况

常规手术、实体肿瘤、自身免疫疾病或实体器官移植之后的患者(除非采用阿仑单抗预处理)一般不须要使用辐照血。婴儿或者幼儿患常见病毒性感染、抗 HIV 阳性或 AIDS 时，无须使用辐照血。除非临床症状或实验室检查显示有 T 淋巴细胞免疫缺陷综合征的并发症，否则不必给接受心脏手术的婴儿使用辐照 RBC 或血小板。没有必要给急性白血病的患儿或成人使用辐照 RBC 或血小板，除非是选用经过 HLA 配型的血小板或者血液来自一级或二级亲属。

第二节　自　体　输　血

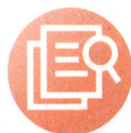

案例导入

患者，男性，50 岁，体重 70kg，因发作性心前区憋胀 20 余天，每次持续 10min 缓解，无胸痛、出汗、恶心呕吐、头晕头痛等伴随症状，门诊以"冠心病"收入院。入院后查体：患者基本情况良好，心电图示窦性心律，V_1~V_4 导联 T 波双向、倒置。冠脉造影结果显示冠状动脉血管严重病变，最终诊断为冠心病急性前间壁心肌梗死 Killip Ⅰ级，完善术前相关检查、检验，拟择期行冠状动脉旁路移植术。在输血前常规检测和血型分析时发现患者的血型为 B 型、Rh 阴性，抗体筛选试验阴性。

请思考：

1. 该患者可采用什么方法备血？
2. 请拟出采血方案。

自体输血是指采集某一个体血液和/或血液成分并予以保存，或当其处于出血状态时，收集其所出血液并做相应处理，在其需要时实施自我回输的一种输血治疗方法，是一种安全、经济、合理、科学和有效的输血方式。自体输血优点包括：①节约血液资源，避免肝炎、艾滋病、梅毒、疟疾等经血液传播的疾病；②避免同种异体输血产生同种免疫反应，如发热性非溶血性输血反应、过敏反应、溶血性输血反应、输血相关移植物抗宿主病、输血相关性急性肺损伤等；③解决稀有血型或者疑难交叉配血供血困难问题；④避免异体输血前检查失误引起差错事故。

自体输血历史已近两百年，据文献记载，早在 1818 年，英国医生布伦德尔将自体出血用自制输血泵输回给产后严重出血的产妇，此后由于血液筛查技术及血液保存技术不断提高，自体输血逐步淡出。近年来，人们对肝炎、艾滋病等可经输血传播所致疾病高度重视,使自体输血上升到重要地位,并且逐步得到广泛应用。我国 20 世纪 40 年代开始应用自体输血技术,目前临床已普遍开展。

根据自体血液采集方式不同,自体输血主要包括储存式、稀释式和回收式自体输血三种方法(文末彩图 5-1)。

一、储存式自体输血

储存式自体输血是指在患者择期手术前采集患者的血液或血液成分进行适当保存,当术中患者须要施行输血时,将其预先采集并储存的血液或血液成分进行回输,以达到输血治疗的目的。造血干细胞采集储存也是一种储存式自体输血技术。术前多次自体采血还可刺激骨髓造血功能,增加红细胞生成。但部分手术前采集血液未使用而导致浪费,相比异体输血,这种血液的浪费导致了储存式自体输血成本的增加。

储存式自体输血依据采集血液种类的不同,分为全血型与血液成分型两类,血液成分型储存式自体输血又可以根据成分的不同分为红细胞型、血浆型、血小板型等。

(一)适应证和禁忌证

1. 适应证 储存式自体输血适用于大部分外科择期手术患者,要求从决定在手术中应用储存式自体输血到实施手术之前要有充裕的时间。患者身体一般情况良好,$Hb>110g/L$ 或 $HCT>0.33L/L$,患儿或年龄超过 70 岁的老年人,应慎重考虑。储存式自体输血适用以下情况:

(1) 大部分全身状况良好,准备行择期手术而预期术中出血多须要输血的手术患者。

(2) 体内含有多种红细胞不规则抗体而致血液交叉配血试验不合的患者。

(3) 既往多次同种输血或曾有严重同种异体输血不良反应的病史者。

(4) 稀有血型患者。

(5) 因宗教信仰或其他原因关系不接受同种异体血输注的患者等。

2. 禁忌证

(1) 有心、肺、肝、肾等重要器官功能不全者,如主动脉狭窄等。

(2) 有细菌性感染或正在使用抗生素的患者。

(3) 有献血反应史及曾发生过迟发性晕厥者或有活动性癫痫病史者。

(4) 有贫血($Hb<110g/L$ 或 $HCT<0.33L/L$)或出血倾向的患者。

(5) 有红细胞遗传缺陷性疾病的患者。

(6) 一般情况下,患儿体重低于 30~40kg 不适合采血,孕妇应避免妊娠前 3 个月和 7~9 个月间采血。

(二)采集和输注

1. 采血前的准备 采血前须对患者一般情况进行评估,制订完善的采血计划,估计手术用血量与贮血量,根据患者基本情况制订采血方案,决定是否须要使用促进红细胞生成的药物等。每位自体输血者必须有病史详细记录,包括现病史和既往病史、传染病史及重要脏器体检、实验室检查及辅助检查结果。器材与相关急救物品配备及采血环境与人员准备同异体献血。患者应完成相关文件流程,采血前一晚避免饮酒和过饱进食,不吃高脂肪高蛋白质食物,不过度疲劳,保证充足的睡眠。

2. 采血方案 择期手术患者由临床医生根据患者的身体基本情况,预计手术中出血和需要的输血量,与输血科共同制订患者术前采血计划,动员患者采集血液储存,以备手术中或手术后输用。

每次采血量不超过 500ml 或者自身循环血量的 10%~12%,通常成人每次 200ml 或 400ml,若患者体重小于 50kg,则参考公式:采血量=400ml×体重(kg)/50(kg),采血频次间隔至少 3d,大多每周 2 次,连续 3 周,并最好在手术前 3d 停止采血;患儿每次最大采血量 8ml/kg,每周采血 1 次,最好在手术前 1~2 周停止采血。储存式自体输血常有步积式采血法、蛙跳式采血法、转换式采血法三种方式。

(1) 步积式采血法(单纯式采血法):适用于较简单的手术,要求术前提供少量的自身储存血或一些特殊群体的血液预存。血液采集后保存,数次累积从而达到预定的血液量。步积式采血法常见四种采血方法,见表 5-3。

表 5-3 步积式采血法日程表

采血方法	采血总次/次	术前 3 周/ml	术前 2 周/ml	术前 1 周/ml	采血总量/ml
方法 1	3	400	400	—	800
方法 2	3	400	200	200	800
方法 3	3	400	400	200	1 000
方法 4	3	400	400	400	1 200

(2) 蛙跳式采血法:适用于较大或复杂的手术,要求术前储存较多的自身血液量,通常在给予铁剂的情况下采用"蛙跳"方式采血然后反复回输直至第 29 天,可得到表 8-2 中第 5、6、7、8 和 9 袋血液,每袋采血量 400ml,共计 2 000ml。在"蛙跳式"采血时,可补充晶体溶液、胶体溶液。经典的蛙跳式采血日程表见表 5-4。

表 5-4 蛙跳式采血日程表

采血日期	采血袋号	回输袋号	再采血袋号
第 1 天	第 1 袋	—	—
第 8 天	第 2 袋	第 1 袋	第 3 袋
第 15 天	第 4 袋	第 2 袋	第 5 袋
第 22 天	第 6 袋	第 3 袋	第 7 袋
第 29 天	第 8 袋	第 4 袋	第 9 袋

（3）转换式采血法（采血回输法）：通过此方法至术前采集血液可达 1 600ml。采血法日程表见表 5-5。

表 5-5　转换式采血法日程表

采血时间	术前 4 周	术前 3 周	术前 2 周	术前 1 周	术前 0 周
采血次数	第 1 次	第 2 次	第 3 次	第 4 次	—
采血量/ml	400	800	1 200	1 600	—
回输量/ml	—	400	800	1 200	—
保存量/ml	400	800	1 200	1 600	1 600

如若手术较大且复杂，要求术前提供较多的自体血，可以通过"蛙跳"式采血法进行，且"蛙跳"式采血法保存的血液较新鲜；如手术需要的自体血量相对较少，则可用步积式采血法；如要求术前提供较多的新鲜自体全血，则可采用转换式采血法。步积式采血法简单、易行，在临床上应用较多，而"蛙跳"式采血法和转换式采血法比较繁琐，国内外应用较少。

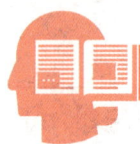

知识拓展

自体输血的益处

储存式自体输血能刺激骨髓造血干细胞数量增加，处于分裂期的造血干细胞数量和造血干细胞总量较多，还能刺激端粒 DNA 复制。

二、稀释式自体输血

稀释式自体输血是 20 世纪 60 年代发展起来的一项输血技术，指通过补充晶体溶液和胶体溶液降低单位体积血液中的血细胞浓度，使在等量外科出血情况下，减少血液有形成分丢失，即减少出血量。稀释式自体输血技术比较容易实施，省去了复杂的血液处理程序和保存手续，降低每单位血量医疗费用。且抽取的血液不须要进行储存，避免了在血液储存过程中的风险，安全性增高。患者血液在室温下短暂保存后回输，能有效地保护血小板和凝血因子活性，是可能获得的输注血液中最符合生理特点的血液。还能改善微循环灌注，降低用血者血液黏度，改善手术时微循环灌注，增加组织摄氧量。血液稀释后，动脉氧含量下降，血液黏度降低而引起血流动力增大。经研究发现血液稀释不超过一定的限度时，机体可以通过多种途径进行代偿，包括通过提高每搏量来实现心排血量的增加，降低血液黏度以增加微循环灌注，理论上提高了组织灌注。

由于红细胞数量可反映血液主要成分比例,故通常用血细胞比容来描述血液稀释程度,见表5-6。

表5-6 血液稀释程度分级

血液稀释程度	HCT/(L·L^{-1})	血液稀释程度	HCT/(L·L^{-1})
轻度	>30	重度	<20
中度	20~30		

稀释式自体输血一般分为急性等容性稀释式自体输血、急性非等容性稀释式自体输血、急性高容量稀释式自体输血三种。

急性等容性稀释式自体输血是指在患者麻醉后开始手术前,采集一定数量的血液在手术室常温保存,并用等容量的晶体溶液和/或胶体溶液补充循环血容量,使血液稀释以减少术中血细胞丢失量。手术结束止血完全后,将之前采集的血液回输到患者体内。在美国,急性等容性稀释式自体输血已被用作全髋置换的标准治疗方案。

急性非等容性稀释式自体输血是指在麻醉前采集患者全血,采集量为循环血容量的10%~15%,随后快速补充约2倍采血量的晶体溶液和胶体溶液(1:2),以达到稀释血液的目的,采集的血液在需要时回输。急性非等容性稀释式自体输血多用于避免前负荷过大造成的急性左心衰竭。

急性高容量稀释式自体输血是指不采集自体血液,仅在术前快速输注一定量的晶体溶液和胶体溶液,使机体血容量维持在超过基础血容量的20%左右,术中的出血用等量胶体溶液补充,尿液和呼吸损失水分、皮肤与术野蒸发水分用等量晶体溶液补充,使手术过程中血容量始终维持在相对高容量状态,以降低HCT,减少术中红细胞的丢失,使手术中实际出血相对减少。此法操作简便,效果突出,在国内外的使用越来越多。

(一)适应证和禁忌证

1. 适应证 评估采取稀释式自体输血的关键因素是患者对低红细胞容量的耐受能力,一般要求:

(1)年龄在65岁以下,无心、肺、肝、肾功能异常。

(2)Hb≥110g/L,HCT≥0.33L/L,PLT≥100×10^9/L,血小板功能正常。

(3)术前估计失血量≥400ml,患者稀有血型且备血困难、因宗教信仰而拒绝异体输血、产生不规则抗体或可能产生不规则抗体且须行手术治疗等均是稀释式自体输血的适应证。

2. 禁忌证

(1)严重贫血:HCT<0.30L/L、PLT≤50×10^9/L或血小板功能异常。

(2)局部感染及有菌血症可能的患者、凝血系统疾病患者。

(3)有严重内脏疾病或功能不全,如肾功能衰竭者、肝功能衰竭者、心肌梗死等,但该患者须手术治疗时可综合考虑。冠状动脉旁路移植术不是稀释式自体输血的绝对禁忌证,但患者有不稳定型心绞痛或左冠状动脉主干病变等不可进行。

(4) 老年患者或患儿应慎重考虑是否采用稀释式自体输血,70岁以上老年人因重要器官退化、功能减退、机体代偿能力下降,如实施中度以上的血液稀释可能会使重要器官发生缺血性损害,但这一禁忌不是绝对的,应根据患者全身情况和医疗监护条件等而定;患儿因体重小、血容量少等因素,一般不考虑行稀释式自体输血。

(二)采集和输注

1. 血液采集 稀释式自体输血的血液采集场所为手术室,手术室环境应能够满足开展手术的一般要求。以急性等容性稀释式自体输血为例说明。

血液采集在进行麻醉诱导及维持平衡后,在有效的循环检测条件下,于手术失血前经患者动脉、中心静脉或周围大静脉获取血液。按采供血机构采血方法进行无菌操作,选择两条较粗的静脉,用16G穿刺针穿刺。采血速度以动脉血压、心电图维持正常为条件,成人按 20~40ml/min 的速度抽取血液。血液收集于 ACD 保存液血袋中,在室温下保存备用。若手术时间较长也可置于 4℃冰箱保存。采血量根据患者体重、HCT 及预期失血量确定。身体状况较好的患者可采血达全身总血容量的 20%~30%。

血液采集量理论计算公式:

$$V = 2V_0(H_0 - H_f) / (H_0 + H_f)$$

注:V——血液采血量;V_0——血液采集前患者血容量;H_0——血液采集前患者血细胞比容值;H_f——血液采集后期望血细胞比容值。

体外循环心血管手术患者血液采集量理论计算公式:

$$V = [0.7W(H_0 - H_i)V_0H_i] / H_0$$

注:V——血液采集量;W——患者体重;V_0——血液采集前患者血容量;H_0——血液采集前患者血细胞比容值;H_i——体外循环时最佳血细胞比容值。

血液采集前患者血容量 V_0 为成年男性或儿童体重的 7%(L/kg),为成年女性体重 6.5%(L/kg)。

临床实际血液采集量除依上述理论值计算外,还应参照患者年龄和主要内脏(心、肺、肝、肾)功能以及手术类型确定。最大稀释限度为稀释后 HCT 为 0.20L/L,Hb 为 65g/L。稀释式自体输血的血液采集一般在应用体外循环时,血液采集时间于体外循环开始后更为安全。

采血时要输入等量胶体溶液和晶体溶液,使血容量维持正常,根据不同病情选用不同稀释液进行血液稀释,血液稀释度以 HCT 为观察指标,一般以 HCT 不低于 0.25L/L 为适度。

根据液体性质,血液稀释液一般分为晶体溶液与胶体溶液,晶体溶液在进行血液稀释的同时主要是补充离子,补充血容量,其在循环系统中滞留时间极短,易进入组织间隙,或经肾脏、皮肤排出,但大量输入易引起组织水肿。胶体溶液在进行血液稀释的同时主要维持血液胶体渗透压,维持循环系统稳定,胶体溶液扩容效果强,能迅速纠正血容量不足。胶体溶液与晶体溶液特点见表5-7。

表5-7　晶体溶液与胶体溶液特点比较

液体性质	优点	缺点
晶体溶液	价格便宜、对凝血、肝肾功能基本没有影响、快速补充血容量	扩容效果差、大量晶体溶液会致组织间液增多引起组织水肿、价格较贵
胶体溶液	扩容效果强、迅速纠正血容量不足	有传播血液疾病风险、人工胶体副反应大、扩增血容量太快引起颅内高压

为恢复血容量和维持胶体渗透压,晶体溶液与胶体溶液常共同使用,采用胶体溶液和晶体溶液比例为1:2,采血总量与稀释液总量的比例为1:2,同时应根据患者全身情况以及重要脏器功能,做适当调整。临床常用的晶体稀释液为生理盐水、5%葡萄糖溶液、钠林格液等。常用的胶体稀释液有羟乙基淀粉、右旋糖酐、血浆、明胶、5%白蛋白液等。

一般情况下采集的血液置于手术室室温保存,若手术较大估计6h之内血液不能回输,应置于贮血专用冰箱保存。

实施血液稀释首先要始终保证血容量正常或略微增高,保持尿量满意(每小时超过50ml)是血容量补足指标;须在实施过程中监测其他指标,如心电图、血气分析、皮肤温度和色泽,以及收缩压和舒张压,实施稀释式自体输血时常见监测项目见表5-8。如果血容量不足,势必引起交感神经功能兴奋,可出现心率增快,提示须要加快输液,同时减缓采血速度,甚至暂停采血片刻。

表5-8　实施稀释式自体输血时常见监测项目

监测项目	生理机能
血流的动脉压	末梢组织的血流维持
中心静脉压	循环血容量
心电图	心肌供氧情况
动脉血血气分析	肺换气功能,组织血液灌流情况
静脉血血气分析	末梢组织供氧情况和心排血量
Hb和HCT	动脉血氧含量

2. 血液回输　手术后期,患者出血量超过600ml时,以相反顺序回输自体血液,即先输入最后放出的稀释血,最先放出的血富含红细胞、血小板和凝血因子,所以应留置在手术即将结束时回输,以增加红细胞量,减少手术后出血。

三、回收式自体输血

回收式自体输血是指在患者手术过程中将患者在手术中或创伤后流失在术野或体腔内无污染的血液回收，进行回收、抗凝、滤过、洗涤等处理，再回输给患者的一种输血方法，是目前临床应用最简单、最广泛的自体输血方式。可依据失血多少按比例将术中损失的红细胞通过清洗处理再回输给患者。理论上，本法可收集、处理和回输全部血液。因此，当发生大量失血或者大量失血后输血成本过高时，本法是首选方案。血液回收必须采用合格的设备，回收处理的血必须达到一定的质量标准。

回收式自体输血技术按血液回收处理方式分类可分为非洗涤法回收式自体输血、洗涤法回收式自体输血，按回收处理时间分类可分术中回收式自体输血、术后回收式自体输血。

非洗涤法回收式自体输血指将手术中失血经回收、抗凝、过滤后回输于患者本人的方法，此法经济、简单、不去除血浆成分，能缩短循环血容量减少的时间。但应用此法混入血液中的异物直接被输注体内，有可能引起以溶血为主的多种并发症，如高铁血红蛋白血症、肾功能障碍、败血症、DIC 及其他意外的血压下降。

洗涤法回收式自体输血指用血液回收机收集术野的血液，经过滤、离心和洗涤后，将浓缩的红细胞悬液回输给患者。此法能洗涤去除各种异物、组织碎片、血红蛋白等，安全高效，与非洗涤式相比，存在红细胞洗涤时去除了大部分血小板和凝血因子等血浆有效抗凝成分、回输血液时间长等缺点，但因能显著减少非洗涤法回收式自体输血时以溶血为主的各种并发症，近年来洗涤式已被广泛应用。两者比较见表 5-9 和表 5-10。

表 5-9　洗涤式与非洗涤式自体输血回收优缺点比较

方式	优点	缺点
洗涤式	装置简单、血液回输迅速、能回输血浆	抗凝剂混合调节困难及应用拮抗剂、有异物混合、有发生 DIC 危险
非洗涤式	单纯的红细胞回收、彻底清除异物	高额实施费用、红细胞回输缓慢、血浆渗透压下降

表 5-10　洗涤法与非洗涤法回收血质量比较

项目	非洗涤式	洗涤式
红细胞携氧能力、存活率	相同	相同或好于库存
红细胞形态	无改变	有改变（后果不明）
粒细胞计数	正常量，或稍低	量少，活化（后果不明）
血小板计数	$(4\sim123)\times10^9/L$	小于 $123\times10^9/L$

项目	非洗涤式	洗涤式
纤维蛋白测定	正常	低
补体测定	正常	少量
抗凝剂残量测定	少量柠檬酸(无影响)	微量肝素(无影响)
细菌清除(葡萄球菌)	无研究报告	总量明显减少

术中回收式自体输血是在患者手术过程中将术野出血经处理后再回输给患者本人的一种输血方法。此时回收的血液有凝集性,必须使用抗凝剂。其常用于心血管外科、整形外科、骨科、普通外科、妇科等手术中失血量较多者,此方式也包括外伤后(包含自发性出血)所致的滞留在胸腔或腹腔内的血液进行回收。

术后(床旁)回收式自体输血对手术结束后手术部位后续流出的血液进行回收,此时被回收的血液无凝集性,不须要使用抗凝剂。

大量出血实施血液回收与回输时,应用血浆代用品和/或人体白蛋白液补充血液容量,补充凝血因子或凝血酶原复合物,给予同种异体输血也是必要的。

(一)适应证和禁忌证

1. 适应证　适用于估计有大量出血的手术或已有贫血且有可能需要输血的手术,如创伤外科手术的大血管损伤、肝脾破裂、脊柱外伤,心血管手术中的动脉瘤切除术或肝脏、脾脏切除术中短时间内大量出血,矫形外科的脊柱侧弯矫正术、椎体融合术、髋关节置换术,器官移植术,妇产科异位妊娠破裂大出血等,除禁忌证以外的手术疾病均可为其适应证。

2. 禁忌证

(1) 细菌污染腹腔脏器破裂,感染伤口,菌血症,败血症,开放性创伤超过 4h 的积血,非开放性创伤在体腔内超过 6h 的积血,术中其他污染(消毒液、创面有外用药物等)。

(2) 当发生严重溶血时,严禁使用回收式自体输血。

(3) 恶性肿瘤手术中失血是否能回收尚存争议,理论上回收式自体输血可能引起肿瘤的血行播散,但近年研究表明一定的剂量放疗可杀死肿瘤细胞,不增加其血型播散风险。如果肿瘤较大,有骨髓转移和血液转移,并有淋巴结肿大者,应视为禁忌。

(4) 剖宫产手术中使用回收式自体输血尚有争议,主要由于血液被羊水污染有致羊水栓塞的可能性,但目前新型血液回收机可以清除羊水中的组织因子,多与白细胞过滤器配合使用。

(5) 感染性疾病(如 HIV、乙型肝炎等感染性疾病)的患者,对操作者有污染可能性,不适合使用回收式自体输血。

(二)采集和输注

根据患者情况制订方案,完善相关检查,签署《自体输血治疗知情同意书》,与患者及家属充分沟通,检查回收式自体输血设备,按标准操作程序准备消耗材料、药品以及监测设备。目前回收式自体输血多用自体血液回收机完成。以洗涤式自体输血为例,简单介绍操作步骤。自身血液回输简易流程见文末彩图5-2。

1. 收集血液 血液伴随抗凝剂负压吸引进入贮血罐,真空吸引不能超过150mmHg,以免红细胞在吸取过程中变形破坏,产生溶血,游离血红蛋白水平上升,影响回收率。

2. 洗涤和回收 贮血罐内血液大于800ml时,血液回收机进入离心、分离及清洗程序,将所得细胞(红细胞、白细胞、血小板)离心浓缩于处理容器泵入到贮血袋中,每次250ml左右回输给患者,清洗液、抗凝剂、游离血红蛋白、细胞碎屑等则从处理容器中分离到废液袋内。

处理后的洗涤浓缩红细胞悬浮于生理盐水,应尽快使用;若暂不回输,按照美国血库协会的保存时间标准:室温下(20~24℃)冷藏保存,不超过6h,若超过6h,应置于贮血专用冰箱(1~6℃),不得超过24h。

3. 输注 原则上回收的自体血应在手术结束后及时输完,术中处理的血液不得转让其他患者使用。回输时应使用标准输血滤器,因回输袋内含有空气严禁使用加压输注。大量回输洗涤红细胞有可能造成稀释性凝血功能障碍如PT延长等,须同时输新鲜血浆,甚至补充血小板和凝血因子,以免发生凝血障碍导致术后渗血。在麻醉记录单上记录回输时间、回输量、不良反应。

回收式自体输血在采集和回输过程中,常见不良反应如下。

(1) 凝血功能障碍:在大量回输自体血后,可产生稀释性凝血功能障碍,如PT延长等。若回收血量大于3 000ml时应常规补充3~4个单位新鲜冰冻血浆和血小板,以免发生凝血障碍,造成术后大量渗血。因此目前认为最适宜术中使用的病例是估计出血量在500~2 000ml的手术。

(2) 溶血:如回输大量含有游离血红蛋白的血液,会诱发肾脏损伤,导致出现血红蛋白尿症,因此对术前已有肾功能障碍的患者,需应用洗涤式回收自身输血。

(3) 电解质代谢紊乱:由于洗涤液的Na^+、Cl^-含量较高,大量输入可能会对内环境造成一定的影响,导致高氯性代谢性酸中毒,甚至低钙、低镁,须注意监测患者的酸碱度和电解质变化。用林格液代替生理盐水可减轻或避免上述并发症。

(4) 回收血综合征:临床上有极少数患者在回输自体血后出现血压下降、术中或术后伤口弥漫性出血、呼吸道阻力上升、肺顺应性和动脉血氧分压下降、呼气末二氧化碳分压升高和肺水肿等类似急性呼吸窘迫综合征的表现。有学者提出用柠檬酸钠替代肝素做抗凝剂,因柠檬酸钠可抑制血小板的聚集,值得研究推广。

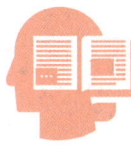

白细胞过滤器

自体血回收装置进行洗涤,能够有效去除羊水中组织因子,但却无法有效清除胎儿鳞状上皮细胞,联合白细胞过滤器进行应用,对回收血进行洗涤、过滤则能够将胎儿鳞状上皮细胞完全消除,使回收血质量接近于母体血。白细胞过滤器组成成分为过滤层、两室。血液首先从进液室通过,然后从过滤层通过,最后从出液室通过,过滤层在两室间分布,具有双层结构,组成成分为有机纤维,孔径微小,有效避免血液中微聚物堵塞肺小动脉,促进异体输血不良反应发生及异体血中微聚物减少。充分利用无纺布合成纤维对血液中微小凝聚物、白细胞进行特异性吸附,从而促进白细胞数量降低,减少发热性非溶血性输血反应的发生。

第三节　其他特殊情况输血

临床须要输血的患者,还可能存在各种特殊情况。在制订输血方案时,应该根据具体病情需要和输血目的,在充分权衡输血利弊前提下,选择合适的血液成分制品和剂量。

一、紧 急 输 血

紧急输血是指在特殊情况下,为挽救患者生命,赢得手术及治疗的宝贵时间而必须实行的输血治疗。通常有以下几种情况:

1. 自然灾害、突发事件等导致大量伤员。
2. 患者为稀有血型,无法第一时间提供治疗所需的血液。
3. 患者急性失血,失血量达自身血容量的 40% 以上。
4. 患者出现休克状态。
5. 患者突然发生的无法控制的快速失血。

医疗机构应当制订临床用血保障措施和应急预案,以应对紧急输血。输血科应优先保障紧急用血的供应,在最短的时间内完成血型鉴定和交叉配血。患者须要紧急输血,且不能取得患者或者其近亲属意见的,经医疗机构负责人或者授权的负责人批准后,可以立即实施输血治疗。

为保证应急用血,医疗机构可以临时采集血液,但必须同时符合以下条件:

1. 危及患者生命,急需输血。
2. 所在地采供血机构无法及时提供血液,且无法及时从其他医疗机构调剂血液,而其他医疗措施不能替代输血治疗。

3. 具备开展交叉配血及乙型肝炎表面抗原、丙型肝炎病毒抗体、人类免疫缺陷病毒抗体和梅毒螺旋体抗体的检测能力。

4. 遵守采供血相关操作规程和技术标准。

5. 医疗机构应当在临时采集血液后 10d 内将情况报告县级以上人民政府卫生行政部门

二、大量输血

(一) 定义

大量输血是指 12~24h 内快速输入相当于用血者自身全部血容量或更多的血液,常见于快速失血超过机体代偿机制所致的失血性/低血容量性休克、大创伤、大出血、心血管大手术、急诊产科手术、肝移植等。大量输血主要包括以下情况:①以 24h 为周期计算,输注血液量达到患者自身总血容量以上,也就是一次输血量大于 2 500ml;②3h 内输注血液量达到患者自身总血容量 50% 以上,输血大于 150ml/min;③1h 内输入多于 4 个单位红细胞制剂;④失血 1.5ml/(kg·min)达 20min 以上。

以前大量输血常使用全血,以同时补充血容量和红细胞;现代使用血液成分,如浓缩红细胞、血浆代用品、新鲜冰冻血浆和浓缩血小板等。

(二) 原则

由于患者个体情况差异大,很难用确定的指标进行量化,因此,在制订大量输血方案时,应该注意以下原则:

1. 不宜大量输注全血血液在储存过程中会产生许多有害的代谢产物,大量输注可能会发生不良反应。

2. 临床医生应根据临床出血、止血情况和有关实验室检查结果,确定需要输注的血小板、冷沉淀、FFP 或其他凝血因子制品的时间和剂量。通常大量输血患者须要输注一个治疗量以上浓缩血小板和若干单位冷沉淀或 FFP。

3. 术中有大量出血时,如果符合自体血液回输条件,可以进行自体血液回输处理。其治疗优先顺序:①补足血容量,以维持组织灌注和供氧。②根据失血原因治疗,使用适合的血液制品纠正凝血紊乱,控制出血。根据临床出血、止血情况和有关实验室检查,确定须要输注的红细胞、血小板、冷沉淀、新鲜冰冻血浆或其他凝血因子制品的时间和剂量。术中有大量出血时,如符合自体血回输条件,可选用自体血液回输机回输血液。

4. 血液成分选择　大量输血时应合理搭配血液成分,并根据实际情况进行调整。

(1) 红细胞输注:在使用晶体溶液、胶体溶液充分扩容进行抗休克治疗的基础上,或同时紧急输注 2~4 个单位悬浮红细胞,以快速缓解组织供氧不足。临床输注红细胞,同时进一步分析输血方案和进行更详细的输血前检查,必要时根据病情需要选择更合适的红细胞制剂。红细胞制剂,多数情况下要进行复温处理,以减少库存低温对患者的影响。有条件情况下,选用能满足临床输血速度要求的可过滤微聚物输血器。浓缩红细胞补充量测算公式:

浓缩红细胞补充量＝(HCT 预计值×55×体重−HCT 实际观察值×55×体重)/0.6

例:60kg 患者,术中监测 HCT 为 20%,预定该患者达到 HCT 为 0.30L/L 时需要多少浓缩红细胞(60%~70% 红细胞)?

$$需要浓缩红细胞＝\frac{30\%×55×60−20\%×55×60}{0.6}＝550ml$$

(2) 血小板输注:大量出血本身损失大量血小板,在止血过程中又消耗较多血小板,大量输液可发生稀释性血小板减少,当血小板计数低于 $50×10^9/L$ 时须要补充血小板。

(3) 新鲜冰冻血浆输注:大量失血会引起稀释性凝血功能障碍,当凝血酶原时间(prothrombin time,PT)和活化部分凝血活酶时间(activated partial thromboplastin time, APTT)超过正常对照值 1.5 倍时,特别是肝功能障碍患者,应输注一定量新鲜冰冻血浆,以补充丧失的血浆蛋白和多种凝血因子。

(4) 冷沉淀输注:当失血量达到患者自体血容量 1.5 倍,纤维蛋白原降至 1.0g/L 以下,可输注冷沉淀治疗。

(5) 其他血液制品输注:在大量输血中,使用 rFⅦa 具有明显止血作用。对于肝功能障碍或维生素 K 缺乏症患者可应用 PCC 以减少出血。

在大量输血中,指导成分输血治疗应尽可能参考实验室结果,但不能延迟输血,输血速度可以快到 50~100ml/min,在 24h 内输血总量可以多达 50~100 个单位(200ml/单位)。国外经验:①每输入 4 个单位红细胞,输入 2 个单位 FFP;②每输 8 个单位红细胞,输入 1 个治疗剂量单采血小板;③输入 16 个单位红细胞时,输入 10 个单位冷沉淀;④当血中钙离子浓度小于 1.0mmol/L 时应注意补充,优先选择氯化钙,因为其有效钙离子浓度是葡萄糖酸钙的 3 倍。

5. 注意事项

(1) 大量失血患者的实验室结果只是临床参考,要根据临床症状、体征、失血速度、失血量及时补充血液成分,尽早使用血小板、血浆和凝血因子可以有效降低患者病死率。

(2) 大量快速输注库存血液,会引起患者低体温、酸中毒和凝血功能紊乱,会增加患者病死率,因此,大量输血超过 5U,输血速度大于 50ml/min。新生儿溶血病换血要注意输入血液复温,血液加温要用专用加温器,加温后血液尽快输注。

(3) 大量输血要选用满足临床输血速度要求并能过滤微聚物的输血器。

(4) 大量输血要注意患者出现低钙血症,当循环血中钙离子浓度低于 1.0mmol/L,及时补充钙剂。

(三) 大量输血可能发生的问题

大量输血的不良反应有的和疾病传播与输注全血、输注其他血液成分相同,也有凝血障碍、柠檬酸盐中毒等一些特殊问题。

1. 凝血障碍　可能与低血容量、低血压和低灌注所引起的弥散性血管内凝血有关。

2. 柠檬酸盐中毒　在肝功能损害或肝循环机械阻塞、手术中门静脉或主动脉阻断，或在低温麻醉下的患者、新生儿换血时，可引起高柠檬酸盐中毒。

3. 高血钾和高血氨　常见的有尿毒症或有大量肌肉创伤合并肾功能不全的患者应注意高血钾；肝功能衰竭的患者应注意高血氨。

4. 低体温　由快速输注大量冷血导致。

5. 微聚物和肺微栓塞　微聚物通过普通滤网后进入血液循环，可散布到全身微血管，形成栓塞，此时，首先受害的是肺，肺的毛细血管被栓塞后引起低氧血症和呼吸衰竭。

6. 酸碱平衡失调　血液在保存期中，由于乳酸生成和保存液含有柠檬酸，所以大量输血很容易引起代谢性酸中毒。另一方面，由于柠檬酸盐被代谢时生成碳酸氢钠，因此，大量输血也可造成代谢性碱中毒。

大量输血死亡三连征包括酸中毒、低体温和凝血紊乱，采用正确的大量输血方案可以降低死亡三联征，在输血过程中要对并发症保持警惕并及时处理。

三、肝移植患者输血

肝移植是治疗终末期肝病的最有效手段，如重型肝炎、肝硬化等是肝移植主要适应证。肝移植是器官移植中最复杂的手术之一，手术中失血量大，因此，肝移植输血常常是大量的多品种输血，而且大部分为术中输血，所以充分和适时血液输注是保证手术成功的重要因素。

（一）术前备血

肝移植输血量往往达到用血者的一个血容量，甚至 3~5 个或更多，其特点就是用血量大、个体差异性大。备血多少应根据用血者身体一般情况、残余肝功能、凝血功能状态、手术术式等诸多情况综合确定。一般情况下，肝移植术中输血国内采取预先准备要求献血者与用血者的 ABO 血型及 RhD 血型是相合的。国外则大多用成分血，推荐使用浓缩红细胞、新鲜冰冻血浆及晶体溶液混合物，用快速输血设施静脉输入，其比例为 4 个单位浓缩红细胞加 2 个单位新鲜冰冻血浆再加晶体溶液 200ml。现在，在供体紧缺情况下，也进行 ABO 血型不相合的肝脏移植。

（二）合理应用成分输血

终末期肝病患者凝血、抗凝血和纤维蛋白溶解系统都受到不同程度的影响，表现出复杂多变的异常，包括血小板数量减少和功能异常、纤维蛋白原质和量的异常、依赖维生素 K 的凝血因子（FⅡ、FⅦ、FⅨ、FⅩ）缺乏和功能受损、弥散性血管内凝血和原发性纤维蛋白溶解功能亢进等改变。多种血液成分组合是肝移植输血最佳选择，其数量视患者临床状况、手术难易而定。在肝移植围手术期，若血小板计数在 $50×10^9$/L 以上，血红蛋白在 80g/L 以上,PT、APTT 在正常对照 1.5 倍之内,纤维蛋白原在 1.0g/L 以上,无须进一步处理。

1. 新鲜冰冻血浆输注　接受肝移植的受者,常有多种凝血因子缺乏,根据个体不同情况予以补充新鲜冰冻血浆,剂量为 10~20ml/kg。

2. 单采血小板输注　对于肝移植患者,若血小板计数小于 $5.50×10^9/L$ 须进行治疗性血小板输注,同时必须纠正其他引起出血的因素,如血容量不足、低体温和贫血等。

3. 红细胞输注　一般血红蛋白小于 70g/L 以下时,即应考虑输血治疗。

4. 冷沉淀输注　冷沉淀主要含有纤维蛋白原、FⅧ、FⅩⅢ、纤维粘连蛋白、血管性血友病因子五种成分,对纠正因纤维蛋白溶解功能亢进造成的严重渗血有较好的疗效,可以根据情况每次给予 10 个单位,必要时可以重复使用。

5. 其他血浆蛋白制品输注

(1) 纤维蛋白原输注:由于合成减少及消耗增多,肝移植患者多有血浆纤维蛋白原水平降低,含量低于 1.0g/L 时,应开始给予补充纤维蛋白原制剂,一般每输入 2g 纤维蛋白原,可提高血浆纤维蛋白原 0.5g/L。

(2) 凝血酶原复合物浓缩剂输注:PCC 含有依赖维生素 K 的凝血因子,即 FⅡ、FⅦ、FⅨ、FⅩ,其输注可改善患者血液低凝状态。一般 PT 超过正常对照值的 2 倍时,可给予 PCC 20U/kg。

(3) 应用 rFⅦa 输注:rFⅦa 在肝移植术中的应用机制是血管损伤局部组织因子暴露,rFⅦa 可以与其形成复合物,该复合物在活化血小板表面通过激活 FⅩ 和 FⅨ 产生凝血酶。

英国血液协会规定肝移植术中应通过输注单采血小板将血小板数量维持在 $(50~100)×10^9/L$;输注新鲜冰冻血浆 15ml/kg 将 PT、APTT 维持在正常对照 1.5 倍以内;输注冷沉淀或纤维蛋白原制剂使纤维蛋白原维持在 1.0g/L 以上。

(三) 注意事项

1. 肝移植围手术期　定期监测实验室指标,术前、术中、术后定期监测血常规、血气分析,电解质、凝血指标及中心静脉压等。及时、密切监测凝血指标的改变对于肝移植术中合理用血及成分输血起着重要作用。通过测定血细胞比容指导红细胞输注,血小板计数指导血小板输注,PT 和 APTT 指导新鲜冰冻血浆的应用,纤维蛋白原测定指导冷沉淀和纤维蛋白原制剂的应用,血栓弹力图全面监测凝血状态、指导新鲜冰冻血浆和血小板等的应用。

2. 肝移植术中　应注意体温、酸碱平衡和电解质代谢紊乱。体温过低可减慢凝血速度和凝血因子的合成,加快纤维蛋白溶解,引起可逆的血小板功能障碍并延长出血时间。低钙血症、酸中毒均可影响凝血功能。因此术中应注意维持体温和水电解质平衡。

3. 肝移植期间　须适当补钙。肝移植期间须要大量输血,在无肝期柠檬酸代谢能力减弱明显;柠檬酸堆积和钙离子络合物增加,从而引起低血钙、血流动力学改变和心肌抑制,因此在肝恢复功能前,须适当补钙以避免低血钙发生。

4. 应用自体血液回输　目前肝移植手术普遍采用洗涤式自体血液回输,但肝肿瘤患者术中不宜采用自体血液回输。

5. 免疫性溶血肝移植患者可发生免疫性溶血 是由用血者的抗体与所输红细胞抗原,或用血者红细胞抗原与献血者器官起源的抗体之间发生反应所致。后者可发生于 ABO 血型不合的肝移植,其中最常见的是接受 O 型肝的 A 型患者,供体来源的浆细胞可产生抗 A 抗体而导致移植后 7~10d 发生溶血。因此,对于这类肝移植患者,在外科手术期间或以后的输血支持中,应用与供者 ABO 血型相同的红细胞。

6. 肝移植生存率与输血的关系 肝移植术后并发症增加以及生存率降低与大量输血有关。输血量大的患者恢复慢,住院时间长;输血量越少,存活率越高;故减少输血是改善肝移植术预后的重要手段。

四、弥散性血管内凝血患者输血

弥散性血管内凝血是一种发生在许多疾病基础上,由致病因素激活凝血因子及纤维蛋白溶解系统,导致全身微血栓形成,血小板及凝血因子大量消耗并继发纤维蛋白溶解亢进,引起全身出血及微循环衰竭的临床综合征。以血液中过量蛋白酶生成、可溶性纤维蛋白形成和纤维蛋白溶解为特征。通常将 DIC 病理生理过程分为高凝血期、消耗性低凝血期和继发性纤维蛋白溶解亢进期三个时期。临床上常表现为广泛出血、休克、器官功能障碍、微循环障碍、多发性栓塞、微血管病性溶血性贫血以及原发病的临床表现。

DIC 的治疗原则包括:①病因治疗,消除诱因。积极治疗原发病、消除诱发因素是终止 DIC 病理生理过程最关键措施,对 DIC 治疗措施正确选择有赖于对 DIC 原发病及其病理过程的正确认识。②抗凝治疗。阻止血管内凝血,抑制微血栓形成,肝素是当前最主要的抗凝治疗药物,适用于 DIC 早期、中期,禁用于晚期及原有出血疾病。③支持治疗。④替代治疗,由于 DIC 患者存在广泛的血管内凝血,大量凝血因子和血小板被消耗,因此必须补充相应的血液成分,包括输注血小板、新鲜冰冻血浆、冷沉淀、纤维蛋白原等。一般认为,在血液处于高凝状态时,不宜输血,因为这样会加重 DIC 的病程,如有必要应在肝素化的基础上进行。在高凝血期之后的消耗性低凝血期,在病因治疗和抗凝治疗的基础上应及时补充被消耗的血小板和凝血因子等血液成分,使其恢复或接近于正常水平。但是库存血超过一周则不宜用于 DIC 抢救,因为库存血中含有氯、钾及细胞碎屑,红细胞破坏后释放促红细胞生成素,也有促凝作用。

(一)红细胞输注

当失血量超过自体血容量的 20%~30%,血红蛋白低于 80g/L 或 HCT 小于 0.24L/L,同时伴明显的贫血症状或活动性出血时,无论 DIC 的病理过程是否得到控制,都可输注红细胞,以提高携氧能力,改善组织供氧。

(二)血小板输注

由于广泛的血管内凝血,血小板被大量消耗,当血小板计数低于 $50×10^9/L$ 时,应在肝素充分抗凝的基础上输注血小板。如果病因尚未去除，输注的血小板剂量宜适当加大。一般成人最少输注一个治疗量的单采血小板，每天或隔天 1 次。

（三）新鲜冰冻血浆、冷沉淀输注

新鲜冰冻血浆、冷沉淀在补充凝血因子的同时提供了更多的血液凝固基质，有加重血管内凝血、促进 DIC 发展的可能，因此应在充分抗凝的基础上方可使用。消耗性低凝期是补充新鲜冰冻血浆或冷沉淀的最佳时机，应动态观察 DIC 实验室指标变化和充分了解临床症状变化的情况下，选择适当时机输注这些血液成分。

（四）抗凝血酶浓缩剂输注

抗凝血酶可以中和过多的凝血酶，阻断或调节血管内凝血过程。肝素抗凝作用在于能增强抗凝血酶生物活性。当抗凝血酶水平下降到正常值 50% 以下时应补充抗凝血酶浓缩剂，否则影响肝素的疗效。

（五）其他血浆蛋白制品输注

在 DIC 综合治疗中，凝血酶原复合物浓缩剂的应用极为有效，为观察治疗效果，应定时监测 F II、F VII、F IX、F X 活性，并依据监测结果予以及时调整药物剂量。另外，还可应用活化蛋白 C 制品等。

总之，DIC 是一种复杂的病理过程，临床表现多样，去除诱因、治疗原发病是关键措施，根据临床表现恰当给予输血治疗和应用肝素对其有明显疗效，是目前广泛应用的治疗方法。

五、新生儿和婴幼儿输血

新生儿期贫血最常见溶血性贫血和失血性贫血。溶血性贫血多为同种免疫性溶血，此时输血对血型的选择较为特殊。新生儿失血性贫血可以发生在产前、产时或产后，既可以是急性也可以是慢性。产前失血的原因主要为胎儿—胎盘或自发性胎—母的出血；产时失血多因产钳夹脐带前新生儿处在高于胎盘的位置，致血液回流入胎盘。产后失血则为产伤所致的新生儿体内出血。

成熟新生儿的血容量约为 85ml/kg，早产儿为 100ml/kg，总血容量为 250~300ml，故新生儿对失血特别敏感。失血量若大于 40ml 则有可能出现失血性休克。因此，决定新生儿和婴幼儿输血应十分谨慎，原因：①新生儿及婴幼儿循环血容量少，对血容量的变化和低氧血症等调节功能尚未完善，因此控制患儿出入量平衡、掌握输血剂量是临床输血或换血治疗的关键。②新生儿循环血液中可能含有母体的某些 IgG 类血型抗体，除常见 IgG 类抗 A 抗体、抗 B 抗体等抗体外，还可能有意外抗体。③婴幼儿体温调节差，即使较小剂量输血也不能忽视控制输血温度。④婴幼儿对高血钾、高血氨、低血钙、代谢性酸中毒等十分敏感。⑤婴幼儿免疫机制不健全，发生输血相关移植物抗宿主病概率高，特别是选择近亲献血者血液时风险更高。⑥由于新生儿胎儿血红蛋白含量高，2，

3-双磷酸甘油酸含量低,红细胞与氧的亲和力强,Hb 须维持在相对较高水平才能满足生理需求。⑦红细胞上的血型抗原较弱,血清中抗体效价低,判定血型要用高效价标准血清。3 个月内婴儿不需做反定型。⑧新生儿生理性贫血,这种贫血呈自限性,一般不须治疗。

患儿输血一次输入量及速度必须根据患儿年龄、体重、一般状况、心肺肝肾的功能、病情、输血目的等因素综合考虑决定。由于患儿输血量少,可将一名献血者的血分装成几袋,分次输给同一患儿,以减少输血不良反应和不必要的浪费。

输血适应证:①急性失血,有血容量不足表现,如面色苍白,心率>160 次/min,收缩压<50mmHg,Hb<100~120g/L,HCT<0.40L/L。②慢性失血,出生后一周内 HCT<0.30L/L、心率>160 次/min、心脏扩大。③如有病情危急或休克来不及配血者,应先输注 5% 白蛋白 20ml/kg 补充血容量,然后再输浓缩红细胞。在输注时应小剂量输注,红细胞制剂 10~15ml/kg,提高血红蛋白 20~30g/L;新鲜冰冻血浆 10~15ml/kg 提高凝血因子水平为 15%~20%;单采血小板 5~10ml/kg,提高血小板数 50×10^9/L;冷沉淀 1~2U/10kg,提高纤维蛋白原 60~100mg/dl。

(一)红细胞输注

大多数新生儿输血是小剂量包装的制品,在选择红细胞制剂时,应尽可能选择库存时间短、去除白细胞的红细胞制剂,若是 ABO 溶血症的患儿在两周内应输入 ABO 同型或 O 型的洗涤、辐照处理的红细胞;还应尽可能选择能滤除微聚物的输血器,输注红细胞前应进行复温处理;不宜选用全血。

适用于小剂量红细胞输注:①与急性出血相关的休克;②抽血使急性患儿失血总量在 10% 以上;③患严重心、肺疾病的急性患儿且血红蛋白浓度低于 120~130g/L;④血红蛋白浓度低于 70~80g/L 且有贫血的临床症状。

(二)血小板输注

浓缩血小板输注主要用于血小板生成障碍、弥散性血管内凝血和同种免疫性血小板减少性紫癜。但对孕妇患特发性血小板减少性紫癜所致的新生儿血小板减少,则不宜输注。这主要是由于特发性血小板减少性紫癜的血小板抗体对所有血小板均有广泛对抗性,造成输入的血小板迅速破坏,故止血效果差。

新生儿期血小板输注的血型选择:①宜选择 ABO 和 Rh 血型完全相同的单采血小板,若 Rh 阴性血小板不可得,则 Rh 阴性患儿在使用 Rh 阳性血小板的同时,应立即肌内注射抗 RhD 免疫球蛋白。②宜首选单采血小板。单采血小板中白细胞、红细胞残余量低,纯度高,可避免因 HLA 不相合所致 S 的输血反应,可将同一献血者的血小板分装,分次输给同一患儿以减少输血风险。

(三)新鲜冰冻血浆或普通冰冻血浆输注

在维生素 K 依赖性凝血因子(FⅡ、FⅦ、FⅨ、FⅩ)缺乏所致的新生儿出血,在出现有威胁生命的出血时,可选用新鲜冰冻血浆或普通冰冻血浆治疗。

六、老年患者输血

老年人内科疾病、手术等须要输血的情况并不少见,而老年随年龄增长伴有脏器功能低下,尤其是心血管储备力与抗感染力减退,以及肾功能低下等潜在不利因素多于成人。故要严格掌握老年患者的输血适应证,输血应尽量少用库存血,宜用新鲜血或近期血为好。输入储存时间长的库存血,可加重原有代谢紊乱。这是由于血液储存后,血浆的尿素氮、肌酐、钾和乳酸盐含量均会增高,又由于老年人肾功能逐渐减退,血浆中血尿素氮、肌酐、钾浓度会比年轻人相对增高,pH 值常下降,输入库血,可使原有代谢紊乱更加严重。因此,每次输血量须按病情、输血目的和心功能而定。原则上能不输者则不输;能少输者不多输;能多次输注者不一次输,以多次少量为原则。每天输血量以不超过 300~350ml 为宜。输血速度宜慢,以 1ml/min 为宜,输血量应<1.5ml/(kg·h)。输血过程中严密观察患者的症状、心率、呼吸、颈静脉充盈及肺部啰音等变化。

对于大多数冠状动脉旁路移植术后患者,可考虑血红蛋白浓度<80g/L 时才给予输血,但伴有左心室肥大、低心排血量、难控制性心动过速或持续性发热等情况除外。老年患者伴心功能不全如出现下列情况可考虑输注合适的红细胞制剂:①合并各种原因引起的消化道大出血、呼吸道大咯血、术中或心血管检查后失血,须紧急输血补充血容量和红细胞,以防止休克发生,保护重要脏器功能;②合并严重慢性贫血(血红蛋白<60g/L);③冠心病心绞痛合并严重贫血;④贫血性心脏病;⑤各种心脏外科手术。

七、自身免疫性溶血性贫血输血

自身免疫性溶血性贫血(autoimmune hemolytic anemia,AIHA)是由于人体内免疫功能发生紊乱,产生了抗自身红细胞的抗体,从而导致机体内红细胞过早加速破坏,临床上出现贫血症状。然而,AIHA 患者血清中的自身抗体往往能与所有正常的红细胞发生反应,因此,通常难以找到相容性血液。并且,自身抗体可以掩盖红细胞同种抗体的存在,会导致溶血性输血反应的发生。

对于 AIHA 患者的输血,应严格掌握输血适应证,选择合适的血液品种,输血不恰当可能加重溶血。只有当 AIHA 患者发生溶血危象或血红蛋白<60g/L 且伴有明显组织缺氧表现、危及生命的情况时,须要输注红细胞以改善贫血状况。当患者血型鉴定存在困难,而又须要紧急输注红细胞时,在排除同种抗体条件下,可选择输注 O 型洗涤红细胞,RhD 阴性的患者则输注 O 型 RhD 阴性的洗涤红细胞。

八、新生儿溶血病输血

新生儿溶血病(hemolytic disease of newborn,HDN)一般是指因母婴血型不合而引起的胎儿或新生儿免疫性溶血性疾病。胎儿红细胞通过胎盘进入母体引起免疫反应产生抗体，母体 IgG 类抗体通过胎盘进入胎儿体内，造成胎儿或新生儿红细胞溶血导致一系列临床症状。其中，ABO 和 Rh 血型系统引起的新生儿溶血病最常见。造成 ABO 新生儿溶血病的抗体主要是 IgG 类的抗 A 抗体、抗 B 抗体，造成 Rh 新生儿溶血病的抗体比较复杂，常见的有抗 D 抗体、抗 E 抗体和抗 c 抗体等。ABO 血型不合新生儿溶血病主要发生在 O 型孕妇怀有的 A 型或 B 型胎儿时。如果孕妇为 RhD 阴性、胎儿为 RhD 阳性时，胎儿红细胞经胎盘进入孕妇体内，会刺激母体免疫系统产生抗 D 抗体，所以 Rh 血型不合引起的新生儿溶血病一般发生在多次妊娠的妇女。但是如果 Rh 阴性妇女曾经接受过 Rh 阳性血液，即使是第一次妊娠也可能发生新生儿溶血病。新生儿溶血病的患儿血清学检测主要依赖"三项试验"，即直接抗球蛋白试验、血清游离抗体试验和红细胞抗体释放试验，患儿血清中的游离胆红素和血红蛋白测定也是有力佐证。

Rh 血型不合引起的新生儿溶血病起病快、病情重，患儿通常需要输血、换血治疗。

章末小结

全血在临床输血治疗上已很少直接使用，多作为制备成分血的原料。本章学习重点是成分输血适应证：红细胞输注适用于循环红细胞总量减少致运氧能力不足或组织缺氧而有症状的患者。血小板输注主要用于预防和治疗血小板数量或功能异常所致出血。临床上根据血小板输注的目的不同，将其分为治疗性血小板输注和预防性血小板输注。血浆主要用于补充先天性或获得性凝血因子缺乏症，仅用于扩充血容量、增加免疫力、增加营养、加快愈合等均为无适应证输注。冷沉淀主要含有纤维蛋白原、FⅧ、FⅩⅢ、纤维粘连蛋白、血管性血友病因子五种成分，可用于治疗相应凝血因子缺乏症。白蛋白制品主要用于低蛋白血症、扩充血容量、大面积烧伤、血浆置换、体外循环、新生儿溶血病等。静脉注射免疫球蛋白主要用于免疫缺陷性疾病、感染性疾病及非感染性疾病；特异性免疫球蛋白应用于某些细菌性、病毒性感染及抑制一些原发性免疫反应。凝血因子浓缩制剂可用于先天性或获得性凝血因子缺乏症。学习难点是大量输血时要求合理搭配成分，并根据实际情况进行调整。其治疗的优先顺序：补充血容量，以维持组织灌注和供养；治疗失血原因，使用适合的血液制剂纠正凝血紊乱，控制出血。在学习过程中注意比较各类成分血的区别，掌握适应证与禁忌证，了解注意事项，从而进行合理输血、安全输血。本章节还介绍了自体输血和其他特殊情况输血，学习过程中要重点注意自体输血技术的应用。

（薛 红 牟凤林）

❓ 思考与练习

一、名词解释

1. 成分输血

2. 新鲜冰冻血浆

3. 辐照血液

4. 输血相关移植物抗宿主病

5. 自体输血

二、简答题

1. 请说出红细胞输注的种类及适应证。

2. 冷沉淀中主要含有哪些成分？其输注的适应证有哪些？

3. 新鲜冰冻血浆输注的适应证有哪些？

4. 何为大量输血？如何进行大量输血？

第六章 ｜ 输血不良反应

06章 数字内容

学习目标

1. 掌握常见输血不良反应的分类、发病机制、实验室检查。
2. 熟悉输血不良反应的临床表现、诊断及鉴别诊断。
3. 了解输血不良反应的治疗和预防。
4. 学会操作临床上常见的输血不良反应的实验室检查。
5. 具备严格执行操作规则的职业素质，同时具有尊重、敬畏和热爱生命的精神。

案例导入

一位患者因头晕乏力来某医院就诊，医生以"严重贫血，待查"收治入院，遵医嘱输注红细胞 15min 后，患者出现头胀痛、胸闷、腰背疼痛、恶心、呕吐等症状，继而出现寒战、高热、心率加快、血压下降等症状，查体温高达 40℃。

请思考：

1. 输血时为何会出现发热反应呢？
2. 该如何处理？

输血有风险，尽管血液经过严格程序的筛查、检测等处理，但仍然存在发生输血传播疾病及其他输血不良反应的可能。输血不良反应是指用血者在输入血液或血液制品过程中或者输血结束后，出现了某些新的临床症状和体征，并且用原有疾病不能解释者，临床发生概率为 1%~10%。

输血不良反应按发生的时间可分为即发性输血不良反应（输血期间或输血后 24h 内发生反应）和迟发性输血不良反应（输血 24h 之后，甚至十几天后才发生反应），前者主要表现为血管内溶血,后者多表现为血管外溶血(表6-1);按发生原因可分为免疫性输血不良反应(发病与免疫因素有关)和非免疫性输血不良反应(发病与免疫因素无关);按症状和体征分为发热性非溶血性输血反应、过敏反应、溶血性反应、含铁血黄素沉着症、输血相关性循环超负荷、电解质代谢紊乱、细菌污染等。常见输血不良反应分类见表6-2。

表6-1 即发性、迟发性溶血性输血反应的对比

类型	时间/h	溶血部位	抗体类型
即发性	≤24	血管内	IgM
迟发性	≥24	血管外	IgG

表6-2 常见输血不良反应分类

反应类型	即发性反应	迟发性反应
免疫性反应	发热反应	溶血反应
	过敏反应	输血相关移植物抗宿主病
	溶血反应	输血后紫癜
	输血相关性急性肺损伤	血细胞或血浆蛋白同种异体免疫
非免疫性反应	细菌污染	含铁血黄素沉着症或血色病
	输血相关性循环超负荷	血栓性静脉炎
	空气栓塞	输血相关性疾病(如各种肝炎病
	低体温	毒、HIV、巨细胞病毒等病毒;细
	出血倾向	菌、梅毒、多种寄生虫等)
	柠檬酸盐中毒	
	非免疫性溶血反应	
	电解质代谢紊乱	
	肺微血管栓塞	

第一节 免疫相关输血不良反应

一、发热性非溶血性输血反应

发热性非溶血性输血反应(febrile non-hemolytic transfusion reaction,FNHTR)是指患者在输注全血或血液成分期间或者输血后15min~2h内,体温升高1℃以上,并以发热、寒战、全身不适,恶心呕吐为主要临床表现,且能排除溶血、细菌污染、严重过敏等引起发热

的一类输血不良反应,是输血不良反应中最常见的一种,发生率 0.5%~3%,约占总输血不良反应的 52.1%。FNHTR 多见于反复输血的患者或多次怀孕的妇女,尤其是粒细胞或血小板输注。一般在数小时内恢复,偶尔反应严重甚至威胁生命。有 FNHTR 病史者,第二次输血时约 15% 可再次出现 FNHTR,多次输血可高达 60%。

(一) 发病原因

发热反应是发生频率较高的一种输血不良反应,发病原因包括非免疫性反应、免疫性反应及输入低温库存血等。

1. 致热原污染　致热原包括采血器材或输血器上及血液抗凝液、保存液中残留的变性蛋白质、死细菌、细菌产物、药物中杂质等,以前这种输血反应的发生率可高达 30%。随着消毒、灭菌技术的改进,一次性输血器、一次性采血袋等的应用,目前致热原引起的发热反应已很少见。但在输血技术落后的地区,采血和输血器具的工艺设备和技术条件达不到要求,缺乏必要的质量控制,致热原引起的发热反应仍有可能发生。

2. 免疫性反应　在免疫性发热反应中,白细胞抗体是重要和常见的原因之一。白细胞抗体是由妊娠、输血或移植,同种异体白细胞致敏产生的免疫性抗体。一般认为一次接触的白细胞数量在 $5 \times 10^6/L$ 以下时,不发生同种致敏,即不会产生 HLA 抗体,因此对于输血患者最好应用少白细胞制剂。比如使用白细胞滤器过滤血液,以减少同种致敏和由此带来的危害。另外也可用紫外线处理血液制品,灭活白细胞,防止抗体产生。

3. 快速输入低温库存血　快速输入低温库存血可引起 FNHTR,这可能与血液储存中产生的细胞因子相关,比如 IL-1、IL-6、IL-8、TNF-α 等。血液成分、制备方法、保存时间及白细胞的含量不同,细胞因子含量就不同,引起 FNHTR 的概率也不同。

4. 原发病　患者本身具有血液病、肿瘤、炎症等疾病,而某些疾病本身就有发热症状,某些疾病可能因为输血后血液循环改善,导致病灶毒素扩散而发生发热反应。

(二) 临床表现

FNHTR 常发生于输血期间至输血后 15min 至 2h 内,突然畏寒、发冷或寒战,继而发热,轻者体温升高 1~2℃,重者体温可达 39~41℃,伴有头痛、恶心、呕吐、颜面潮红、出汗、脉搏增快,血压可无变化,持续时间几分钟到 2h 不等。发热的高低与血液输注速度、输入的白细胞数量和致热原的量成正比,有少数患者还可出现口周疱疹。发热持续 18~24h 或更久,应考虑其他原因所致。

(三) 诊断和鉴别诊断

1. 诊断　①输血开始至 2h 以内体温升高 1℃以上,并伴有发热症状;②用血者有多次输血史或妊娠史,既往有输血发热史,或献血者血清中有 HLA、粒细胞和血小板抗体。

2. 鉴别诊断　要排除其他可能引起发热的原因,比如溶血反应、细菌污染等引起的发热。①FNHTR 与溶血性发热反应的鉴别:前者多发生在输血期间至输血结束后 1~2h

内,血压一般不变化;后者一般在输入少量血液后即发生,还出现腰背酸痛、血压下降,甚至休克等。②FNHTR 与细菌污染引起的发热反应鉴别:前者停止输血,对症处理病情很快缓解;后者还有皮肤充血,甚至休克,停止输血对症处理无效。

(四)治疗

1. 停止输血、保持输液畅通 一旦发生 FNHTR,立即停止输血,并缓慢输注生理盐水维持静脉通路,密切观察病情,尽快明确发热反应的原因,首先排除溶血反应及细菌污染,进一步验证血型与交叉配血等,还要考虑有无药物反应或感染性疾病,进行血培养。

2. 对症治疗 确定为 FNHTR 可对症治疗。寒战时注意保暖,给予患者热饮料,加盖被,严重时可用异丙嗪、哌替啶、静脉注射 10% 葡萄糖酸钙溶液(5~10ml)。患者高热时给予物理降温,也可用解热镇痛药如对乙酰氨基酚、复方阿司匹林对症治疗(伴出血倾向患者禁忌阿司匹林类解热药)。高热严重者可用肾上腺皮质激素,密切观察病情。应每15~30min 测 1 次体温,一般 1~2h 后患者体温开始下降。

(五)预防

1. 去除致热原 如严格无菌操作,清洁和消毒采血、输血用具等。

2. 输血前预防用药 易患 FNHTR 的用血者或既往有过敏反应史,可在输血前使用抗致热原性药物,如对乙酰氨基酚或阿司匹林,可减轻发热。

3. 选用去除白细胞的血液制品 用离心洗涤法或去白细胞过滤器去除血液制品中的白细胞,使每单位血液或血液制品中白细胞含量低于 $5.0 \times 10^6/L$,就能有效预防FNHTR。

4. 白细胞交叉配血试验 有 HLA 抗体的患者,可用淋巴细胞毒试验或用 HLA 配型来筛选献血者,以寻找相配合的血液制品。一般应用粒细胞免疫荧光结合试验检测粒细胞特异性抗体以及淋巴细胞毒试验检测 HLA 抗体。

二、过敏性输血反应

过敏性输血反应是指输全血、血浆或血液制品后发生以荨麻疹为主的不良反应,是常见的输血反应之一,发生率为 1%~3%,约占全部输血不良反应的 45%。轻者只出现荨麻疹,重者可出现血管神经性水肿或过敏性休克甚至死亡。

(一)发病机制

1. 过敏体质患者 患者平时对某些物质过敏,如花粉、尘埃、虾蟹、牛奶、鸡蛋等,输入含有此类变性蛋白质的血浆,可形成免疫反应,发生过敏。过敏体质的人初次接触到变应原(又称过敏原)后,体内产生大量亲细胞性抗 IgE 抗体(反应素),其 Fc 段与肥大细胞和嗜碱性粒细胞表面受体结合,使人体处于致敏状态。当已致敏的人体再次接触到相应的变应原时,变应原即与结合在肥大细胞和嗜碱性粒细胞上的 IgE 的 Fab 段相结合,激发细胞内酶反应,导致细胞脱颗粒,释放组织胺、激肽、慢反应物质(slow reacting substance,SRS)和嗜酸性粒细胞趋化因子等。这些物质可引起腺体分泌增多,平滑肌痉挛,毛细血管扩张及通透性增加,临床上常表现为荨麻疹-Ⅰ型变态反应(速发型超敏反应)。

2. IgA 缺陷患者　IgA(或 IgA 亚型)缺乏的用血者输入含 IgA 的血液制品时会产生抗 IgA 抗体或同种异型 IgA,当再次输入含 IgA 的血液制品时可引起过敏。缺乏 IgA 的患者由于输血或妊娠的同种致敏作用产生了抗 IgA 同种抗体(不输血者也可因其他原因产生抗 IgA 抗体),再次输血时,数秒至数分钟即出现寒战、高热、头痛、恶心、面色苍白、呼吸困难及血压下降的过敏性休克等临床表现,抢救不及时可危及生命。

3. 被动获得性抗体　献血者因对某些物质过敏(药物或食物)已产生抗体,随血液输注给用血者,当用血者接触到相关变应原时,即可发生输血反应,如青霉素抗体(用血者对青霉素过敏,而接受用过青霉素的献血者血液)或献血者血液含有高效价的 HLA 抗体,如将其血液输注给用血者,也可使用血者发生严重的过敏反应。

4. 其他蛋白抗体用血者缺乏　如 IgG、IgE、结合珠蛋白、抗胰蛋白酶、转铁蛋白、C3、C4 等,可能产生相应血清蛋白抗体,导致过敏反应。

5. 低丙种球蛋白血症患者　此类患者即使肌内注射免疫球蛋白也易发生过敏反应,甚至休克。

(二)临床表现

过敏性输血反应一般发生在输血数分钟后,也可在输血中或输血后立即发生。轻者仅为皮肤瘙痒,局部或全身出现荨麻疹,多见于颈部及躯干上部,一般对患者无危险。症状可以有寒战、发热、皮肤潮红、出汗、脉搏增快、血压降低、胸骨疼痛、关节痛、血管神经性水肿等,严重者可出现支气管痉挛、喉头水肿、哮喘、发绀、呼吸困难、过敏性休克等。

(三)诊断和鉴别诊断

过敏反应包括荨麻疹、血管神经性水肿、关节痛、胸闷、气短、呼吸困难、低血压休克,获得其中的 1 项以上者确诊为过敏反应。

过敏性输血反应特别是严重者应注意与 TACO、输血相关性急性肺损伤(TRALI)相鉴别:①与 TACO 鉴别:前者有红斑、荨麻疹等过敏的皮肤表现;后者心肺症状更为严重,可有频咳、咯泡沫样痰、出现奔马律等。②与 TRALI 鉴别:前者一般发生在输血的早期,喉头水肿、呼吸困难,一般无肺损伤,有荨麻疹、低血压,抗过敏治疗有效;TRALI 无喉头水肿,因肺水肿而咳嗽、气喘,有肺损伤(两肺细湿啰音)。

(四)治疗

轻微过敏反应如风团或瘙痒无须特别处理,一般可不停止输血,但要放慢输血速度、严格观察,口服抗组胺药。严重过敏反应要立即停止输血,维持静脉通路并输入生理盐水,根据医嘱皮下或静脉注射 1:1 000 肾上腺素、氢化可的松、镇静剂等,并给予补液、升压、吸氧治疗,反应严重者给予糖皮质激素。发生血管神经性水肿时应使用氢化可的松,有循环衰竭时用抗休克治疗,喉头水肿伴有严重呼吸困难者,应及时行气管插管或气管切开术,准备 O_2 吸入。

（五）预防

有既往输血过敏史者,可在输血前半小时,口服抗组胺药,如苯海拉明、异丙嗪或类固醇类药物;IgA 或其亚型缺乏者须输血时,应输注 IgA 缺乏者的血液,亦可输注经专门处理去除 IgA 的血液制品,如洗涤红细胞、去 IgA 的血浆蛋白制品等。

三、溶血性输血反应

溶血性输血反应(hemolytic transfusion reaction,HTR)是由于患者接受不相容的红细胞或输入对其自身红细胞有同种抗体的献血者血浆,使输入的献血者红细胞或用血者自身红细胞在体内发生异常破坏而引起的输血不良反应,是最严重的输血反应,也是病死率最高的输血反应。根据发生机制不同,可分为免疫性和非免疫性溶血性输血反应;根据发生缓急不同,又分为急性溶血性输血反应(acute hemolytic transfusion reaction,AHTR)和迟发性溶血性输血反应(delayed hemolytic transfusion reaction,DHTR)。溶血的严重程度取决于输入不相容的红细胞的量、血浆中抗体浓度(效价)和激活补体的能力、补体浓度、抗原的特性、抗体的特性、单核巨噬细胞系统的功能及输血的速度等,通常输入 10~15ml 血后即可发生。

（一）急性溶血性输血反应

AHTR 通常是由 ABO 血型系统不相容输血或其他非免疫因素(如低渗、冰冻、加热等)引起,在输血中或输血后数分钟至数小时内发生的血管内溶血,具有致死性危险。

1. 病因及发病机制

(1) 大多数 AHTR 是由 ABO 血型系统不相容输血引起,反应抗体多为 IgM,引起血管内溶血,少数为补体结合性 IgG。当用血者体内输入 ABO 血型不相容的血液后,血浆中的 IgM 抗体与红细胞膜上的血型抗原结合,抗原抗体复合物触发免疫介导的一系列病理生理变化,活化神经内分泌、补体和血液凝固系统,释放出过敏性毒素(C3a 及 C5a),血管扩张物质,如组胺、5-羟色胺及细胞因子,导致血压下降、血管收缩、休克、弥散性血管内凝血和急性肾功能衰竭(文末彩图 6-1)。

少数 AHTR 与基德、凯尔、达菲血型抗体有关。献血员之间血型不相容,也会引发 AHTR,见于大量输血或短期内输入多个献血员的血液。

(2) 非免疫性溶血反应包括低渗液体输入、冰冻或过热破坏红细胞等,通常由于红细胞本身有缺损、输液错误或血液保存、运输或处理不当引起,临床较少见。

2. 临床表现　AHTR 通常出现在输血后数分钟至数小时,由于红细胞凝集,阻塞部分小血管,患者出现四肢麻木、烦躁、头痛、胸闷、腰背痛、恶心呕吐等;随着红细胞溶解,血红蛋白散布到血浆,出现血红蛋白尿、黄疸,伴有寒战、发热、呼吸困难、心动过速及血压下降;最后血红蛋白从血浆进入肾小管变成结晶体,临床出现急性肾衰竭、休克及弥散性血管内凝血,表现为烦躁不安、面色苍白、大汗、脉细弱、皮肤潮冷、低血压,皮肤、伤口出血及凝血障碍等,严重者可致死亡。

值得注意的是,在全身麻醉下,很多症状都不明显,如发生原因不明的血压下降或创面渗血,应该考虑 AHTR。

3. 实验室检查　怀疑 AHTR 时,首先要核对患者和献血者血型是否一致,然后迅速将输血器械及剩余血液、从另一只手臂采集的血液及反应后第一次尿(或导尿)送检。送检内容包括:①复查血型及重做交叉配血试验:包括患者及献血者标本(献血者输血袋及配血管)均重复检测血型(包括 ABO 及 Rh 血型)、交叉配血(输血前后的患者标本)。其包括使用盐水法、酶介质试验或抗人球蛋白试验,要注意观察有无混合凝集现象。②重复不规则抗体筛选及鉴定,用抗体鉴定谱红细胞分别与输血前、后血标本进行反应。③取患者红细胞做直接抗球蛋白试验,在溶血反应发生时往往为阳性,反应发生后一般为阴性(因溶血反应过程中,消耗 Ab)。④立即取患者血液离心分离血浆,肉眼观察血浆颜色,做游离 Hb 测定;检查血液储存条件是否正确,观察血袋内的血液标本有无溶血。⑤检测反应后第一次尿液,血红蛋白尿呈浓茶或酱油色;约一周后尿含铁血黄素阳性。⑥其他:Hb 下降、球形红细胞增多、网织红细胞增多、白细胞总数及中性粒细胞增多伴核左移,血浆结合珠蛋白水平下降,乳酸脱氢酶增高,高铁血红蛋白。⑦对所输血袋内血液做细菌涂片检查,在 4℃、22℃和 37℃温度下对剩余血和患者血做细菌培养,以排除细菌污染性输血反应。⑧检查其他有无非血型不合的溶血原因。

4. 诊断　排除有无非免疫性输血反应的原因,如在保存期或运输中及输血时的温度不合适,加入了溶血的药物或低渗液,以及患者有某种血液病等。结合临床表现和实验室检查,AHTR 的诊断并不困难,但应与发热反应及细菌污染性输血反应和过敏性休克相鉴别,必要时做 DIC 的筛选试验。

5. 治疗　AHTR 治疗的关键是早期诊断,积极治疗,防治休克、急性肾衰竭、DIC 等并发症。其治疗原则:①立即停止输血,维持静脉输液通畅,进行高浓度面罩吸氧;②积极预防急性肾衰竭,碱化尿液,保持血容量及血压稳定的前提下用利尿剂,重者可行血液透析;③抑制体内免疫反应,可用大剂量肾上腺皮质激素;④根据病情进行抗休克治疗,保持血容量和血压稳定;⑤预防及纠正 DIC,监测凝血状态,适时使用低分子肝素;⑥如果还须输血,根据患者血红蛋白情况,输入 O 型洗涤红细胞或相配合的新鲜同型血,重者应尽早进行血浆置换;⑦其他的还包括患者四肢厥冷时要保暖,发热时要行物理降温等。

6. 预防　必须严格、准确地执行输血前质量控制,包括标本采集、运送、核实患者身份、复查 ABO 和 Rh 血型、进行交叉配血试验及不规则抗体筛检,配血和血型鉴定时要注意红细胞的浓度,抗原抗体的比例,仔细观察结果;交叉配血除做盐水法以检查天然抗体外,还应常规进行免疫性抗体筛选,特别是有输血史、妊娠史和须要反复输血的患者;要严格遵守《临床输血技术规范》，输血前要确认患者和输血量的正确无误，输血中和输血后要密切观察患者，血液发放、输注必须严格执行核对制度，避免发生差错，并严格执行血液保存要求。

（二）迟发性溶血性输血反应

DHTR 常表现为输血数天后（3~7d）出现黄疸、网织红细胞升高等反应。大多由 Rh、基德、达菲、凯尔、迭戈等血型系统抗体引起的，其溶血程度与抗体效价和输入的红细胞量成正比。少数情况可由用血者、献血者原有溶血性疾病引起。

1. 病因及发病机制　DHTR 多见于有妊娠史或输血史的患者。其多由 Rh、基德、Duff、凯尔、迭戈等血型不合引起，反应抗体常为 IgG，为不完全抗体，所致溶血多为血管外溶血。Rh 阴性用血者第一次接受 Rh 阳性血液后，红细胞被致敏，4~8 周或者几个月后产生同种抗体（如抗 D 抗体），此时大多数输入的红细胞已不存在，一般不发生溶血反应。随时间推移，抗体水平逐渐减低，输血前抗体筛查试验常表现为阴性，交叉配血相容。当机体再次输入相关抗原的红细胞后，1~5d 患者体内产生回忆性反应，产生大量回忆性 IgG 抗体，使带有相关抗原的红细胞在输注后 5~10d 内破坏，导致溶血。此类免疫反应一般不激活补体或只能激活 C3，产生的炎症介质水平很低，症状通常比 AHTR 轻。

2. 临床表现　一般在输血后 3~7d 或更长时间发生，出现不明原因发热、贫血、黄疸、寒战、腰痛、急性肾功能衰竭、DIC 等，少数可出现血红蛋白尿，不少患者由于症状不明显而漏诊，如果再次输入不配合的血液，抗体效价更高，可引起 AHTR。

3. 实验室检查　血细胞比容下降，球形红细胞增多，网织红细胞增多，血浆胆红素增高、血浆结合珠蛋白降低，乳酸脱氢酶增高，直接抗球蛋白试验（direct antiglobulin test，DAT）检测通常输血后 3~7d 开始阳性，约 14d 后由于不相容红细胞在血液中清除，DAT 可转为阴性。动态检查不规则抗体，早期可能效价低，后逐渐升高，部分病例须反复检测才能查到抗体。

4. 诊断

（1）凡有输血史、妊娠史或器官移植的患者，在输血后出现不能用原发病解释的贫血症状或血红蛋白下降。

（2）意外抗体筛选试验发现相应抗体。

（3）血清胆红素明显升高，以游离胆红素增高为主。

（4）患者细胞涂片可发现大量球形红细胞。

（5）红细胞直接抗球蛋白阳性。

5. 治疗　迟发性溶血反应大多无须治疗，少数反应严重者应补液，必要时可输交叉配血相合的血液，如有休克、DIC、肾功能衰竭发生时，则按照相应的规则进行处理，处理基本同急性溶血性输血反应。

6. 预防

（1）详细询问患者的妊娠及输血史。对有输血史、妊娠史者，输血前除盐水介质配血外,必须应用聚凝胺法、抗球蛋白法等交叉配血试验,及时发现意外抗体。

(2) 严格执行 Rh 定型、不规则抗体的筛查和鉴定技术标准,短期内多次输血者至少每 2~3d 重复抗体筛选试验。

(3) 最好采用自体血输注。

四、血小板无效输注及输血后紫癜

(一) 血小板无效输注

血小板输注是预防和治疗血小板减少或血小板功能缺陷引起出血的一种有效治疗方法,可降低因放疗、化疗后血小板减少导致出血的病死率。血小板无效输注是血小板输注中最主要的并发症,是指患者输注过 10 个单位以上的浓缩血小板或 1 个单位的单采血小板后,分别检测输注 1h 及 24h 后的校正血小板计数增加值(corrected count increment, CCI)低于预期值,或者循环血液中血小板计数未见有效提高,有时反而会下降,临床出血表现未见明显改善,即为输注无效。某些患者在初次或几次输注血小板时,疗效明显,但反复输注后疗效逐渐下降,最终导致输注无效。

判定血小板输注效果可以通过 CCI 或 PPR 来衡量。

$$CCI = \frac{输血后血小板增加数(10^9/L) \times 体表面积(m^2)}{输入的血小板总数(\times 10^{11})} \times 1\ 000$$

$$PPR = \frac{输血后血小板增加数(10^9/L) \times 血容量(L)}{输入的血小板总数(\times 10^{11})} \times 100\%$$

结果判定:输注 1h 后 CCI<7 500 或输注 24h 后 CCI<4 500 时,或输血后 24h PPR<20% 可判定为血小板无效输注。

1. 发病机制　免疫因素与非免疫因素均可导致血小板输注效果不佳。目前由非免疫性因素引起血小板寿命缩短逐渐成为血小板无效输注的主要原因。

(1) 免疫因素:反复输注血小板或有妊娠史的妇女,患者血清中可产生血小板同种抗体(HLA 和 HPA 抗体),当再次输入具有相应抗原血小板后,会产生血小板抗原和抗体的免疫反应,导致输入的血小板被大量吞噬细胞所吞噬,引起血小板迅速破坏、计数不升反降,出现血小板无效输注的状态,其中由 HLA 抗体引起的同种免疫性血小板无效输注占主导地位(文末彩图 6-2)。

(2) 非免疫因素:①血小板本身质量:采集血小板数量不足、离心损伤或振荡、保存条件、保存时间、不合适温度、保存器材的质量、运输过程和输注过程中操作不当等均可影响血小板输注效果;②患者自身因素:感染、败血症、药物作用、发热、弥散性血管内凝血(DIC)和脾大伴脾功能亢进等,均可使血小板破坏或消耗增加,从而致血小板无效输注。

免疫性因素,如 HLA 和 HPA 同种免疫反应、血小板自身抗体、ABO 血型不合、药物相关的血小板抗体和异体血浆蛋白抗体等均可导致输入的血小板寿命缩短,血小板迅速被破坏。

2. 预防和治疗　为预防 PTR 的发生,血液中心应建立献血者 HLA、HPA 资料库,临床应积极提倡配合型血小板输注,应用 ABO 血型同型的血小板,RhD 阴性育龄妇女最好应用 RhD 阴性献血者的浓缩血小板,以及 HPA 与 HLA 血型配合性的血小板。

(二)输血后紫癜

输血后紫癜是由于患者多次妊娠或者输入不相容的血小板/其他血液成分导致血小板抗体形成,破坏输入的血小板和/或自身的血小板,导致血小板减少性紫癜的临床综合征,主要表现为瘀点、瘀斑和黏膜出血,持续 2~6 周,多表现在有妊娠史和/或输血史的女性患者。

1. 发病机制　血小板抗原(HPA-1a)阴性患者因多次妊娠或输血接触或输入 HPA-1a 阳性的血小板,产生了血小板特异性同种抗体,再次输入 HPA-1a 阳性血液时,与献血者有相应抗原的血小板反应,形成免疫复合物,这种复合物附着到用血者血小板表面,导致血小板被单核巨噬细胞系统破坏引发紫癜。

2. 临床表现　输血后 1 周左右,出现发冷、寒战、高热、荨麻疹、不同部位皮肤黏膜出现瘀点和瘀斑、出血或全身紫癜、头痛、胸痛、呼吸困难、女性月经增多等,重者有内脏和颅内出血,个别患者因颅内出血而死亡。

3. 诊断　根据临床症状与体征诊断。

4. 实验室检查　血小板严重减少为本病特征,血小板计数常少于 10×10^9/L;出血时间延长;多数病例可以检测到抗 HPA-1a 抗体,血小板相关抗体(platelet-associated immunoglobulin G,PAIgG)增高,可持续数月;骨髓巨核细胞数正常或增多,部分患者巨核细胞数减少或有成熟障碍。

5. 预防和治疗　与血小板无效输注相同,输血后紫癜用静脉丙种球蛋白治疗,患者多于 3~4d 后恢复,如无效,可行血浆置换。不治疗的患者,血小板减少持续 2 周,一般不会复发。急性期可选择抗原阴性的血小板输注。

五、输血相关移植物抗宿主病

输血相关移植物抗宿主病(transfusion-associated graft versus host disease,TA-GVHD),是指用血者接受含有免疫活性淋巴细胞的血液或血液成分后,不被用血者免疫系统识别,在体内植活并增殖,攻击破坏用血者组织器官及造血系统,是致命的免疫性输血并发症。TA-GVHD 潜伏期短,发病率低(为 0.01%~0.1%),但病死率高达 90% 以上,是输血最严重的不良反应之一。

(一)发病机制

TA-GAHD 的发病机制较为复杂,TA-GAHD 的发生及预后与用血者的免疫状态、输注的淋巴细胞数量及献血者 HLA 有关。TA-GAHD 发生需要三个条件：①献血者与用血者 HLA 不相容；②献血者血液中存在免疫活性细胞；③用血者免疫无能，不能排斥献血者细胞。

1. 用血者免疫状态　TA-GVHD 通常发生于免疫系统严重缺陷或严重抑制的用血者，如早产儿，肿瘤患者放疗和化疗后，造血干细胞移植患者及先天性免疫缺陷者等。当用血者因先天性或继发性细胞免疫功能低下或受损时，输入含有大量免疫活性淋巴细胞的血液时，用血者不能识别（或没有能力排斥）献血者的淋巴细胞，使其在体内存活并分裂、增殖，并把用血者的某些组织当作异体组织来攻击和破坏，进而发生复杂的免疫反应，引起 TA-GVHD。

2. 输注淋巴细胞的数量　免疫活性淋巴细胞输注的数量多少与 TA-GVHD 发生及严重程度密切相关。输入献血者淋巴细胞数量越多，病情越重，病死率越高。

3. 献血者 HLA 单倍型　献血者和用血者白细胞相关抗原不相合输血时不做 HLA 配型，所以献血者与用血者的 HLA 多数不相符。由亲属献血者引发者居多，其中一级亲属间（父母与子女）输血合并 TA-GVHD 的危险性比非亲属间输血高 11~21 倍，发病主要与献血者和用血者的 HLA 单倍型基因有关。

（二）临床表现

TA-GVHD 临床表现较为复杂，症状极不典型，缺乏特异性，易与药物和放疗化疗副作用相混淆。临床以高热和皮疹多见。输血后 4~30d（平均 21d），皮肤出现红斑和细小斑丘疹，逐渐向周身蔓延，伴有发热，恶心，呕吐，腹泻，重者全身红皮病、大水疱，出现肝脾大和肝区疼痛，贫血，出血，黄疸，多死于严重感染。

（三）实验室检查

外周血检查表现为全血细胞减少（红细胞、白细胞和血小板均减少）。骨髓增生低下，造血细胞减少。其可有肝功能异常，氨基转移酶、胆红素、碱性磷酸酶升高。外周血及组织浸润淋巴细胞中存在嵌合体及 HLA 抗原特异性血清分析是确诊 TA-GVHD 的重要依据。

（四）诊断

诊断依据：皮肤黏膜活检，染色体检查（主要应用于用血者和献血者性别不同），检出献血者淋巴细胞。确诊 TA-GVHD，要有用血者体内存在献血者 T 淋巴细胞植活的证据，因此在用血者循环或组织中检出来自献血者的淋巴细胞将提供确诊依据，通过淋巴细胞的 HLA 抗原特异性或 DNA 多态性检测证实。如果献血者和用血者性别不同，用血者体内有献血者 T 淋巴细胞的性染色体核型也可确诊。

TA-GVHD 是与免疫相关的全身性疾病，许多症状类似于病毒感染和一些药物反应，缺乏特异性，因此常出现漏诊。凡输血后 2~30d 出现不明原因的发热、贫血、皮疹、肝脾大、肝和骨髓功能障碍等表现者要考虑 TA-GVHD。

（五）预防

TA-GVHD 潜伏期短，发病突然，病程进展迅速，诊断困难，病死率高，至今仍无有效的治疗手段,因此预防显得尤为重要。

1. 严格掌握输血适应证 避免不必要输血,尤其是对 TA-GVHD 高危患者,在输血前应充分权衡利弊,对无适应证者坚决不予输血,尤其尽量避免亲属间输血(提倡成分输血、自身输血)。临床证明,输注未经辐照处理的亲属血液,更易发生 TA-GVHD。因为,血缘关系越近,献血者淋巴细胞的部分抗原特性与用血者的相同或相似,容易逃避用血者的免疫监控,在用血者体内植活、增殖,发生 TA-GVHD。因此,开展亲属互助献血时,应对亲属的捐献血液进行辐照处理,或者等量换取无血缘关系的其他献血者血液输注。

2. 白细胞去除 采用洗涤、沉淀及使用白细胞滤过器等方法,可去除大部分白细胞。床边输血时应用第三代白细胞滤除器,滤除率在 99% 以上,能降低 TA-GVHD 发生率。但要注意的是,非常少量活的白细胞仍旧可以造成 TA-GVHD。

3. 血制品辐照 目前最有效预防 TA-GVHD 的方法是输血前应用 γ 射线辐照血液制品,使淋巴细胞丧失复制和分化能力。除新鲜冰冻血浆和冷沉淀凝血因子外,临床输注的其他血液成分均须要辐照处理。不含细胞的成分如血浆、冷沉淀等,不会引起 TA-GVHD。

六、输血相关性急性肺损伤

输血相关性急性肺损伤(transfusion-related acute lung injury,TRALI)是临床输血并发的急性呼吸窘迫综合征,因输入含有与用血者 HLA 相应的抗 HLA 抗体、人类粒细胞抗原(human neutrophil antigen HNA)相应的抗 HNA 抗体的全血或血浆,发生抗原-抗体反应,引发急性呼吸功能不全或非心源性肺水肿。一般从开始输注血液制品到完毕后 6h 内发生,发生率约为 0.02%,病死率为 5%~8%。

(一)病因及发病机制

目前认为,TRALI 的发生与含有血浆成分的血液制品中存在的某些白细胞抗体或生物活性脂质密切有关。抗 HLA 抗体或粒细胞特异性抗体,通常存在于献血者中,用血者输入了含 HLA 或 HNA 抗体的血制品,与用血者白细胞抗原形成 HLA 或 HNA 免疫复合物,在肺微循环中聚集滞留,致中性粒细胞聚集,激活补体系统而被活化。活化的中性粒细胞变形粘连到肺内皮细胞,释放蛋白酶、酸性脂质和氧自由基,损伤内皮细胞及肺泡上皮细胞,导致肺毛细血管通透性增加,造成呼吸困难、肺水肿或急性呼吸窘迫综合征。

用血者血浆中已存在抗 HLA 和抗特异性粒细胞抗核抗体时,如果输入浓缩粒细胞,同样易引起急性肺损伤。

(二)临床表现

TRALI 是一种临床症状和体征多样的综合征,类似成人急性呼吸窘迫综合征,输血后 1~6h,因组织缺氧,患者出现肺水肿、突然发热、进行性呼吸窘迫,伴咳嗽、气喘、发绀、血压下降、两肺细湿啰音,气管插管可见大量泡沫状痰,X 线示双肺浸润。

急性呼吸困难、低氧血症、非心源性肺水肿、中度的低血压和发热是输血相关性急性肺损伤的五联征,严重者可导致休克、死亡。

(三)实验室检查

献血者和/或用血者血液中存在 HLA 抗体和/或 HNA 抗体是输血相关性急性肺损伤的最有利证据。献血者血清和用血者白细胞做淋巴细胞毒试验可作为诊断依据。TRALI 水肿液的蛋白含量高,与血液中的蛋白比值常为 0.7,而心源性肺水肿一般小于 0.5。

(四)诊断和鉴别诊断

临床上输注任何血制品(新鲜冰冻血浆、血小板、红细胞)1~6h 内,发生急性呼吸窘迫综合征,胸片显示双肺浸润及低氧血症($PaO_2/FiO_2 \leq 300mmHg$ 或氧饱和度<90%),排除输血相关性循环超负荷或心源性肺水肿及其他急性肺损伤原因,即应考虑 TRALI。

TRALI 与其他疾病鉴别:①与心源性肺水肿鉴别。后者呼吸困难与体位有关,剧烈咳嗽、气喘、咳粉红色泡沫样痰,两肺底可闻及中细湿啰音或水泡音,强心利尿药等治疗效果较好。②与过敏性输血反应鉴别。过敏性输血反应一般发生在输血的早期,出现喉头水肿、呼吸困难,一般无肺损伤,有荨麻疹、低血压,抗过敏治疗有效;TRALI 无喉头水肿,因肺水肿而咳嗽、气喘,有肺损伤(两肺细湿啰音)。③与溶血性输血反应鉴别。后者偶尔伴发急性呼吸困难,出现寒战、高热、腰背酸痛,甚至出现急性肾功能衰竭、休克、DIC 等表现,而 TRALI 一般不出现。

(五)治疗

用血者如发生 TRALI 应立即停止输血,主要采用呼吸支持性疗法,充分给氧,监控血氧分压,必要时可用气管插管或使用呼吸器提供氧气,并维持血压稳定。此外,输血相关性急性肺损伤与肺泡受损有关而非体液超载,故不建议使用利尿剂和强心剂。可应用肾上腺皮质激素,根据病情使用抗组胺药、肺泡表面活性物质。大部分患者如果治疗迅速,在 48~96h 内缓解,肺功能完全恢复,病死率<10%,但重症者也可发生其他严重并发症或死亡。

(六)预防

预防 TRALI,应注意:①严格掌握输血适应证,避免不必要的输血;②尽可能不要采集有多次输血或多次妊娠史的献血者的血液;③尽量采用少或不含血浆成分的血液制品,须要输注血浆成分较多的血液制品如血小板、血浆、冷沉淀等,最好选择无输血史的男性作为献血者,尽可能避免输注多个献血者血浆;④改良血液制品制作工艺,减少血浆含量,减少储存时产生脂类物质;⑤若抗体来自用血者,可采用少白细胞的血液制品进行输注,条件允许可采用储存式自体输血,浓缩白细胞输注时一定要慢速滴注,密切观察;⑥用血者血液中有抗 HLA 抗体者,须要输血,尤其是输注浓缩白细胞时,最好做 HLA 抗体测定。

第二节　非免疫性相关输血不良反应

一、细菌性输血反应

细菌性输血反应是由于细菌污染血液或血液制品,输入患者血液循环后引起的严重输血反应(比如败血症),严重时甚至危及生命。血液的细菌污染情况受许多因素如血制品种类、保存温度及保存时间等影响。随着一次性塑料血袋和输血器的广泛使用,特别是多联塑料血袋的使用,血液的分离、制备和保存都在密闭环境中进行,细菌性输血反应发生率已明显降低。但近年来因为血小板制品的输注越来越多,血小板须在温度为22~24℃的振荡仪里保存,而在此温度条件下细菌极易生长,因此细菌输血反应又有增加的趋势。

污染的细菌多为革兰氏阴性杆菌,最常见细菌是大肠埃希菌、假单胞菌、变形杆菌、类白喉杆菌和其他革兰氏阴性杆菌、少数为革兰氏阳性杆菌和球菌。多数细菌在 2~6℃生长受到抑制,少数嗜冷菌可在 2~6℃生长,特别危险。

(一)血液污染途径

血液的采集、成分血制品的制备、保存及输注等环节都可能发生细菌污染。①保存液、贮血袋、采血器具和输血器具消毒灭菌不严或血袋有破损;②献血者献血时可能存在菌血症,采血时通过献血者采血部位及用血者输血部位局部皮肤细菌可能进入血袋;③血液储存温度过高(要求 2~6℃),血液在储存前或输血前在室温中放置太久,导致血制品变质。总之,血液分离、制备、运输、发放及临床输血过程中未严格执行操作规程均可能导致细菌污染血制品。

(二)临床表现

细菌性输血反应一般在输注开始后迅速出现症状,也可延迟至数小时后发生。反应程度随细菌种类、毒性、进入人体的细菌数量和患者的原发病及免疫功能状况不同而异。毒性小的细菌如输入量不多,患者可不发生反应或只发生发热反应,如输入的细菌量多、毒性大,即可突然发生寒战、高热、面部潮红、烦躁不安、干咳、气促、发绀及呼吸困难等,也可有恶心、呕吐、血压下降、腹痛、腹泻等症状,严重者可出现脓毒症休克、DIC、急性肾衰竭等,病死率高。

(三)实验室检查

发生了细菌性输血反应,须将未输完的库存血和患者的血标本送实验室,做直接涂片镜检、细菌培养和药敏试验。

(四)诊断和鉴别诊断

1. 诊断　①当细菌毒力强,数量多,而机体抵抗力差时,输入较少量(1ml)血液即可发生急剧反应(高热、休克、DIC 和肾衰竭),手术麻醉状态下以渗血、血压降低、尿少为主要表现;②血袋内的血液呈暗紫色,有混浊、絮状物、气泡,特别是有凝块及溶血时,提示血液已被细菌污染;③对剩余血液直接涂片染色镜检找到细菌;④对余血和输血反应后患者的血液,分别在 4℃、22℃和 37℃做需氧菌和厌氧菌培养,二者细菌一致可确诊;⑤患者 WBC 增高。

2. 鉴别诊断　①与 FNHTR 鉴别:前者病情严重,血压下降,对症治疗效果差,而后者反之;②与 HTR 鉴别:二者均会出现寒战、高热、低血压及休克等症状,但后者还会出现黄疸、血红蛋白尿等溶血表现,细菌学检查阴性。

(五)治疗

细菌性输血反应的治疗措施:①立即停止输血,保持静脉通路及呼吸道通畅,给予高浓度面罩吸氧;②将未输完的库存血和患者的血标本送化验室,做血培养和药敏试验;③密切观察病情变化,定时测量体温、脉搏、呼吸和血压,以利于早期发现休克的先兆;④抗休克和抗感染治疗;⑤高热者给予物理降温;⑥留置导尿管,并记录出入液量。

(六)预防

预防细菌性输血反应,应把握好从献血、采血、运输、保存、输血的每一个步骤,严格执行无菌操作,并不断提高细菌的去除和灭活技术,具体措施:①加强献血者问讯和挑选,存在感染病灶的献血者应暂缓献血;②严格执行采血处皮肤消毒操作规范,排除采血最初期的少量血液;③细菌检测,提高去除和杀灭血液中细菌的技术;④发血时仔细观察血液外观:颜色、溶血、凝块、气泡、是否浑浊等,可疑细菌污染的血制品不得发出、不能输注;⑤尽量缩短血液库存时间,确保正确的储存和运输温度,血液出库后及时输注;⑥输注过程中应密切观察,发现问题及时采取相应措施。

二、输血相关性循环超负荷

输血相关性循环超负荷(transfusion-associated circulatory overload,TACO)是指短时间输入大量血液或输血速度过快,超过患者心血管系统的负荷能力,导致心力衰竭或急性肺水肿,患者可出现全身静脉压升高,并伴肺血管内血流增加和肺活量减少。其常见于原有心肺疾患、年迈体弱者、患儿或严重贫血患者(Hb<40g/L)。

(一)发生原因

1. 老年患者心功能较差,患儿特别是婴幼儿心功能尚不健全,血容量较少,不能耐受大量输血。

2. 原有心肺疾患,血浆胶体渗透压降低(如低蛋白血症)或肺血管渗透压增加的患者(如大面积肺炎)。

3. 快速大量输血或输液。

（二）临床表现

输血中或输血后 1h 内,患者突然呼吸困难、心动过速、被迫坐起,频咳、咯大量泡沫样或血性泡沫样痰、血压增高、发绀、烦躁不安、大汗淋漓、两肺布满湿啰音,有颈静脉怒张、中心静脉压增高、全身水肿等。胸片可见肺水肿。可有各种心律失常,甚至心室颤动或心搏骤停,严重者可于数分钟内死亡。

（三）诊断和鉴别诊断

一旦发生输血相关性循环超负荷,诊断一定要及时,输血过程中突然出现收缩压迅速增加 50mmHg 以上,即可诊断。应和输血相关性急性肺损伤(TRALI)或严重过敏反应鉴别:①输血相关性急性肺损伤(TRALI)以肺水肿为主,患者有发热、干咳、哮喘,呼吸困难和发绀等,可伴血压下降;②过敏性输血反应一般无发热,通常在开始输入血浆蛋白制品或血浆后几秒到几分钟内即可发生皮肤瘙痒或荨麻疹,常出现严重的低血压,无肺水肿。

（四）治疗

若发生循环负荷过重反应,应立即停止输血,保留静脉通道,让患者采取半坐卧位,两腿下垂以减少静脉回流,减轻心脏负担;给予对症治疗,高压吸氧可减低肺泡内泡沫的表面张力,使泡沫破裂消散,从而改善肺部气体交换,减轻缺氧症状;遵医嘱给予镇静、扩张血管、强心、利尿药物,必要时行放血治疗。

（五）预防

临床上应以预防为主,贫血患者应输浓缩红细胞,要严格控制输血速度,维持在 1~2ml/(kg·h)。患者心脏功能有障碍时,如病情确实须要输血,应少量、多次、缓慢输注,避免短时间心脏负荷突然增加。输注冷藏血前可适当加温,并严密监测。

三、柠檬酸中毒

正常情况下柠檬酸钠在肝内很快代谢为碳酸氢钠,故缓慢输入不致引起中毒,但大量输入时,柠檬酸钠可出现代谢障碍,在血液中堆积造成柠檬酸中毒。柠檬酸可与钙结合,导致血钙下降,继而出现脉压小、血压下降及手足抽搐等症状。治疗可静脉注射 10% 葡萄糖酸钙溶液或氯化钙溶液 10ml。

四、输血相关的电解质及酸碱平衡失调

大量快速输血还应注意高钾血症、低钾血症。高钾血症是由于血液保存在 2~6℃环境中,红细胞内 K^+ 逸出,引起血 K^+ 浓度明显增高。低钾血症是在机体形成代谢性碱中毒时引起的。

库存血在保存过程中由于血氨含量逐步升高,对于肝功能不全、肝昏迷的患者,肝脏不能及时将大量氨代谢出体外,会引起患者血氨增高,出现肝性脑病。

库存血(保存液 pH 值 5.0~5.6)随着保存时间增加,葡萄糖分解和红细胞代谢产生乳酸和丙酮酸也随之增加,由于血钾增高发生细胞内外氢钾交换也使血浆呈酸性,导致库存血 pH 值更低。所以短时间输入大量库存血会更加重患者酸血症。另外,患者休克状态低灌流时产生的酮体、乳酸消耗碳酸氢根,而肝肾不能在短时间内代谢和排出酸性物质,造成机体代谢性酸中毒,持续性、进行性酸中毒常提示预后不良。治疗时必须根据实验室实时监测结果和临床表现,不断调整输血方案和治疗方案(可考虑每输血 500ml加入 5% 碳酸氢钠溶液 35~70ml)。

五、体 温 过 低

快速大量输入冷藏库存血,患者体温迅速下降(如每 5min 输入量达 1L 时,正常体温将降至 30℃以下),血红蛋白对氧的亲和力增加而影响氧的交换释放,可发生心室纤颤(特别在低钙高钾的情况下更易发生)。故大量输血前应将库存血在室温下放置片刻,使其升温至 20℃左右再行输入。

六、出 血 倾 向

患者在大出血时损失大量血小板和凝血因子,剩余的血小板和凝血因子又在止血过程中被消耗,短时间内再大量快速输血,同时有大量的柠檬酸钠输入体内,与血液中的游离钙结合,导致血钙下降,引起毛细血管张力减低,血管收缩不良。加之库存血中的血小板数量和活性均减低,凝血因子不足,均可导致出血。临床表现如伤口持续出血、皮肤瘀斑,甚至胃肠道出血。应及时检测血小板数量、凝血酶原时间和纤维蛋白原含量。大量输血时应间隔输入一个单位新鲜血液,并根据患者血小板及凝血因子缺乏情况补充有关凝血因子和血小板。输血在 1 000ml 以上时,可加用 10% 葡萄糖酸钙溶液 10ml 进行静脉注射。

七、肺微血管栓塞

(一) 发生原因
血液在储存过程中(1 周后),库存血中的白细胞、血小板、红细胞碎片与变性蛋白质及纤维蛋白等共同形成大小不等,直径为 10~164μm 的微聚物。当大量输血时,这些微聚物可以通过孔径为 170μm 的标准输血滤器而进入患者体内,广泛阻塞肺毛细血管,造成"输血后肺功能不全综合征"(非大量输血不会引起此病)。

(二) 症状
患者在输血过程中烦躁不安,严重缺氧,极度呼吸困难或呼吸衰竭(临床上也称为急性呼吸窘迫综合征),甚至死亡。实施心脏等体外循环手术时,输注的血不经肺处理,这些微聚物可直接到脑,导致脑栓塞发生。

（三）预防

目前缺乏有效的预防肺微血管血栓的方法,可采用20~40μm的微孔滤器除去微聚物,输注保存期短(7d内)含微聚物少的血液制品以预防肺微血管栓塞。

八、含铁血黄素沉着症

输血所致的含铁血黄素沉着症又称为血色病,是体内铁负荷过多的一组疾病。是由于长期反复输注全血、红细胞制剂使体内铁负荷过重,以含铁血黄素的形式沉积在网状内皮细胞和其他组织细胞,引起多器官损害,表现为皮肤色素沉着、心肌炎、甲状腺功能亢进、下丘脑促性腺激素分泌不足、关节痛、关节变形、肝硬化等。

第三节　输血不良反应发生后的处理

医疗卫生单位应规范输血不良反应监测、发生、报告、调查、处理及追踪回访的基本程序,以确认是否发生输血不良反应,确保输血不良反应得到及时、准确处理,最大限度地减轻输血不良反应对患者造成的伤害。

一、输血反应监测

（一）输血前
观察或询问患者有无发热、皮疹、瘙痒等不适。

（二）输血中
前15min输注速度要慢,密切观察患者体温、脉搏、呼吸、血压等情况,15min后,无输血反应,可适当加快输注速度。嘱咐患者家属密切观察患者情况,发现异常,及时通知医护人员。

（三）输血后
持续观察患者24h,无异常情况后,24h内将血袋送回输血科统一处理。24h后,患者出现血红蛋白持续下降、血红蛋白尿等情况,要排除迟发性输血不良反应。

二、输血反应报告、调查程序

（一）临床医护人员及时处理和报告
临床医护人员发现输血患者出现输血不良反应后,应立即停止输血,在积极处理的同时,要及时向输血科通报输血反应的发生情况,与输血科共同调查、分析输血不良反应发生的原因,以确定进一步的处理、治疗方案,逐项详细填写输血情况回报单,持续观察24h后完善输血情况回报单并送至输血科备案保存。当患方提出疑义时,医护人员应该与患方共同封存剩余血液、血袋及输血器材等,双方签字后由输血科保管备查。

(二)输血科工作人员协助调查分析

输血科工作人员接到临床输血反应报告后,应仔细询问患者输血量、输血速度以及输血后出现的临床症状与体征,协助临床医护人员调查、分析输血不良反应发生的原因以及性质,对临床科室提出初步的处置参考意见。

(三)临床会诊

对于严重输血反应,输血科应指派具有相应资质的科室负责人到临床进行会诊,协助临床查找原因、制订救治方案、观察处置疗效。

(四)即发性输血不良反应的处理程序

如果用血者的症状或体征显示有即发性输血不良反应发生,应立即减慢输血速度或停止输血;如停止输血,须用生理盐水维持静脉通道,立即组织输血反应的原因调查和治疗。

1. 过敏性或非溶血性输血反应　如果怀疑为过敏性或非溶血性输血反应,由临床医生对症处理。

2. 细菌输血反应　如果怀疑细菌污染性输血反应,应立即停止输血,抽取血袋中剩余血液及输血反应发生后用血者血液标本联同静脉输液器做细菌性检验。

3. 溶血性输血反应　如果怀疑为溶血性输血反应,应立刻停止输血并做以下工作:①复查标签和记录。复查血袋标签和全部有关记录,以验证用血者和所输血液成分有无核对错误。②采集实验室检查用标本。收集用血者输血反应前血标本、输血反应后的抗凝和不抗凝血标本,连同所输血袋和输血器、静脉输液器及输血反应后留取的尿液标本,送相关实验室检测。③相关实验室检测。用血者抗凝血液分离血浆,观察血浆颜色,测定血浆游离血红蛋白含量、血浆结合珠蛋白;用血者不抗凝血液,检测血清胆红素含量、乳酸脱氢酶、高铁血红蛋白;尽早检测血常规、尿常规、尿血红蛋白及尿胆红素;必要时,溶血反应发生后5~7h测血清胆红素含量、尿胆红素及尿血红蛋白。④输血科实验室检测:核对输血申请单、血袋标签、交叉配血试验记录、发血单;核对用血者及献血者ABO血型、RhD血型。用保存于冰箱中的用血者与献血者血液标本、新采集的用血者血液标本、血袋中血液标本,重新检测ABO血型、RhD血型,进行不规则抗体筛选及交叉配血试验(包括盐水相试验和非盐水相试验)。对输血反应后的血液标本,离心后肉眼观察血浆中有无溶血现象,并做直接抗球蛋白试验及检测相关抗体效价,如发现特殊抗体,应送上级血液中心做进一步鉴定。

如果用血者已有明显溶血的临床症状与体征,临床医生应立刻着手进行对症治疗,不必等待临床和实验室检查结果。

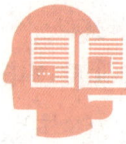

常见输血不良反应识别和处理流程图

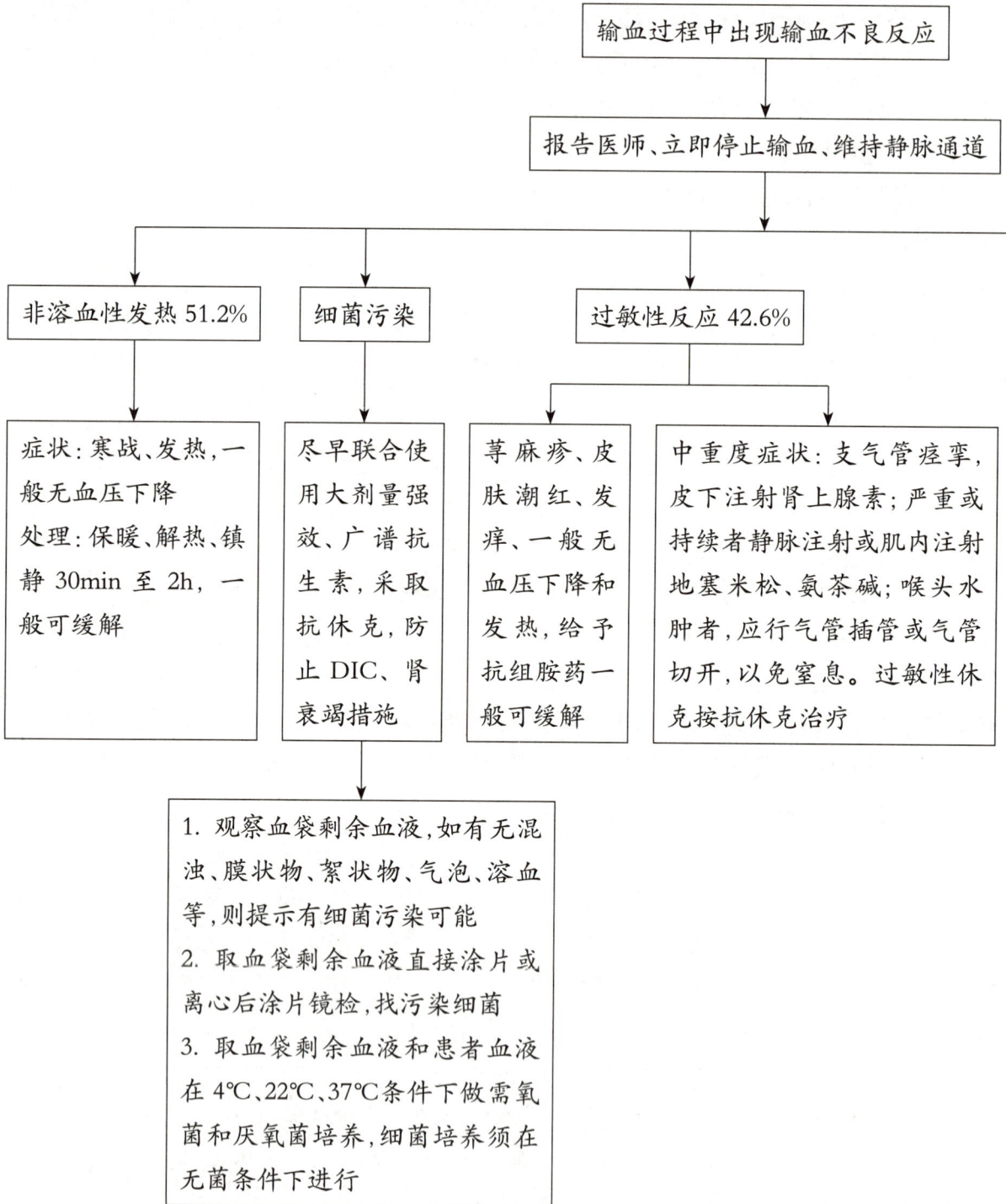

```
┌─────────────────────────────────┐
│     输血过程中出现输血不良反应      │
└─────────────────────────────────┘
                 │
                 ▼
┌─────────────────────────────────┐
│  报告医师、立即停止输血、维持静脉通道  │
└─────────────────────────────────┘
```

非溶血性发热 51.2%	细菌污染	过敏性反应 42.6%	
症状:寒战、发热,一般无血压下降 处理:保暖、解热、镇静 30min 至 2h,一般可缓解	尽早联合使用大剂量强效、广谱抗生素,采取抗休克,防止 DIC、肾衰竭措施	荨麻疹、皮肤潮红、发痒、一般无血压下降和发热,给予抗组胺药一般可缓解	中重度症状:支气管痉挛,皮下注射肾上腺素;严重或持续者静脉注射或肌内注射地塞米松、氨茶碱;喉头水肿者,应行气管插管或气管切开,以免窒息。过敏性休克按抗休克治疗

1. 观察血袋剩余血液,如有无混浊、膜状物、絮状物、气泡、溶血等,则提示有细菌污染可能
2. 取血袋剩余血液直接涂片或离心后涂片镜检,找污染细菌
3. 取血袋剩余血液和患者血液在 4℃、22℃、37℃条件下做需氧菌和厌氧菌培养,细菌培养须在无菌条件下进行

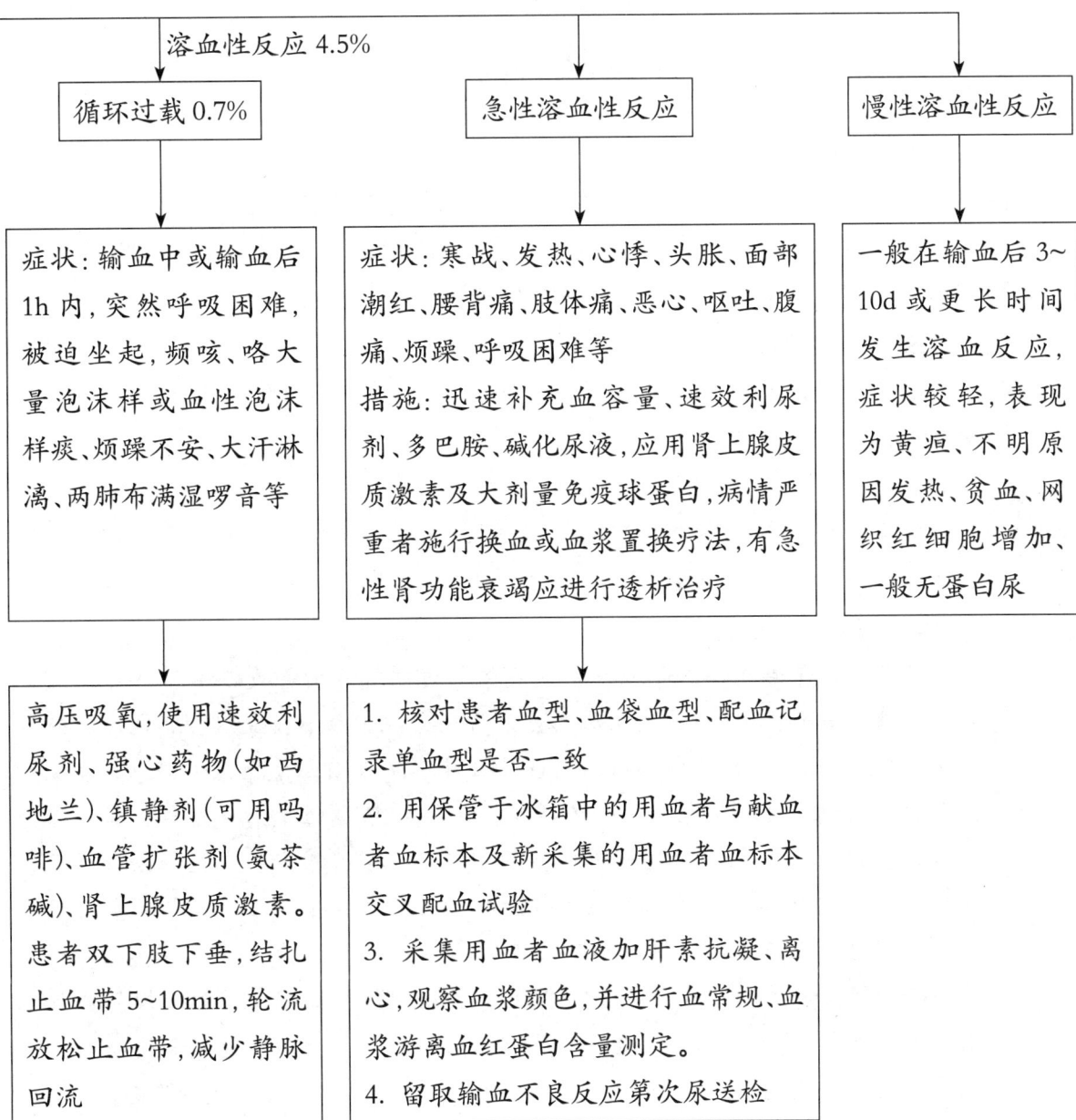

溶血性反应 4.5%

循环过载 0.7%　　　　急性溶血性反应　　　　慢性溶血性反应

症状：输血中或输血后1h内，突然呼吸困难，被迫坐起，频咳、咯大量泡沫样或血性泡沫样痰、烦躁不安、大汗淋漓、两肺布满湿啰音等

症状：寒战、发热、心悸、头胀、面部潮红、腰背痛、肢体痛、恶心、呕吐、腹痛、烦躁、呼吸困难等
措施：迅速补充血容量、速效利尿剂、多巴胺、碱化尿液，应用肾上腺皮质激素及大剂量免疫球蛋白，病情严重者施行换血或血浆置换疗法，有急性肾功能衰竭应进行透析治疗

一般在输血后3~10d或更长时间发生溶血反应，症状较轻，表现为黄疸、不明原因发热、贫血、网织红细胞增加、一般无蛋白尿

高压吸氧，使用速效利尿剂、强心药物（如西地兰）、镇静剂（可用吗啡）、血管扩张剂（氨茶碱）、肾上腺皮质激素。患者双下肢下垂，结扎止血带 5~10min，轮流放松止血带，减少静脉回流

1. 核对患者血型、血袋血型、配血记录单血型是否一致
2. 用保管于冰箱中的用血者与献血者血标本及新采集的用血者血标本交叉配血试验
3. 采集用血者血液加肝素抗凝、离心，观察血浆颜色，并进行血常规、血浆游离血红蛋白含量测定。
4. 留取输血不良反应第次尿送检

（五）迟发性输血不良反应的处理程序

输血 24h 后出现的不良反应为迟发性输血不良反应,如果发现或怀疑用血者发生迟发性输血反应,应遵循以下注意事项:免疫性的迟发性输血反应属于血液成分的抗原-抗体反应,要尽快抽取用血者抗凝血送输血科,在检测和确认后,记录于用血者的病历中,其处理步骤同即发性输血不良反应。

（六）输血相关传染性疾病的处理程序

输血后如果用血者出现可经血液传播的传染病,由主管医生向医务部(或医务科)汇报,由医务部(或医务科)同输血科展开仔细调查,验证用血者是否确因输注献血者血液成分而传染疾病,用血者如确诊感染 HIV,应迅速报告感染控制科。输血相关传染病所涉及的献血者,应及时通报采血机构。

三、输血反应的回报

（一）输血科跟踪、回访

输血科接到临床输血反应报告后,在进行常规处理后,应对发生输血反应的患者进行跟踪、回访,次日收到输血情况回报单要及时汇总,登记在输血不良反应登记本上,以便进一步明确输血反应发生的类型、原因及处理措施是否得当。

（二）上报

输血科应如实记录并保存临床输血不良反应的反馈、调查与处理记录表,并每月分类统计上报医务科与供血机构。

> **章末小结**
>
> 输血是临床上的重要治疗手段,是现代急救和多种疾病治疗中不可缺少的手段之一,但任何血液成分都可能会给用血者带来输血风险,引起许多的不良反应,甚至危及生命。
>
> 本章学习重点是输血不良反应按发生的时间可分为即发性输血不良反应和迟发性输血不良反应;按发生原因可分为免疫性输血不良反应和非免疫性输血不良反应;按临床症状和体征分为发热性非溶血性输血反应、过敏反应、溶血性反应、输血相关性循环超负荷、电解质代谢紊乱、细菌性输血反应等。需要掌握常见的输血不良反应的发病机制、实验室检查。学习难点为常见的输血不良反应的临床表现、诊断及鉴别诊断;当输血反应发生后能够及时采取必要治疗措施。因此输血前必须对患者和献血者做免疫血液学检验,包括血型鉴定、抗体筛查和交叉配血试验等。当发生输血不良发应时,医疗卫生单位应规范输血不良反应监测、发生、报告、调查、处理及追踪回报的基本程序,要确保输血不良反应得到及时、准确处理,最大限度减轻输血不良反应对患者造成的伤害。

（王　斌）

思考与练习

一、名词解释

1. 输血不良反应

2. 发热性非溶血性输血反应

3. 溶血性输血反应

4. 输血相关移植物抗宿主病

5. 输血相关性急性肺损伤

6. 输血相关性循环超负荷

二、简答题

1. 简述输血不良反应根据反应时间、发病机制、症状和体征的分类。

2. 急性溶血反应和迟发性溶血反应的发病机制和临床表现有何区别?

3. 为预防免疫性溶血反应的发生,应在输血前做哪些免疫血液学检查?

4. 免疫性溶血反应的发病机制是什么?

5. 为了预防细菌性反应我们可以采取哪些方法和措施?

6. 大量输血的输血不良反应有哪些?

第七章 | 免疫性溶血性疾病的检测

07章 数字内容

1. 掌握新生儿溶血病的定义与实验室检查。
2. 熟悉自身免疫性溶血性贫血的定义与实验室检查。
3. 了解新生儿溶血病、自身免疫性溶血性贫血的发病机制与临床表现。
4. 能够应用所学知识对实验室检查结果进行综合分析。
5. 具备严谨规范的工作态度。

案例导入

患儿,女,生后 3d,因皮肤黄染 2d 入院。患儿系 G1P1(即胎次 1,产次 1),孕 39 周顺产,出生体重 3 270g,无胎膜早破、宫内窘迫及产后窒息。第 2d 父母发现患儿颜面部皮肤出现黄染,巩膜发黄,并逐渐加重。患儿无"蚕豆黄"及"肝炎"家族史。实验室检查:总胆红素 307.8μmol/L(18mg/dl),未结合胆红素 239.4μmol/L(14mg/dl),红细胞 5.0×10^{12}/L,血红蛋白 110g/L,白细胞 10×10^9/L。患儿血型为 A 型,RhD 阳性。产妇血型为 O 型,RhD 阳性。医生怀疑患儿发生新生儿溶血病。

请思考:

1. 什么是新生儿溶血病? 有哪些依据?
2. 为了进一步确诊还须做哪些检查?

免疫性溶血性疾病是由于免疫功能紊乱产生自身或意外抗体与自身红细胞表面的抗原结合或激活补体,引起红细胞破坏而导致的一组获得性溶血性疾病。

第一节　新生儿溶血病

新生儿溶血病(hemolytic disease of the newborn,HDN)是指母胎血型不合引起的胎儿或新生儿免疫性溶血性疾病。

一、分　类

新生儿溶血病是由于孕妇体内存在针对胎儿红细胞抗原的 IgG 类抗体,这些抗体通过胎盘进入胎儿体内破坏胎儿红细胞引起。此病始于胎儿时期并能造成胎儿死亡。在我国的 HDN 中,大部分是因 ABO 血型不合引起的,Rh 血型不合者较为少见,其他血型如MNS、达菲、凯尔等更为少见。

1. ABO 血型不合的 HDN(ABO-HDN)　导致 ABO-HDN 的抗体主要是 IgG 类抗 A 抗体、抗 B 抗体、抗 AB 抗体。这些抗体常"天然"存在于 O 型人体内,而 A 型血或 B 型血人体内的抗 B 抗体或抗 A 抗体主要是不能通过胎盘的 IgM 类抗体。因此,ABO-HDN 主要见于 O 型血孕妇孕育 A 型血、B 型血或 AB 型血的胎儿。ABO-HDN 可发生于第一胎,发病率和严重程度随分娩次数增加而增高(文末彩图 7-1)。

ABO 血型不合很常见,但 HDN 的发病率却不高,症状也较轻,其原因:①ABO 血型抗原虽然在第 6 周时就开始出现,但抗原表达弱;②A 抗原和 B 抗原也存在于红细胞以外的许多组织细胞,只有少量通过胎盘的抗体与红细胞结合,其余的被组织细胞和血浆中可溶性 A 或 B 物质吸收。

2. Rh 血型不合的 HDN(Rh-HDN)　在 Rh-HDN 中,多为 RhD 阴性的孕妇孕育了RhD 阳性的胎儿。Rh 抗体多为非"天然"存在的免疫性抗体,只能由人类红细胞 Rh 抗原刺激产生。胎儿红细胞进入孕妇体内多数发生在妊娠末期或胎盘剥离(包括流产及刮宫)时,而初次免疫反应需要 2~6 个月才会产生 IgM 抗体,此类抗体不能通过胎盘,以后虽可产生少量 IgG 抗体,但胎儿已经娩出,故第一胎一般不会发病。当再次妊娠第二次发生免疫反应时,仅需数天就能出现可以通过胎盘的 IgG 抗体,并可迅速增加,导致发病(文末彩图 7-2)。

若孕妇有 RhD 血型不合的输血史,则第一胎也可发病。孕妇的母亲(即外祖母)为RhD 抗原阳性,孕妇出生前就被致敏,则第一胎也可发病,称为"外祖母学说"。

母胎 ABO 血型不合对 Rh-HDN 有一定的保护作用。胎儿的 Rh 阳性红细胞进入Rh 阴性孕妇体内后,由于同时存在 ABO 血型不合,孕妇体内的 ABO 血型抗体可破坏胎儿红细胞,减少胎儿 Rh 血型抗原对孕妇的刺激和相应抗体的产生。

由于白色人种 RhD 阴性血型的比例较黄色人种高,Rh-HDN 发生率也比黄色人种高。我国新疆、云南等地的一些少数民族中,RhD 阴性血型比例远较汉族人高,因此

Rh-HDN 发生率也比汉族人高。

二、临床表现

HDN 的主要临床表现为黄疸、贫血、水肿和肝脾大，黄疸严重者可能并发胆红素脑病，又称为核黄疸。症状轻重与溶血程度基本一致。ABO-HDN 症状大多较轻，多数患儿除黄疸外，无其他明显异常。而 Rh-HDN 症状较重，严重者会导致死胎。

1. 黄疸　HDN 的一个特征性症状就是进行性黄疸加重。患儿出生前血中的胆红素经胎盘被孕妇肝代谢，故娩出时黄疸往往不明显。出生后，由于新生儿处理胆红素能力较差，因而出现黄疸。ABO-HDN 黄疸多发生在第 2~3 天，症状较轻，与生理性黄疸相似。Rh-HDN 黄疸多在 24h 内出现，并迅速加重。

2. 贫血　患儿可有不同程度的贫血，以 Rh-HDN 较为明显。

3. 水肿　水肿多见于病情严重的患儿，主要见于 Rh-HDN。

4. 肝脾大　严重病例可因髓外造血而出现肝脾大。

5. 胆红素脑病　患儿血清未结合胆红素水平过高，可通过血脑屏障，造成中枢神经系统功能障碍，出现胆红素脑病。胆红素脑病是 HDN 最严重的并发症，病死率高，存活的患儿恢复后可出现运动障碍、智力不全等后遗症。足月儿胆红素超过 $306\mu mol/L$（18mg/dl），早产儿胆红素超过 $204~225\mu mol/L$（12~15mg/dl）应高度怀疑有发生胆红素脑病的可能性。

三、实验室检查

1. 一般检查

（1）血常规检查：血红蛋白减低，一般 <145g/L（新生儿 Hb 正常值为 170~200g/L）。红细胞数量减低，网织红细胞异常增多。外周血涂片染色镜检可见有核红细胞、球形红细胞。白细胞计数可升高，血小板计数可正常。

（2）胆红素测定：血清胆红素增高，以未结合胆红素为主，但如溶血严重造成胆汁淤积，结合胆红素也可增高。若患儿黄疸逐渐加重，应动态监测胆红素水平。

（3）羊水胆红素含量测定：对估计胎儿病情和考虑终止妊娠有重要临床价值。

2. 血清学检查　目前 HDN 的诊断主要以血清学试验为主，分为产前检查和产后检查。前者主要是预测 HDN 发生的可能性及严重程度，后者是确认新生儿是否患病。

（1）产前血清学检查：①鉴定夫妻双方的 ABO 和 RhD 血型，以预测母胎之间是否可能存在血型不合。如条件允许，可做胎儿羊水 ABO 血型物质检查，进一步排除 ABO-HDN。若孕妇与胎儿 ABO 血型相同或 ABO 血型不同但胎儿为 O 型，即可排除 ABO-HDN，但不能排除其他血型系统的 HDN。②当夫妇 ABO 血型不合时，检测孕妇血清中针对来自父亲血型抗原的 IgG 类 ABO 血型抗体效价,当效价≥64 时,提示胎儿有可能发生溶血。③进行意外抗体筛查试验,检测孕妇血清中是否存在意外抗体。试验结果阳性者,进行意外抗体鉴定。④根据抗体特异性,检测父亲是否携带对应抗原。如果父亲对应抗原阳性,则须对抗体效价进行监测。对于抗 D 阳性的 RhD 阴性孕妇建议在妊娠 16 周时进行抗 D 效价测定,以便明确抗体基础水平。以后每隔 2~4 周重复一次,若 28 周前抗体效价持续上升,未进行任何治疗,28 周后效价不升反降,提示胎儿可能发生 Rh-HDN。

(2)产后血清学检查:产后血清学检查主要包括新生儿血清学"三项试验":新生儿红细胞直接抗球蛋白试验、新生儿血清(或血浆)游离抗体试验和新生儿红细胞抗体放散试验。

红细胞直接抗球蛋白试验是检测新生儿红细胞是否被不完全抗体致敏。一旦发现新生儿红细胞直接抗球蛋白试验(DAT)结果阳性,即可作为诊断新生儿溶血病的有力证据。

血清(或血浆)游离抗体试验是检测新生儿血清(或血浆)中是否存在与其红细胞不相合的不完全抗体。游离试验阳性只能确定新生儿血清(或血浆)中存在某种血型抗体,但并不能证实 HDN,必须参考红细胞直接抗球蛋白试验和放散试验。

红细胞抗体放散试验与 DAT 相同,也是用来检测新生儿红细胞上是否有致敏的血型抗体。放散试验是利用一定技术手段,将结合在新生儿红细胞上的抗体释放下来,再检测放散液中的抗体。如果在放散液中检测到了与新生儿红细胞抗原不相合的抗体,可为 HDN 的诊断提供依据。

第二节　自身免疫性溶血性贫血

自身免疫性溶血性贫血(autoimmune hemolytic anemia,AIHA)是由于人体内免疫功能紊乱产生抗自身红细胞的抗体,导致自身红细胞破坏的一组溶血性疾病。AIHA 可发生在不同年龄,但大多数患者年龄超过 40 岁,女性多于男性,种族间无明显差异。

一、分　类

AIHA 患者产生抗红细胞自身抗体的机制至今仍未阐明。根据抗体作用的最适温度,可将 AIHA 分为温抗体型和冷抗体型。

1. 温抗体型　温抗体主要是 IgG 抗体,一般在 37℃时最活跃。红细胞(也可累及白细胞和血小板)与抗体结合后,抗体的 Fc 端构型发生变化,并同时激活少量补体使红细胞上黏附一定量的 C3b/C4b,在通过单核巨噬细胞系统器官(主要是肝和脾)时被巨噬细胞识别,并被吞噬破坏,从而发生血管外溶血。可分为特发性(原因不明)及继发性两种,继发性病因常见于血液或淋巴系统肿瘤、结缔组织免疫性疾病、感染性疾病、胃肠系统疾病、良性和恶性实体肿瘤等。温抗体型临床表现多样,轻重不一。一般起病缓慢,数月后才发现有贫血。急性型以小儿多见,常伴有病毒感染,有寒战、高热、腰背痛、呕吐和腹泻等症状。严重时可伴有休克与神经系统症状,如头痛、烦躁、甚至昏迷。大多数患者有皮肤黏膜苍白、黄疸、肝脾与淋巴结肿大,也有26%的患者可无肝脾大和淋巴结肿大。

2. 冷抗体型　冷抗体主要为IgM抗体,在4℃左右最易与红细胞膜抗原结合,在20~25℃时与补体结合最为活跃,并能通过经典补体激活途径形成C5~C9膜攻击复合物,造成红细胞的直接破坏,导致血管内溶血。因其在低温时可以较强地凝集红细胞又称为冷凝集素。患者表现为手足发绀,伴有肢端麻木及疼痛。另外,IgG抗体也可偶见,它们有较强的补体结合能力,可引起阵发性冷性血红蛋白尿症。患者表现为中等程度贫血、肝大、脾大,偶有黄疸,温度急剧下降可诱发溶血加剧,出现急性血管内溶血的表现。冷抗体型病因常见于感染性疾病、淋巴增生性疾病、良性和恶性实体肿瘤等。

二、实验室检查

1. 一般检查

(1) 血常规检查:贫血程度不一,重者血红蛋白可<50g/L,为正细胞性贫血。极严重患者体外红细胞有自凝现象。急性溶血阶段白细胞计数增多,血小板计数多数正常。10%~20%患者可伴有血小板减少,称为伊文思综合征。网织红细胞明显增高,甚至可达0.50。

(2) 骨髓检查:骨髓呈增生性反应,以幼红细胞增生为主,15%患者幼红细胞可呈巨幼样变。

(3) 溶血相关检查:①血清胆红素检查:血清总胆红素增高,以未结合胆红素增高为主。②尿液检查:尿胆素原阳性。发生血管内溶血时,游离血红蛋白增加,可出现血红蛋白尿或尿含铁血黄素阳性。

(4) 其他检查:血清华氏反应呈阳性,免疫球蛋白增高,抗核抗体阳性,循环免疫复合物增多,补体C3下降等。

2. 特殊检查

(1) 直接抗球蛋白试验:结果阳性是诊断温抗体型AIHA的重要指标,但阴性不能完全排除AIHA。根据加入的抗人球蛋白不同,可鉴别使红细胞致敏的是IgG抗体还是C3。冷凝集素病与阵发性冷性血红蛋白尿症也可出现阳性结果。

(2) 冷凝集素试验:结果呈阳性,提示为冷凝集素病。

(3) 冷热溶血试验:结果呈阳性,提示为阵发性冷性血红蛋白尿症。

本章学习重点是 HDN 的定义与实验室检查。学习难点是 HDN 与 AIHA 的发病机制，以及实验室检查结果的综合分析。在学习过程中注意对 ABO-HDN 与 Rh-HDN、温抗体型与冷抗体型 AIHA 进行比较；注重联系免疫学的基本知识，理解 HDN 与 AIHA 的发病机制；注重联系疾病的发病机制，理解实验室检查项目的选择及可能出现的检查结果。

（宫晓飞）

❓ 思考与练习

一、名词解释

1. 新生儿溶血病
2. 自身免疫性溶血性贫血

二、简答题

1. 简述 ABO 血型不合新生儿溶血病可发生于第一胎的原因。
2. 简述新生儿溶血病患儿血清学"三项试验"的内容及主要目的。
3. 简述自身免疫性溶血性贫血的血清学检查特点。

第八章 | 其他输血治疗技术

08章

08 章 数字内容

学习目标

1. 掌握白细胞去除术的概念及临床意义；治疗性血液置换术和去除术的概念及临床应用。
2. 熟悉由白细胞引起的常见输血副作用；治疗性血液成分置换术和去除术的注意事项。
3. 了解细胞治疗技术的分类及临床应用；治疗性血液置换术和去除术以及细胞治疗技术的各种适应证；其他输血相关治疗技术。
4. 学习白细胞去除术（离心去除法和滤器去除法）的操作流程。
5. 具备患者提供更有效的临床服务的意识。

近年来，由于血液成分分离机不断改进，自动化程度越来越高，利用血液成分分离机进行临床治疗变得简单易行，也相对比较安全。血细胞分离技术，不仅可用于血站制备单采血液成分，还可在临床上用于开展治疗性血液成分去除术和治疗性血液成分置换术。

第一节 白细胞去除术

一、概 念

白细胞去除是指在保证血液制剂质量的前提下，对血液制剂中的献血者白细胞进行有效清除处理。白细胞作为血液的一种重要组成成分，在机体防御外来病原体入侵以及自身异常组织细胞清除等免疫功能中起着重要作用。而用于临床治疗的血液制剂中所含有的非治疗性成分——白细胞则可能引起发热性非溶血性输血反应、同种免疫反应、血小板无效输注等输血不良反应及输血相关病原体的传播。随着输血技术的不断发展,白细胞去除术也日趋完善,去白细胞输血已经被国内外输血领域广泛接受,逐渐成为一种常规的输血方法,为避免临床输血反应发挥了重要作用。

二、技术原理

1. 离心去除法　根据血液成分的比重差异(红细胞>白细胞>血小板>血浆),在特定的离心力与离心时间作用下,全血可分成三层:红细胞成分位于下层,白细胞成分位于中间层(即白膜层),血小板和血浆成分位于上层。通过与血袋密闭相连的导管,利用虹吸原理可将相关成分分离去除。

2. 滤器去除法　利用白细胞体积比红细胞和血小板大,且具有黏附性的特点,将常规制备的全血、红细胞、浓缩血小板等,通过无菌接驳技术,与白细胞滤器连接,在自然重力作用下,流经滤器的白细胞被黏附滞留,而其他成分(红细胞、血小板、血浆等)则顺利通过滤器,从而将白细胞去除。常用滤器白细胞去除率可达99%以上,高效滤器可达99.99%以上。

三、临床意义

临床应用的血液制品中因含有白细胞可引起一系列输血不良反应。因此,除特殊情况下须输注粒细胞外,均主张有效去除白细胞,预防输血不良反应和输血相关病原体的传播,这对输血安全和临床治疗具有重要意义,常见的白细胞引起的输血副作用主要有以下几个方面:

1. 发热性非溶血性输血反应(FNHTR)　发热性非溶血性输血反应是常见的输血不良反应之一。FNHTR发生的主要原因是一次或多次输入的献血者血液成分中的白细胞与用血者发生同种免疫反应,产生白细胞抗体而导致发热等症状。输血、妊娠、器官移植等同种免疫均可产生白细胞抗体。抗体的产生与抗原强度、输注次数和数量、间隔时间以及用血者的免疫反应敏感性有关。一次性输入血液制品中的白细胞数量小于$5 \times 10^8/L$,即去除90%的白细胞,可有效地防止发热性非溶血性输血反应的发生。

2. 亲白细胞病毒的传播　有些病毒如巨细胞病毒(CMV)、人类嗜T淋巴细胞病毒(HTLV)和克-雅病(CJD)病毒等,与白细胞具有高亲和性,主要寄生于白细胞内,称之为亲白细胞病毒。目前常规输血传染性病原体筛查只针对乙型肝炎病毒(HBV)、丙型肝炎病毒(HCV)和人类免疫缺陷病毒(HIV),因而只有通过尽可能地去除白细胞,才可预防上述亲白细胞病毒通过输血途径进行传播。在我国普通人群中CMV抗体阳性率达80%,CMV在器官、骨髓移植后反复输血和免疫功能低下的患者中感染最为严重,并有潜伏、复发和致癌的倾向。HTLV主要流行于日本、非洲和加勒比海沿海地区,通过输血途径感染率可达 60%。美国、日本等发达国家早已将 HTLV 列入对献血者血液的必检项目，我国输血专家亦建议在高流行区开展献血者 HTLV 筛查。CJD 是一种病死率极高的疾病，主要流行于英国。英国政府已于 1998 年决定所有临床应用的血液制品都必须去除白细胞，尽可能防止 CJD 经血液传播。

3. 献血者白细胞抗原（HLA）所致的同种免疫　献血者白细胞上 HLA 可使用血者产生 HLA 同种免疫导致输注无效。引起血小板无效输注的主要原因之一为同种异体免疫反应，其中 80% 以上是由 HLA 抗体所致。美国血库协会（AABB）的血液质量标准指出预防同种异体免疫反应，输注的血液成分中所残留的白细胞总数应少于 $5×10^6$，我国《全血及成分血质量要求》（GB 18469—2012）规定去白细胞单采血小板的白细胞残留量 $≤2.5×10^6$/袋。

4. 输血相关移植物抗宿主病（TA-GVHD）　输血相关性移植抗宿主病是一种少见但预后不良的输血并发症，其发病机制是当用血者免疫功能低下，输入的血液制剂中含有大量具有免疫活性的淋巴细胞在用血者体内定植，并针对用血者的细胞组织产生异体免疫反应，即引起极为严重的反应，主要表现为高热、全身皮疹、腹泻、肝功能损害等症状，因无特效药治疗，患者可于 30d 内死亡，病死率高达 90% 以上。一般认为血液制品中残留的白细胞数低于 $1×10^7$/L，可有效预防 TA-GVHD 的发生。

此外，白细胞去除还能降低术后感染、肿瘤转移复发及输血相关性免疫抑制，减少输血相关急性肺损伤（TRALI）的发生及其他输血不良反应的发生风险。

四、注 意 事 项

1. 对于初次输血、多次输血、长期依赖输血治疗、将来可能要接受同种异体器官移植或造血干细胞移植的患者，应行白细胞去除处理或使用少白细胞血液制品。

2. 从血液制品中去除白细胞应满足以下条件：①白细胞去除率高，应达到 99% 以上，最好达到 99.99% 以上，白细胞残留量小于 $2.5×10^6$/U；②尽量减少有效细胞的损失，红细胞回收率>90%，血小板 ≥85%；③去除白细胞过程中，有效细胞不受到损伤和不丧失其生理活性；④操作简单，不需要复杂设备。

3. 采集后的全血未及时去除白细胞前置入 4℃ 血库冰箱冷藏保存，其所含白细胞可能会大量破碎，亲白细胞病毒会扩散至全血。此时再进行白细胞去除术，虽可有效滤除白细胞及碎片，但不能有效预防亲白细胞病毒的传播。

第二节　治疗性血液成分去除术

治疗性血液成分去除术（therapeutic blood components apheresis，TCA）主要是通过建立体外循环，采用血细胞分离机，动态地将离体的血液分离出血浆成分、血小板成分、浓缩白细胞成分（粒细胞、淋巴细胞和单核细胞）和红细胞成分，去除病理性细胞成分，并回输其他血液成分,以去除或减少病理性成分对患者的致病作用,达到缓解病情的目的。根据单采去除的细胞成分不同,可分为治疗性红细胞去除术(therapeutic erythrocytes apheresis,TEA)、治疗性白细胞去除术(therapeutic leukocytes apheresis,TLA)和治疗性血小板去除术(therapeutic thrombocytes apheresis,TTA)。

一、治疗性红细胞去除术

1. 定义 TEA 是采用血细胞分离机单采技术,选择性去除患者循环血液中病理性增多的红细胞。

2. 临床应用 TEA 适用于原发性红细胞增多症和继发性红细胞增多症的患者。循环血液中红细胞过多,可导致严重的高黏滞综合征,形成血栓,影响组织器官的正常供血供氧和生理功能,危及患者生命安全。外周血 RBC>$6×10^{12}$/L,Hb>180g/L,且有明显的组织器官缺血缺氧表现,特别是伴有心脑血管基础病者,应考虑及时实施 TEA 治疗。原发性红细胞增多症患者可同时伴有血小板异常增多,采用血细胞分离机去除红细胞的同时,可选择性去除血小板。

3. 注意事项 ①患者红细胞去除总量应根据具体病情和患者的情况进行调整,通常一次单采可去除浓缩红细胞 800~1 200ml,必要时可在 1~2 周内重复;②TEA 通常只作为辅助手段,目的是缓解临床症状,减少并发症的发生,为原发病的治疗创造更好的条件;③对原发性红细胞增多症的患者,应积极跟进化疗,否则可能在红细胞去除后数天内出现"反跳"现象;④对继发性红细胞增多症的患者,应注意掌握采集红细胞后的治疗时机;⑤血液体外分离时,用于抗凝的柠檬酸盐可引起低钙血症,应适时、适量予以口服或静脉补钙。

二、治疗性白细胞去除术

1. 定义 治疗性白细胞去除术是采用血细胞分离机,选择性地去除患者循环血液中异常增多的病理性白细胞。

2. 临床应用 TLA 主要适用于各类高白细胞性的急、慢性白血病,也适用于须要去除病理性白细胞增多的其他临床情况。高白细胞性白血病患者,循环血液中存在大量的白血病细胞可能导致严重的高黏滞综合征、白细胞淤积,引起脑梗死和脑出血,肺栓塞和肺出血等严重并发症。适应证:①白细胞计数>$200×10^9$/L;②白细胞计数>$100×10^9$/L,伴有血液高黏滞综合征;③白细胞计数>$50×10^9$/L,伴有严重的脑、肺等重要器官相关并发症;④白细胞计数为$(50~100)×10^9$/L,准备实施化疗,须预防化疗破坏大量白血病细胞所致的严重并发症。

3. 注意事项 ①治疗性白细胞去除术,只能作为对症处理和辅助治疗的手段,如果没有积极有效地化疗跟进,去除白细胞后可能很快出现"反跳"现象。②进行白细胞单采时,血细胞分离机处理的血量较大,抗凝剂用量也随之增大,应积极补充钙剂。③若去除白细胞量大时,可考虑静脉补充适量晶体溶液。④白细胞单采术中可丢失部分血小板,引起患者术后血小板数减少,如果患者术前血小板数<20×10^9/L,建议先补充或在术中补充血小板制剂,以免发生意外。

三、治疗性血小板去除术

1. 定义   治疗性血小板去除术是采用血细胞分离机,选择性地去除患者循环血液中异常增多的血小板。

2. 临床应用   原发性血小板增多症、慢性粒细胞白血病、骨髓增生综合征等疾病常伴有血小板计数的极度增高,可导致血栓形成、微血管栓塞、出血等并发症。TTA 适用于血小板计数>1 000×10^9/L 的慢性髓系增生性疾病的患者。但血小板计数和临床症状并没有显著相关性,当血小板计数<1 000×10^9/L,原发性血小板增多有血栓和出血危险的患者,也应考虑及时行 TTA 治疗。

3. 注意事项   ①治疗性血小板去除术,只能作为对症治疗的手段,必须联合应用药物治疗才能维持长期缓解;②TTA 中体外循环处理的血量应较大,一般为患者总血容量的 1~2 倍,应做好低钙血症的预防和处理措施;③原发性血小板增多症患者,进行治疗性血小板单采时获得的血小板,不能用于临床输注。

第三节   治疗性血液成分置换术

治疗性血液成分置换术(therapeutic blood components exchange,TBCE)是去除患者血液中病理性成分的一种治疗技术,通过手工操作或血液成分分离机采集、分离、去除患者循环血液中某些病理性成分,回输其正常血液成分,并补充患者所需的血液成分或其他胶体、晶体溶液,调节和恢复患者的生理功能,达到治疗疾病的目的。TBCE 用于临床的主要有治疗性血浆置换术(therapeutic plasma exchange,TPE)和治疗性红细胞置换术(therapeutic red blood cell exchange,TRCE)。

一、治疗性血浆置换术

1. 定义   各种毒物、有害药物、游离血红蛋白、自身抗体、循环免疫复合物、异常球蛋白、胆红素、酶、脂类、血尿素氮、肌酐等存在于血浆中能产生病理损害的物质,统称为病理性血浆物质。治疗性血浆置换术是指通过血细胞分离机技术,用健康人的血浆、白蛋白制剂、晶体溶液等置换液,将患者循环血液中的血浆成分置换出来,以去除病理性血浆物质。

2. 临床应用　TPE 目前已成功应用于某些血液系统疾病、神经系统疾病、泌尿系统疾病、风湿性疾病及代谢紊乱性疾病等多种疾病的治疗。TPE 是一种价格昂贵、辅助性的治疗手段,不是病因治疗,更不能替代药物治疗,因此不能盲目滥用。临床常用于以下情况:

(1) 高黏滞综合征:主要见于多发性骨髓瘤及巨球蛋白血症(IgM 型单克隆 M 蛋白),主要临床症状表现为出血倾向、视物模糊、神经系统症状及心肺功能异常,主要原因是异常的淋巴细胞或浆细胞产生了大量的单克隆免疫球蛋白,导致血液黏度增高,引起微血管内血流不畅。治疗高黏滞综合征最快捷、最有效的方法就是通过血浆置换直接清除异常增高的单克隆免疫球蛋白。

(2) 血栓性血小板减少性紫癜:是一种较少见的弥漫性微血管血栓-出血综合征,起病急且病情重,微血管内血栓形成,临床特征为血小板减少性紫癜、微血管病性溶血性贫血、神经精神症状、肾损害和发热等典型的五联征表现。血栓性血小板减少性紫癜的发病机制主要是使裂解血管性血友病因子的蛋白酶(ADAMTS-13)活性降低,血管内皮细胞异常释放血管性血友病因子,血小板异常活化等。血浆置换为首选的治疗方法,能有效清除患者血浆内的血管性血友病因子-血小板聚合物和 ADAMTS-13 自身抗体,同时输注的新鲜冰冻血浆可弥补体内 ADAMTS-13 的活性不足。

(3) ABO 血型不合的骨髓移植、新生儿溶血病:通过血浆置换,可以降低用血者或母体血液中抗献血者干细胞或胎儿红细胞的抗体浓度,达到预防免疫反应发生的作用。

(4) 结合蛋白的毒素中毒:在发生能够与血浆蛋白结合的药物或毒素中毒时,血浆置换可以使毒素从血液中尽快清除出去,是抢救的有效手段。

(5) 重症肌无力:为自身免疫性疾病,主要指的是由乙酰胆碱受体抗体介导、细胞免疫依赖参与的神经肌肉接头传递性障碍疾病,患者多表现为不同程度四肢肌肉无力、呼吸肌无力、感觉障碍等,严重时甚至会引起通气性呼吸功能衰竭。血浆置换可以降低患者血液中自身抗体的浓度,缓解症状。

(6) 吉兰-巴雷综合征:是一种急性自身免疫性脱髓鞘多神经病变,是目前最常见的急性炎性周围神经病,临床表现主要为对称性迟缓性肢体肌肉无力,部分患者伴有四肢远端感觉异常或自主神经功能紊乱,严重者发生呼吸肌麻痹、心律失常甚至猝死。患者循环中存在抗神经元的抗体,损害多数脊神经根和周围神经,也常损害脑神经。血浆置换可以清除血浆中的抗体,降低抗体浓度,缓解症状。

(7) 结缔组织病:如类风湿关节炎和系统性红斑狼疮,属自身免疫性疾病,血浆置换可以清除循环中异常增高的免疫球蛋白、补体和循环免疫复合物,缓解症状。

(8) 肺出血肾炎综合征:临床上以咯血、贫血、肾炎和肺部浸润(咳嗽、胸痛、呼吸困难等)为主要症状。患者循环血液中存在抗肾小球基底膜抗体,血浆置换联合大剂量免疫抑制药物治疗可取得较好的疗效。

(9) 家族性高胆固醇血症:是一种遗传性代谢缺陷疾病,由于肝脏中的低密度脂蛋白受体缺陷导致血液中低密度脂蛋白异常增高,患者可较早出现动脉粥样硬化。血浆置换可以降低患者血液中低密度脂蛋白的浓度,可预防严重并发症的发生。

3. 注意事项　①去除小分子病理性血浆物质,血液透析效果好;大分子病理性血浆物质,选用 TPE 去除;②在确定血浆置换前,医生应充分估计去除血浆量,并准备各种所需的置换液(晶体溶液、代血浆溶液、白蛋白溶液、血浆制品等),在患者没有明显的凝血因子缺乏和出血的情况下,一般不主张输注血浆制品,以减少输血风险;③应综合考虑疾病的种类、病情严重程度、患者的一般情况、病理性成分的性质和含量、病理性成分生成的速度及在血管内外的分布等情况决定置换量和置换频率;④在治疗过程中,应密切关注患者的情况,做好各种应急处理。

二、治疗性红细胞置换术

1. 定义　治疗性红细胞置换术是选择性地去除患者体内的病理性红细胞,同时用功能正常的红细胞进行替代的一种治疗手段。其基本过程是通过建立体外循环,采用血细胞分离机,动态地将患者血液离心分离获得浓缩红细胞和其他血液成分,将获得的浓缩红细胞引入收集袋去除,同时将正常献血者的红细胞悬液与已分离的其他血液成分回输。

2. 临床应用　①镰状细胞贫血:循环血液中含有大量变形能力差的镰状细胞,可引起微循环瘀滞,导致组织缺氧或坏死。②一氧化碳中毒:当一氧化碳中毒时,体内大量红细胞中的血红蛋白与一氧化碳结合,丧失了运输氧气和二氧化碳的功能,严重时导致组织器官缺氧,须要进行红细胞置换。③严重新生儿溶血病、自身免疫性溶血。

3. 注意事项

(1) 治疗性血液成分置换术在去除病理性成分的同时,也会丢失少量其他血液成分,应根据患者的具体情况,酌情予以补充。

(2) 血液成分的置换过程是连续进行的,前期输入的成分进入患者血液循环后,在后期会被去除一部分,所以前期应尽量安排先输入生理盐水、血浆代用品等,后输入白蛋白溶液、FFP、红细胞悬液等,可以提高疗效,防止浪费。

(3) 置换过程中注意监测出入量的平衡及各项血液指标的变化。

第四节　细　胞　治　疗

细胞治疗是指通过采集、体外培养、生物工程处理等细胞处理技术,利用某些细胞特有的抗病功能,对特定疾病进行治疗的一类手段。细胞治疗可以作为一种独立的治疗方法,也可与常规的手术方法、化学药物等治疗方法联合应用于临床。细胞治疗目前可以治疗的疾病包括损伤性疾病、退行性疾病、造血功能衰竭性疾病、恶性肿瘤、免疫性疾病等。

治疗性细胞可以是患者自身来源,也可以是同种异体来源。治疗方法可以是一般的输注,也可以是移植。细胞治疗技术进展迅速,尤其是干细胞治疗技术在临床上的应用代表着未来医学发展的一大方向。

一、造血干细胞治疗

干细胞(stem cell,SC)是一类具有自我复制、自我更新和多向分化潜能的细胞。根据干细胞的潜能不同,可分为三类:全能干细胞、多能干细胞和单能干细胞。在细胞治疗中临床应用较多的有造血干细胞(hematopoietic stem cell,HSC)和间充质干细胞(mesenchymal stem cell,MSC)。

HSC 存在于造血组织及血液中,是机体各种血细胞的共同来源。HSC 具有自我更新、不对称分裂和分化为各种血细胞的能力。HSC 主要的生物学特点包括:①植入一定量 HSC,即可使用血者造血系统重建和恢复,包括红细胞、粒细胞、淋巴细胞、血小板等;②具有归巢能力:从静脉输入的 HSC 即可达到移植目的;③可长期保存,冷冻、溶解过程对 HSC 损伤很小。

干细胞技术可以应用在很多疾病的治疗中,例如通过造血干细胞移植治疗白血病;用干细胞培养相应的人体组织,可进行组织结构重塑;干细胞还有含有特殊的营养因子,用来修复器官损伤;还可以利用干细胞作为载体治疗遗传缺陷。目前,在临床上 HSC 主要用于造血干细胞移植(hematopoietic stem cell transplantation,HSCT)。

HSCT 是指对患者进行全身放疗、化疗和免疫抑制处理后,将正常献血者或自体的造血干细胞输注到患者体内,以重建造血和免疫功能。HSCT 可用于多种疾病的治疗,包括血液、免疫、代谢、肿瘤性疾病。血细胞分离技术是目前采集外周血干细胞移植(peripheral blood stem cell transplantation,PBSC)的唯一手段,也是骨髓干细胞和脐血干细胞处理的重要手段。造血干细胞还有望在体外培养生成自体红细胞和自体血小板。

1. 造血干细胞移植

(1) 按 HSC 来源:HSC 可以从骨髓、外周血、脐带血中进行采集分离,因此,根据 HSC 来源不同,造血干细胞移植分为骨髓造血干细胞移植(bone marrow stem cell transplantation,BMSCT)、外周血造血干细胞移植和脐血造血干细胞移植(cord blood stem cell transplantation,CBSCT)。BMSCT 简称为骨髓移植,指将供者的正常骨髓移植给受者,以重建受者造血功能和免疫系统的治疗过程;PBSCT 是指通过动员采集外周血中的干细胞,移植给受者,以重建受者造血功能和免疫系统的治疗过程;CBSCT 将新生儿的脐带血移植给受者,以重建受者造血功能和免疫系统的治疗过程。

(2) 按献血者和用血者遗传学关系分为自体造血干细胞移植(autologous hemopoietic stem cell transplantation,Auto-HSCT)、同基因造血干细胞移植(syngeneic hematopoietic

stem cell transplantation，Syn-HSCT）和异基因造血干细胞移植（allogeneic hematopoietic stem cell transplantation，Allo-HSCT）。Auto-HSCT 指造血干细胞供、受者是同一个人的造血干细胞移植；Syn-HSCT 指基因型相同的两个个体间的移植，常指同卵双胎之间的造血干细胞移植；Allo-HSCT 是指造血干细胞供、受者为不同个体的造血干细胞移植，包括 HLA 相合造血干细胞移植和 HLA 部分相合造血干细胞移植。

2. 骨髓造血干细胞移植　　在造血干细胞移植术中，骨髓移植最早用于临床。人类绝大多数造血干细胞存在于骨髓中，骨髓造血干细胞约占骨髓有核细胞的 1%。骨髓移植基本过程：首先从供者体内采集正常骨髓，体外处理并保存；其次对受者进行必要的预处理；最后将供者骨髓输入到受者体内进行造血功能和免疫功能重建。

3. 外周血干细胞移植　　正常状态下外周血液循环中存在较少量造血干细胞，当接受大剂量化疗的患者在恢复期和/或使用造血生长因子后，外周血中可采集到大量造血干细胞，并发现经动员的外周血干细胞与骨髓造血干细胞有着相似的特性，即具有自我复制和多向分化潜能，移植后能完全持久地重建用血者的造血和免疫功能。随着造血细胞因子与血细胞分离机的广泛应用，使得自体及异体外周血造血干细胞移植技术迅速发展，并成为目前主要的造血干细胞移植技术。外周血造血干细胞移植与骨髓干细胞移植相比，具有采集时不需麻醉，术后无明显的疼痛，移植后外周血常规恢复快等优点。

4. 脐血造血干细胞移植　　脐带血是胎儿出生时脐带内和胎盘近胎儿一侧血管内的血液。脐带血中含有丰富的造血干、祖细胞；脐带血中干细胞更原始、增生和分化能力良好、对细胞因子反应更快；来源广泛，采集方法简单，采集脐带血对母婴基本无影响，可供患儿或体重较轻的成人移植。脐带血免疫系统尚未成熟，移植时 GVHD 发生率低，严重 GVHD 很少，献血者和用血者 HLA 不要求完全相合即可移植；脐带血中 EB 病毒及巨细胞病毒抗体阳性率低，感染机会小；脐带血以实物形式保存，查询过程迅速，可以保证供应。由于上述优点，近年来，脐带血移植发展迅速，脐带血移植已广泛应用于治疗恶性疾病及遗传性疾病。脐带血已成为儿科领域造血干细胞移植供体的首选来源。但由于脐带血体积小，干细胞数量有限，一般用于体重 40kg 以下的患者；初次脐带血移植后，一旦移植失败或原有疾病复发将失去追加采集输注供体造血干细胞的补救机会；另外一些罕见的遗传病在脐血采集前可能被漏诊，可能通过脐血移植传给受者。

二、间充质干细胞治疗

间充质干细胞（mesenchymal stem cell，MSC）是存在于骨髓基质中的一类非造血干细胞，是中胚层发育的早期细胞。这类细胞可以通过体外贴壁培养加以分离，不仅可以分化为造血基质细胞，还可以分化为多种造血以外的组织，特别是中胚层和神经外胚层来源组织的细胞。MSC 存在于多种组织中，特别围产期的胎盘、脐带来源的 MSC 较为原始，分化能力强，可在体外进行分离、培养、扩增迅速，且生物特性稳定，不仅对 HSCT 有重要协同作用,而且能诱导分化成多种组织细胞,如成骨细胞、软骨细胞、肌细胞、神经细胞等,可以为试验和临床提供充足的细胞来源。如果须要修复有创伤的组织器官,就可以用间充质干细胞分化出的组织细胞来替代。

在组织修复方面,MSC 的作用主要体现在三个方面。第一,替代作用,可以诱导成很多组织细胞,修复替代损伤的组织。第二,旁分泌效应,可以分泌很多的细胞因子,这些因子可以参与组织的修复。旁分泌效应分泌的细胞因子主要包括这几类:抗凋亡分子、免疫调节分子、抗瘢痕分子、支持作用分子、血管生成分子等。第三,诱导免疫耐受作用,在干细胞移植中,MSC 能够诱导免疫耐受,可以减轻排斥反应,起到免疫调节性作用。

由于 MSC 具有来源充足,容易获取,易于培养,不表达或低表达免疫排斥相关标记,免疫原性低,是一类免疫缺陷细胞,不须经过严格配对使用,异体移植无免疫排斥反应或反应较弱,适宜于不同个体之间的移植,是一种良好的替代治疗的靶细胞。

三、自然杀伤细胞治疗

自然杀伤细胞(natural killer,NK)是遗传免疫系统重要的效应细胞,胞浆丰富,含有较大的嗜天青颗粒,形态上似大淋巴细胞。NK 细胞主要来自骨髓中的造血干细胞,并由 NK 前体(NK precursor,NKP)细胞发育分化而来,然后分化为未成熟、成熟的骨髓 NK 细胞,分布于外周淋巴组织、非淋巴器官及组织,包括骨髓、淋巴结、脾、外周血、胎盘、肺、肝和腹膜腔,占外周血淋巴细胞 5%~10%。与 T 淋巴细胞和 B 淋巴细胞不同的是,它缺乏膜表面免疫球蛋白,特异性表达 CD56。由于 NK 细胞的杀伤活性无 MHC 限制,不依赖抗体,抗原无须预先致敏即可直接杀伤靶细胞,因而称为自然杀伤细胞。NK 细胞作用于靶细胞后杀伤作用出现早,在体外 1h、体内 4h 即可见到杀伤效应。NK 细胞的靶细胞主要有某些肿瘤细胞(包括部分细胞系)、病毒感染细胞、某些自身组织细胞(如血细胞)、寄生虫等,因此 NK 细胞是机体抗肿瘤、抗感染的重要免疫细胞,参与Ⅱ型超敏反应和移植物抗宿主反应。肿瘤患者体内的 NK 细胞数量和质量受损,这使得它们无法有效消灭肿瘤细胞,这为肿瘤的细胞治疗提供了一个契机,通过细胞工程的方法恢复或者重建 NK 细胞抗肿瘤能力,提高 NK 细胞对肿瘤免疫治疗效果。

杀伤细胞治疗就是通过体外培养、扩增、激活具有杀伤肿瘤特性的细胞用于抗肿瘤治疗。临床上采用的 NK 细胞治疗方案:IL-2 激活 NK 细胞杀伤肿瘤、单克隆抗体介导 NK 细胞杀伤肿瘤、自体 NK 细胞和异体 NK 细胞过继治疗杀伤肿瘤。NK 细胞的治疗效果与 NK 细胞的数量和杀伤功能直接相关,用上述治疗方案扩增激活的 NK 细胞普遍存在数量低和杀伤功能弱的问题。对于临床应用而言,扩增后 NK 细胞的数量和细胞杀伤功能是两个重要关键因素,体内直接注射细胞因子 IL-2 扩增 NK 细胞的效果有限,对患者的毒副作用大,目前体外扩增 NK 细胞后回输给患者是临床常用的方法。如采用淋巴因子激活的杀伤细胞(lymphokine-activated killer cell,LAK 细胞)和采用细胞因子诱导的杀伤细胞（cytokine-induced killer cells,CIK 细胞）。LAK 细胞治疗是通过采集、分离患者自体循环血液中的单核细胞进行体外培养、扩增后,再用白介素等细胞因子进行激活,制备具有杀伤肿瘤细胞特性的 LAK 细胞悬液,回输给患者进行抗肿瘤治疗。20 世纪末,LAK 细胞备受关注,后因实际疗效存在不确定性备受争议,目前临床应用渐少。CIK 细胞治疗是新一代过继性细胞免疫治疗的一种,CIK 细胞是在经过选用细胞因子和培养条件优化后数十倍地扩增活化肿瘤特异性的淋巴细胞,CD3、CD56 表达阳性,能有效攻击肿瘤。目前,CIK 细胞治疗肿瘤已应用于肾癌、乳腺癌、胃癌、结肠癌、急性髓系白血病、淋巴瘤等,并取得了一定治疗效果。对于手术后的肿瘤患者清除残留微小的转移病灶,防止癌细胞的扩散和复发,提高患者自身免疫力等具有重要作用,较 LAK 细胞治疗安全可靠。对于无法手术或对化疗耐受的中晚期肿瘤患者也可以起到改善生活质量,延长生命的积极作用。

四、树突状细胞治疗

树突状细胞（dendritic cell,DC）是人体内最活跃、功能最强的专职抗原提呈细胞,调节着适应性免疫反应的方向和强度。DC 最大特点是能刺激初始 T 淋巴细胞增殖活化,而 B 淋巴细胞和巨噬细胞仅能刺激已活化的或记忆 T 细胞。未成熟的 DC 广泛分布在人体各组织器官。当人体受病原刺激后,DC 迁移至次级淋巴组织,并逐渐成熟。DC 在人体内极少,但具有很强的吞噬能力,能高效摄取、加工处理和提呈抗原。成熟的 DC 在次级淋巴器官可激活初始 T 淋巴细胞增生,诱导初次免疫应答,在抗肿瘤细胞免疫应答中发挥重要作用。DC 在临床上应用主要包括抗肿瘤、治疗自身免疫性疾病和诱导移植免疫耐受。

以 DC 为基础的细胞治疗是目前肿瘤生物治疗发展的重要方向。以用 DC 治疗肿瘤最常用的技术为 DC 肿瘤疫苗,是通过采集、分离患者的单核细胞,再经流式细胞术筛选出 CD34$^+$造血干细胞,体外诱导培养成为成熟 DC 后,以此负载肿瘤抗原,回输患者体内,诱导激发自身特异性抗肿瘤细胞免疫应答,杀伤肿瘤细胞并产生免疫记忆。部分肿瘤疫苗已应用于对黑色素瘤、非霍奇金 B 淋巴瘤等的治疗。DC 也被用于与 CIK 联合培养,制备杀伤肿瘤能力更强的 DC-CIK 细胞。此外,在器官移植中,未成熟的 DC 细胞及淋巴样 DC 细胞,可诱导免疫耐受,提高移植的成功率,DC 在自身免疫性疾病的细胞治疗也在研究当中。

第五节　其他治疗技术

一、血液稀释疗法

血液稀释疗法主要是通过静脉输液,降低患者血细胞比容和血液黏度,加速血液流动,改善微循环,增加组织供氧,以达到治疗目的。在外科手术中应用血液稀释疗法可节省手术中的异体血输血量,减少输血不良反应及输血相关性疾病的发生。一般适用于休克、红细胞增多症、血液高黏滞综合征、缺血性脑卒中、外科手术等。血液稀释剂根据具体情况选择晶体溶液和胶体溶液。禁忌证主要有高热、全身缺氧、冠状动脉和脑血管疾病、高血压、心瓣膜损伤、低血容量症、肺部疾病、肝病等。血液稀释剂常用生理盐水、葡萄糖、平衡液等晶体溶液和低分子右旋糖酐、羟乙基淀粉等胶体溶液。血液稀释量以将血细胞比容保持在 30~40L/L、血红蛋白 100g/L 较为安全。同时可根据该日尿量,通过饮水补充所丢失的水分和巩固疗效。血液稀释治疗方法包括:①等容性稀释,放血与补充扩容剂大致相当,该方法不产生心脏负荷过重和颅内高压;②低容性稀释,只放血而不补充扩容剂或补充扩容剂少于放血量,该疗法用于心衰或重症高血压患者,使用之前应先纠正心衰或降低血压;③高容性稀释:只输入一定容量的稀释液而不放血,使血容量处于较高容量状态。该疗法对心脏病、高龄及颅内高压患者有危险。

二、静脉放血疗法

静脉放血疗法,可在短时间内迅速有效地使红细胞容量和全血容量减低并恢复正常。在无法实施 TEA 时也是去除增多的病理性红细胞的有效治疗手段之一。该法适用于真性红细胞增多症、急性左心衰竭、血压太高(无贫血)者。禁忌证是休克、严重出凝血机制障碍等。手工放血一般每次 400ml,每隔 1~3d 一次,直到血细胞比容维持在 0.37~0.50L/L。但老年患者伴有消瘦或有心肺相关疾病者,为避免血液动力学迅速改变,放血量可适当减少,每次 250ml 或更少,每周两次直至血细胞比容正常。静脉放血治疗和正常献血者不同,须要预防严重并发症发生。放血量较大者,可适当补充晶体溶液或胶体溶液,以改善血液循环和组织供氧状态。

三、光量子血液疗法

光量子血液疗法是一种崭新的医疗方法,它的发展涉及多种学科,如光学、量子物理学、生物物理学、生物化学、细胞学、病理学等,它的研究也已经由原始的临床研究水平逐渐发展至细胞、分子水平,光量子血液疗法的发展,使其逐步形成一门边缘学科。光量子血液疗法是利用紫外线对组织、细胞的光解作用,杀死不需要的组织细胞或激发体内一系列生物效应,从而提高患者的氧合作用,改善微循环,调节免疫功能,增强对细菌或病毒的抑制作用。光量子血液疗法是将患者少量静脉血抽出,然后在体外用一定波长的紫外线照射同时充氧后,再回输到患者体内,该法治疗过程中,不良反应较少见,提高血氧分压,同时提高血红蛋白的携氧能力,改善机体缺氧症状。其适用于治疗各类缺血性脑病,高黏滞综合征及糖尿病等微循环障碍的患者,也适用于菌血症等感染性疾病的疗法。近年由于临床耐药菌的增多及抗生素应用的弊端,又增加了人们对该法的兴趣和重视,其应用范围已不限于感染、化脓性疾病,人们不断对该疗法治疗的机制进行深入探讨。

章末小结

随着输血技术的不断发展,各种血液治疗技术也日趋完善,去白细胞输血已被广泛接受,并成为一种常规的输血方法,为避免输血反应发挥了重要作用,治疗性血液成分去除术和置换术主要通过血细胞分离机将离体的血液去除或置换出病理性细胞成分,并回输其他血液成分,以去除或减少病理性成分对患者的致病作用,达到治疗目的。根据去除或置换的细胞成分不同分为治疗性红细胞去除术、治疗性白细胞去除术、治疗性血小板去除术、治疗性血浆置换术和治疗性红细胞置换术。干细胞治疗、杀伤细胞治疗和树突状细胞治疗等细胞治疗新技术,为白血病、恶性肿瘤、自身免疫性疾病等难治性疾病提供了更多、更新的治疗手段,发展应用前景广阔。

本章学习重点是掌握白细胞去除术的概念及临床意义;治疗性血液置换术和去除术的临床应用及适应证,更好地为临床患者提供安全有效的输血治疗服务。学习难点为注意掌握输血副作用的发生及机制。学习过程要注意各种治疗性血液置换术和去除术适应证的区别及应急处理,及时有效地进行干预,避免不良临床事件的发生。

(陈　伟)

? 思考与练习

一、名词解释

1. 白细胞去除术
2. 治疗性血液成分去除术
3. 治疗性血液成分置换术
4. 细胞治疗
5. 静脉放血

二、简答题

1. 白细胞去除术有何临床意义?
2. 治疗性血浆置换术有何临床应用?

第九章 | 输血安全与管理

09章 数字内容

1. 掌握采供血及临床输血各个环节的任务和质量管理的要点。
2. 熟悉经输血传播的病毒；输血传播病毒危险性大小的相关因素；WHO 制订的血液安全战略。
3. 了解临床输血相关机构的设置及主要职责的相关内容。

第一节 输血安全

一、输血安全的意义

输血是临床治疗的重要组成部分，是抢救患者的重要手段之一。那么输血也应与其他临床诊疗措施一样，必须做到安全和有效。如果患者通过输血起到了一定的治疗效果，但由于输注的血液制品存在质量问题或不当输血导致发生输血不良反应，发生经输血感染病毒或其他传染病，甚至危及患者的生命，则使输血治疗的效果失去了意义。因此怎样预防和控制输血传播疾病是目前输血治疗的重大挑战。由输血引起疾病传播的报道逐渐增多，输血安全问题已成为医疗卫生界乃至全社会关注的热点之一。输血安全问题包括两个方面：一是输血传播传染病病原体（如病毒、细菌、螺旋体和原虫）；二是输血相关的免疫性不良反应（如同种异体抗体的存在可引起发热性非溶血性输血反应、输血后紫癜、输血后呼吸功能衰竭等）。下面我们主要讨论和输血传播病毒的相关输血安全问题。经输血传播的病毒及其引起的相关疾病见表 9-1。

通过多年来持续不断努力，输血安全在全球范围已取得了显著的提高，如美国，实施病毒核酸筛选后经输血传播的相关病毒的危险概率为百万分之几或更低。但据有关研

表 9-1　经输血传播的病毒及其引起的相关疾病或感染

病原体名称	简称(缩写)	引起的输血相关疾病或感染
乙型肝炎病毒	HBV	乙型肝炎,HBV 感染
丙型肝炎病毒	HCV	丙型肝炎,HCV 感染
丁型肝炎病毒	HDV	丁型肝炎,HDV 感染
戊型肝炎病毒	HEV	戊型肝炎,HEV 感染
庚型肝炎病毒	HGV(GBV-C)	庚型肝炎,HGV/GBV-C 感染
巨细胞病毒	CMV	巨细胞病毒感染(CMV 感染)
EB 病毒	EBV	传染性单核细胞增多症,EBV 感染
人类细小病毒	HPV B19	再生障碍性贫血危象,传染性红斑,胎儿肝病
人类免疫缺陷病毒	HIV-1/2	艾滋病(HIV 感染)
人类嗜 T 淋巴细胞病毒	HTLV-Ⅰ/Ⅱ	成人 T 细胞白血病(ATL)/T 淋巴细胞性毛细胞白血病
西尼罗病毒	WNV	脑炎、脑膜炎、脑膜脑炎、急性松弛性瘫痪、WNV 感染
人类疱疹病毒	HHV-8	卡波西肉瘤,HHV-8 感染

究结果看,在我国现行血液安全措施条件下,仍存在输血传染 HIV、HCV 和 HBV 的残余风险。

为提高输血的安全性,我们应在血液安全的公众教育、组织动员低危自愿无偿献血者工作、血液安全新技术(如病原体检测和病原体去除和灭活)的研究和应用及临床科学合理用血等多方面付出更大努力,来提高我国的输血安全水平。

二、影响输血传播病毒危险性大小的相关因素

了解影响输血传播病毒危险性大小的相关因素,对有针对性地采取降低输血传播相关病毒措施有重要意义。

1. 人群中病毒阳性率　我国现阶段实行的无偿无偿献血,献血者来自一般人群,若人群中病毒阳性率高,参加献血的人群中病毒阳性率必然会相对高。如 HBV 广泛流行,全世界人口半数以上被 HBV 感染过。我国人群中 40%~60% 感染过 HBV,8%~10% 为 HBsAg 携带者;HCV:我国 HCV 抗体阳性率为 3.2%。因此将 HBV、HCV 规定为血液血制品常规检验。

2. 病毒的感染力　经血液传播的各类病毒尽管都可通过输血传播,但病毒的感染力方面存在差异,这必然影响到病毒经血液传播危险概率的大小,如牙刷或剃刀上污染了带

有乙型肝炎病毒的少量血液、注射器针头上带有 HIV 病毒感染者微量血液,但这些微量污染血液都可能通过皮肤或黏膜的伤口造成病毒传播或感染。因此一旦污染这些病毒的血液输给患者必然导致感染,危险性极大。

3. 病毒感染的临床后果　　决定输血传播病毒危险大小的一个重要因素是病毒感染的临床后果。现已确定可经输血传播的病毒很多,若病毒不仅可以通过输血传播,而且可以引起感染的用血者发病,应考虑采取血液检测等预防措施。如 HBV、HCV、HIV 都会导致严重的临床后果,患者身体的损伤,甚至危及生命。相反,近年来发现的输血传播病毒(transfusion transimitted virus,TTV)、庚型肝炎病毒是可经血液传播的病毒,但经过多年研究,大多数学者认为尽管这两个病毒可以经血液传播,但感染人体后大多数感染者并没有造成明显的肝细胞损伤及明显的肝炎症状,因此认为没有必要进行常规的血液检测。

4. 人群对病毒的免疫水平　　人群对病毒的免疫水平也是决定病毒经血液传播危险大小的重要因素之一。如果人群对病毒免疫水平高,则输血传播病毒造成危害的危险就小;若人群对某一病毒的免疫力低,大多数人感染后将会发病则该病毒输血传播危险大。如巨细胞病毒(CMV)可经血传播,一旦感染发病可造成严重后果,尽管献血者阳性率较高(有关资料显示在发达国家经济地位高的人群 CMV 阳性率为 40%~80%,在发展中国家抗体阳性率高达 90%~100%),但由于人群免疫水平高,多数成人具有 CMV 的中和抗体,即使成人经输血输入 CMV 也不会感染发病,因此 CMV 不属于威胁输血安全的主要病毒。一般没有必要进行血液常规检测,若新生儿或免疫受损的患者须要输血,则应提供无 CMV 病毒污染的血液。

5. 检测病毒的水平和质量　　血液检测是排除病毒阳性血液提供,保障血液安全性的重要措施。而检测血液病毒的水平和质量是影响血液检测结果准确性的重要因素。影响检测水平和质量的因素有两个,一个是检测技术和试剂,为提高血液检测结果的准确性须不断研究、应用新的检测技术,使检测水平和质量有明显提高,如 HIV 的检测,第一代试剂窗口期为 45~56d,第三代试剂窗口期已缩短到 22d,而目前推广使用的核酸检测技术将窗口期缩短至 11d。另外,检测的质量管理也是重要因素,检测的质量管理包括试剂、仪器、人员和检测的室内质控及室间质量评估。只有做好质量管理才能获得尽可能理想、可靠的检验结果,将应该检出的病毒阳性血液检出并排除。

6. 血液制品的种类　　病毒在血液的各种成分中分布不均匀,在血液制品中的病毒分布也是明显不同,因此各种血液成分制品和血浆蛋白制品的病毒危险程度是不一样的。有的成分如红细胞,病毒分布相对较少,因此危险性相对也小;有的成分如白细胞、低温沉淀物、血浆等,病毒分布多,危险性相对较大。传播输血相关病毒危险性大的血液制品为病毒高危制品,如抗血友病球蛋白制品属于病毒高危制品,法律规定此类制品必须经过验证的病毒灭活方法处理,若应用未经病毒灭活处理的病毒高危制品造成病毒感染的是要负法律责任的。临床输注血液和血液制品时应尽可能应用病毒危险性较小的制品。

7. 血液制品的输注形式和剂量　血液制品的输注形式和使用剂量也是影响经输血感染病毒危险大小的因素。如肌内注射丙种球蛋白一直是安全的制品,从来没有发生注射该制品导致患者感染病毒的病例。20 世纪 80 年代初期,临床开始应用静脉注射免疫球蛋白,结果发生一些患者输注后感染丙型肝炎的病例。现在该制品制备过程中必须按要求进行病毒灭活处理。

8. 临床输血　尽管目前输血已非常安全,但输血仍有可能发生一系列不良反应与相关疾病的传播,因此在考虑对患者输血时,应当权衡利弊,严格掌握输血适应证。避免一切不必要的输血,同时应用成分输血来减少患者的输血风险,在条件允许情况下开展自身输血。临床合理输血的水平会影响输血的总体安全水平。

三、输血安全的战略和措施

输血安全已成为医疗卫生工作中的一个重要问题,并引起全球的高度关注。WHO 一贯重视输血安全工作,血液安全已被 WHO 列为全球卫生工作七项重点工作之一。为了全面推动和加强全球的安全输血工作,WHO 制订了如下血液安全战略:①在所有的地区建立组织良好的,受国家调控的,具有质量体系的输血服务机构;②仅从低危人群的自愿无偿献血者中采集血液;③对所有捐献的血液进行输血传播传染病的筛查;④血型、相容性实验及成分制备应执行《良好的实验室管理规范》;⑤通过临床上血液的合理使用,减少不必要的输血。因此,作为 WHO 成员国的中国也在全力以赴,全面实施 WHO 制订的血液安全战略。

1. 国家协调的采供血机构体系　建立采供血机构体系是保证血液安全的组织基础。我国出台了《中华人民共和国献血法》《采供血机构设置规划指导原则》《血液制品管理条例》《全血及成分血质量要求》《医疗机构临床用血管理办法》等一系列法律、法规及规范标准,加强采供血机构的设置、建设和管理。

2. 无偿献血是保证输血安全的前提和基础　从低危人群中的自愿无偿献血者采集血液是保证输血安全的重要战略,是保证输血安全的前提和基础。可造成血液漏检的原因包括人为差错、病毒变异、病毒感染后人体免疫反应异常和检测窗口期。资料证明,在检测的质量管理基本到位的情况下,人为差错、病毒变异和人体免疫反应异常已不是导致检测漏检的主要原因,90% 左右的血液检测漏检并导致输血后患者感染病毒的意外是由窗口期问题引起的,窗口期成为导致检测漏检并威胁血液安全的主要原因。因此提高血液的安全性,就要解决因窗口期漏检的问题。现在,除通过新技术的应用缩短检测窗口期外,还应该通过减少献血者群体中处于病毒感染窗口期人的比例来减少因窗口期导致的漏检。

3. 严格检测和规范制备血液制品,提高输血安全性　为提高血液和血液制品的安全性,须对每一份捐献的血液进行输血传播性疾病的检测。在输血发展史中,每次引进新的针对某种主要的经输血传播的病毒的检测,就会显著减少相关病毒经血传播的危险。如20世纪60年代末开始实施血液的HBsAg检测显著减少了经血传播乙型肝炎的危险。对献血者的血液进行严格筛选,大大提高了血液质量和安全性。但因为在病毒感染初期,人体尚未产生相应抗体,或抗体水平甚低,未达到检出水平;或因受试验方法、试剂敏感性和准确性的限制及人为差错的影响;另外某些可引起输血传播的病毒、微生物尚无检测方法,或根本还没发现。因此还不能完全控制病毒传播。要确保血液制品的质量,在检测和制备血液制品过程中还必须通过全面质量管理来保证检测结果的可靠性,包括人员、仪器、试剂和操作质量。

4. 临床合理用血 输血的安全性和有效性取决于两个要素:首先,血液和血液制品是安全的,剂量上能满足临床需要;其次,临床合理应用血液和血液制品。因此临床合理输血,对减少患者经输血感染病毒危险大小有重要影响。合理输血:仅给确定须要输血的患者输血;在必须输血时,首先考虑输成分血,临床输血应采取缺什么补什么的原则,减少不必要的血液成分输入,来减少经输血传播疾病的危险;推行自体输血,自体输血的最大益处就是可以避免因输注同种异体血液与血液成分导致输血传播性疾病的危险性,一般认为自体输血是比较安全的。

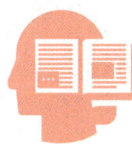

知识拓展

核酸检测技术降低因"窗口期"带来的输血传播疾病风险

输血相关病毒检测是保证血液安全的主要措施,而核酸检测技术能够降低因"窗口期"带来的输血传播疾病风险。所谓"窗口期",是指人体感染病毒初期,病毒在血液中已经存在但无法被检出,经输血可传播该疾病的时间段。"窗口期"问题是一个困扰全世界的难题,目前科学技术条件下,国内外均无法消除"窗口期"风险。开展血液筛查核酸检测,可进一步缩短"窗口期",有效降低输血传播疾病风险。专家表示,与现行的免疫学方法相比,核酸检测平均可将乙型肝炎、丙型肝炎和人类免疫缺陷病毒检测"窗口期"分别缩短40%、89%和50%。另外,核酸技术还能检出免疫学方法尚无能为力的免疫静默感染、乙型肝炎隐匿性感染、病毒变异株感染等,进一步保障血液安全,对保障输血安全有重要意义。

第二节　血液检测的质量管理

血液检测是根据国家相关法规对献血者捐献的血液进行规定项目和方法的检测。血液检测的质量管理是根据行业强制性标准及其他标准从检测前、检测中和检测后对血液检测进行全过程的质量管理,确保检测结果可靠、报告及时,确保只有检测结果符合国家质量标准的血液才能用于临床。

一、检测前过程管理

检测前过程是指按时间顺序从献血者准备开始直到检测程序启动时的这段过程。检测前的过程管理是保证检测结果可靠的前提,管理的根本目的是获得真实有效的原始标本,并保证标本与捐献的血液同源。

(一)标本标识

标本标识应采用条形码技术。条形码赋予检测标本标志的唯一性。该条形码应用于标本分析的整个过程中。标本管上的条形码即献血条形码,应与粘贴在采血袋、转移袋、血袋导管、献血记录单上的献血条形码一致,以保证献血者及其血液信息的可追溯性,至少在50年不得重复使用。

(二)标本管的选择

根据检测项目技术要求,应选择合适的真空采血管留取标本。标本管应无裂痕、无渗漏、无污染,容量应满足不同检测项目要求。通常普通管和促凝管适用于生化、免疫等血清学检测,$EDTA-K_2$、乙二胺四乙酸三钾($EDTA-K_3$)抗凝管适用于血型、血细胞分析等。病毒核酸检测最好采用含惰性分离胶的 $EDTA-K_2$ 真空采血管留取核酸检测标本。

(三)标本留取与标识

血液采集部门应对标本留取过程采取有效措施,以防止标识发生错误。常用的措施包括:

1. 一次只能对来自同一献血者的一份血袋、标本管和献血记录进行标识。

2. 经核对后,将唯一性献血条形码标识牢固粘贴在采血袋、标本管、转移袋、血袋导管、献血记录单上。

3. 在标本管与留样针/静脉穿刺针分离前开始标识,对采血袋和标本管的标识应当连续完成,不应中断。

4. 在标本管与留样针/静脉穿刺针分离前,核查采血袋、血液标识、献血登记表,所标识的献血条形码应一致。

5. 检测结果用于血液放行的血液标本,应在采集血袋血液的同时留取或者从血袋血液中留取,避免标本与血袋血液不同源情况发生。

标本留取时还应采取防止标本被稀释的措施,确保标本质量,如采用旁路或旁袋方式留取的标本。标本采集后在采血现场应放在2~8℃条件下临时保存。

(四)标本运送

标本采集后应在规定时间内送交实验室,标本在运输过程中应保证密封、防震、防漏、防污染,包装材料应易于消毒处理。装箱时应保持标本管口向上,标本应保持在2~8℃条件下运送。

（五）标本的接收

1. 标本接收时应检查标本是否符合检测要求检查的内容：

（1）标本来源、数量。

（2）标本管使用是否正确。

（3）标本是否满足既定的质量要求，如无溶血、脂血等。

（4）标本与送检单信息的对应性和完整性。

2. 一般情况下，出现下列情况之一即可拒收：

（1）检测申请关键信息缺失或不符。

（2）标本管上无标识或标识不清、不正确。

（3）标本管选用错误。

（4）标本采集量不足等。

拒收标本后，实验室应通知相关部门告知拒收原因，并采取相应的后续措施。

（六）检测前标本处理和保存

如标本不能及时检测，必须对标本以适当方式保存，具体保存方式及保存期限应以保证检测结果的可靠性为原则，视不同的标本类型和检验目的而定。通常情况下：

1. 用于抗体和抗原检测的血清或血浆样品，短期（1周）内进行检测的标本可存放于2~8℃，一周以上的标本应存放于−20℃以下。

2. 用于 GPT 检测的标本在 2~8℃下可存放 5d。

3. 用于核酸检测的血清或血浆标本 4d 内进行检测的标本可存放于 4℃。3 个月以内的标本必须存放于−20℃以下，3 个月以上的标本必须置于−70℃以下。

二、检测过程管理

检测过程是影响检测结果可靠性的直接环节。检测过程的质量管理包括人员能力、检测程序、检测方法、检测试剂、检测仪器设备、室内质控、室间质量评估等多个方面。

（一）献血者血液检测项目及方法的选择

献血者血液检测项目主要包括可经输血传播感染检测项目和血型检测项目，我国规定的强制性检测项目及方法如下：

1. 血型检测项目，ABO 血型正反定型和 RhD 定型。血型筛查常用平板法和微板法，血型鉴定常用试管法和微板法。

2. 谷丙转氨酶采用速率法进行 1 次检测。

3. 人类免疫缺陷病毒（HIV）感染标志物及其检测方法有 2 种选择，可任选其中1 种。

（1）采用 2 个不同生产厂家的 ELISA 试剂检测 HIV-1 型抗体和 HIV-2 型抗体或联合检测 HIV-1 型和 HIV-2 型抗原和抗体。

（2）采用 1 种 ELISA 试剂检测 HIV-1 型抗体和 HIV-2 型抗体或联合检测 HIV-1 型和 HIV-2 型抗原和抗体，采用 1 种试剂检测 HIV 核酸。

4. 乙型肝炎病毒感染标志物及其检测方法有 2 种选择，可任选其中 1 种。

（1）采用 2 个不同生产厂家的 ELISA 试剂检测乙型肝炎表面抗原（HBsAg）。

（2）采用 1 种 ELISA 试剂检测 HBsAg，采用 1 种试剂检测 HBV 核酸。

5. 丙型肝炎病毒（HCV）感染标志物及其检测方法有 2 种选择，可任选其中 1 种。

（1）采用 2 个不同生产厂家的 ELISA 试剂检测 HCV 抗体或联合检测 HCV 抗原和抗体。

（2）采用 1 种 ELISA 试剂检测 HCV 抗体或联合检测 HCV 抗原和抗体，采用 1 种试剂检测 HCV 核酸。

6. 梅毒螺旋体感染标志物及其检测方法是采用 2 个不同生产厂家的 ELISA 试剂检测梅毒特异性抗体。

（二）人员

血液检测岗位是血站的关键岗位。根据《血站实验室质量管理规范》相关规定，只有具备检验技术人员资格者方可从事血液检测工作，并须经过专业技术培训和岗位考核，经血站法定代表人核准后方可上岗。

（三）实验室质量体系文件的建立

标准、规范的操作程序是检测结果准确、可靠的保证，是实验室的重要工作依据，是不断提高实验室人员素质的关键。在编制过程中应结合实际情况使之具有可操作性，切忌照抄照搬、脱离工作实际。

对于血液检测实验室，程序文件和标准操作规程的范围至少包括：

1. 标本的管理。
2. 仪器与设备的使用维护和校准。
3. 试剂的管理。
4. 血液检测技术与方法。
5. 血液检测的质量控制。
6. 检测结果分析与记录。
7. 检测报告。
8. 安全与卫生、职业暴露的预防与控制等。

标准操作规程分为仪器操作规程和项目操作规程，内容一般应包括目的、职责、适用范围、原理、所需设备、材料或试剂、检测环境条件、步骤与方法、结果的判断、分析和报告、质量控制、记录和支持性文件等要素。

（四）仪器设备的质量保障

血液检测实验室无论采用手工还是自动化检测都离不开仪器设备。因此，加强仪器设备的科学管理，使之处于良好状态，对保证检测质量尤为重要。

实验室应遵从仪器设备说明书的建议进行仪器设备的维护和校准,保证仪器设备始终处于良好的工作状态。经过大修、搬迁的仪器设备,在使用之前须进行确认,必要时应进行计量检定或校准。新购进的仪器设备经确认符合要求后,才能正式用于血液检测。确认包括安装确认、运行确认和性能确认,实验室可根据实际情况选择有效的确认内容。如果使用多台设备检测同一个项目,应对设备之间的性能和差异进行比较,以确保检测结果的一致性。如果使用自动化检测设备操作标本和试剂加样以及试验过程,应对自动化设备运行参数的设置实施权限管理,防止因误修改导致检测程序的错误。仪器设备设置参数应有书面记录,并定期将其与实际设置参数对照,确保设置无误。

(五)试剂的管理

合格的试剂是保证检测质量的前提和物质基础。

1. 选用的试剂应符合国家相关标准　有充分的外部供给和质量保证服务。试剂与材料的生产商和供应商应具有国家法律、法规所规定的相应资质。

2. 试剂的选择　实验室在选购试剂时,宜选择多个厂家同类产品进行检测试剂的比对评价,有条件的实验室可自行开展试剂评价,不具备条件的实验室可充分利用国家专业机构(如中国食品药品检定研究院、中国疾病预防控制中心、国家卫生健康委临床检验中心等)的评价数据。根据评价结果选择最佳适用性和高可靠性的检测试剂。

3. 进货检查验收　应对每批新进试剂检查验收,检查验收的内容:

(1) 药品合格证明和其他标识。

(2) 外观检查是否符合要求。

(3) 到货数量和销售凭证等。

4. 质量抽检　应对购进的每一批试剂进行质量抽检,符合要求后方可用于血液检测。

质量抽检的内容:

(1) 检查试剂说明书版本和内容。如有变更,应启动系列变更程序。

(2) 试剂盒组成组分及其性状与说明书一致,无泄漏、足量、标识正确。

(3) 酶联免疫吸附试验试剂的质量检测。检测样本:①试剂盒对照;②室内质控品;③实验室自制或商品化的血清盘,血清盘可根据实际情况决定是否选择。

质量检测结果要求:

(1) 试剂盒对照品检测结果符合试剂说明书要求。

(2) 室内质控品检测结果符合室内质控程序的要求。

(3) 实验室自制或商品化的血清盘符合既定要求。

5. 试剂保存和质量监控

(1) 对合格、待检、不合格试剂应严格管理,分区存放。

(2) 试剂应按说明书要求的保存条件进行保存。应在有效期内使用。

(3) 应对试剂的库存进行管理,防止试剂过期或者中断。

（4）在试剂保存和使用过程中应注意试剂性能出现衰减。如果重复出现试剂盒对照品和室内质控品的检测结果不符合要求,应终止使用。

6. 剩余试剂的管理　对于已开封(或配制)而未使用完毕的剩余试剂应按试剂说明书要求保存和使用。应明确剩余试剂的标识,避免浪费、过期使用以及混用现象发生。标识内容应包括试剂名称、配制(或开封)日期、有效期、配制人等信息。

（六）实验用水的管理

水是实验室常用的溶剂,每一项工作都离不开水,如试剂配制,冻干品复溶,玻璃器皿的洗涤,仪器、设备的洗涤维护等都须要用水处理。实验室应加强实验用水管理,以确保实验用水的安全与质量。

（七）室内质控

室内质量控制(简称为"室内质控")是试验室质量保证体系中的重要组成部分,其目的是监测检测过程是否稳定,检测结果是否可靠。

血站血液检测主要包括用于血清学抗体或抗原检测的 ELISA 试验,用于 HBV/HCV/HIV DNA 或 RNA 检测的 NAT 试验,以及 GPT 酶学试验。ELISA 试验的室内质控通常采用试剂盒阴阳性对照、弱阳性质控品实时监控试验的有效性,同时采用弱阳性质控品(推荐 S/CO 值为 2~4)和莱维-詹宁斯(Levey-Jennings)质控图监控试验的稳定性。GPT 作为定量试验,通常采用莱维-詹宁斯质控图监控 GPT 酶学试验的精密性和有效性。NAT 试验以及其他定性试验可借鉴 ELISA 的质控方法。

（八）室间质量评价

室间质量评价是指多家实验室分析同一标本,并由外部独立机构收集和反馈实验室上报结果并依此评价实验室操作的过程。室间质量评价也被称为能力验证。

三、检测后过程管理

检测后过程质量管理主要包括检测结果的审核发布、检测后标本的保存与处理及咨询服务。

（一）检测报告的签发

保证检测结果准确、报告及时是检测后过程管理的核心,也是保障临床用血安全、及时的关键,实施全面质量管理的目的就是出具准确、及时的报告。

1. 检测结果的分析和结论的判定　检测结果的分析和检测结论的判定应由经过培训和评估的、可以胜任并得到授权的技术人员进行。检测结果产生后,经授权的技术人员应对每批标本(包含完整质量控制的一次检测为一批)的试验过程和关键控制点进行检查,对试验的有效性进行判断,以确定该批结果的正确和有效。根据实验室既定的判定规则,将其编写或设置成为计算机程序,对每一份标本做出检测结论的判定。实验室对判定规则程序的编写、设置、修改和启用应实施授权管理。

2. 报告审核与签发　血液检测最终结论是血液放行与否的依据。血液检测最终结论应以电子数据传输,并为计算机血液放行控制程序直接利用。

(1) 报告审核:签发报告前,应由经过授权的技术人员对签发的每批标本的检验过程以及关键控制点进行审核,以确定该批检测的正确性和有效性。审核内容至少包括:①检测项目是否已完整完成;②标本的数量是否正确;③室内质控状态是否在控;④报告的结果与检测结果是否一致;⑤纸质报告结果与电子报告结果是否相一致;⑥检测报告内容是否完整、明晰等。

(2) 报告签发:报告签发应由经过授权具备相应资质的人员执行,报告签发人在报告发放之前应再次对检测报告进行确认。如不能按照既定的检测周期发放报告,应及时与报告使用部门进行协调。

3. 报告内容及形式　检测报告内容应完整、明晰。检测报告至少应包括检测实验室名称、标本信息、标本送检日期、检测项目、检测日期、检测方法、检测结果、检测结论、检测者、复核者和检测报告者的签名和日期。

报告的形式应采用电子报告或电子报告与纸质报告并用的方式,以保证检测报告使用部门能够接收到正确无误的检测报告。

4. 检测报告收回、更改和重新签发　发出的报告一旦发现有错误,应立即报告实验室负责人,由经过授权人员实施报告收回,并与相关部门协调和决定须要采取的进一步措施。实验室应严格控制对检测报告的更改,对报告更改过程进行审核,保留更改痕迹。完成更改的报告。由经过授权的人员进行最后的审核签发。

(二) 血清(或血浆)留样标本的保存和销毁

根据《血站管理办法》(2006)规定,血清(或血浆)留样标本须保存至血液使用后两年,其目的是保证血液检测结果的溯源性。除此之外,留样标本也利于检验人员的自我保护,以利于在后期工作中开展回顾调查。

1. 血清(或血浆)留样标本的保存　血清(或血浆)留样标本可在采血环节采用真空采血管直接留取,或使用含有血液的导管,或取自血液检测原始标本管的血清(或血浆)。如果采用血液检测原始标本中的血清(或血浆)作为留样,留样过程中应采取恰当的方法将其保留到适当的容器中,防止留样的交叉污染。血清(或血浆)留样标本必须在-20℃以下条件下保存。留样标本的管理应便于准确、快速查找,确保所有类型的留样标本的质量和标本信息的可追溯性。

2. 标本的销毁　存期满的留样标本,按相关规定实施标本销毁。标本的销毁应按照《医疗卫生机构医疗废物管理办法》和《医疗废物管理条例》中相关规定进行处理。

四、核酸检测的管理

核酸检测技术因其高度的灵敏性和特异性,可以有效地缩短病毒特异抗原和抗体免疫测定的"窗口期",从而减少输血风险,提高输血安全。欧美等许多国家和地区在20世纪90年代末已经将核酸检测作为常规技术纳入献血者血液筛查。我国从2010年6月在全国采供血机构开展血液病毒核酸检测试点工作,通过核酸检测试点工作进一步证实了在我国献血者血液筛查工作中开展核酸检测技术的必要性和重要性,《血站技术操作规程》(2019版)将核酸扩增检测技术列为血液常规筛查可选择方法之一。

核酸检测除了应当满足本节检测前、中、后全过程质量管理的相关要求外,还应符合以下特殊要求。

(一)标本的采集、运输和保存

1. 标本的采集　标本的采集和准备按照国家市场监督管理总局批准的检测试剂说明书进行。原则上必须使用无菌、无 DNA 酶、无 RNA 酶的耗材。用于血液核酸扩增检测的标本包括血清和血浆(EDTA 或柠檬酸钠抗凝)等。血液标本采集后,应尽量在4h以内离心,以避免 RNA 降解。

2. 标本的运输　通常在运送时,应采用不易破碎的容器装载标本,运送温度为2~8℃,应符合生物安全要求。

3. 标本的保存　血液标本于4h内离心,离心后的血清或血浆2d内进行检测的可存放于2~8℃;如需要长期保存的样本,3个月以内的样本存放于-20℃以下,3个月以上的样本置于-70℃以下,反复冻融不应超过3次。

(二)核酸检测程序

核酸检测试剂必须使用经国家药品监督管理总局注册批准,在有效期内的血液筛查核酸检测试剂。如混样检测,只有 ELISA 结果合格的标本,才进行核酸检测;如单人份检测,则可以 ELISA 试验和核酸检测平行进行。

(三)核酸检测呈阳性反应标本的转送

全程应符合生物安全要求,由获得相应部门批准并具有资质的人员专程护送。标本应在-20℃以下运输,采用三层容器对样品进行包装:①第一层容器,直接装样品,应防渗漏;②第二层容器,容纳并保护第一层容器,可以装若干个第一层容器;③第三层容器,容纳并保护第二层容器的运输,用外层包装箱。

(四)血站核酸检测实验室的基本要求

1. 核酸检测实验室分区和功能　核酸检测实验室原则上应设置四个独立的工作区域:试剂耗材储存和准备区、标本处理混样区、样本制备(核酸纯化)区和扩增检测区,这四个区域空间上必须是完全相互独立的,各区域无论是在空间上还是在使用中,应始终处于完全的分隔状态,不能有空气的直接相通。上述分区可根据厂家说明书进行适当合并,但须确保不会发生交叉污染。

2. 实验人员和要求　进行血液核酸检测的人员须具有血液核酸检测的培训合格证书,并接受过实验室生物安全以及仪器设备厂家的上岗前操作、维护及校准等培训。

3. 单向工作流向制度　实验室人员和物品的工作流向:试剂耗材储存和准备区→标

本处理混样区→样本制备(核酸纯化)区→扩增检测区,不得逆向流动。实验用品包括实验材料、实验器材、办公用品以及清洁用具等。为便于鉴别,不同的工作区域应使用不同颜色或有明显区别标志的工作服。当工作者离开工作区时,不得将各区特定的工作服带出。

清洁方法不当也是污染发生的一个主要原因,因此实验室的清洁应按试剂储存和准备区至扩增检测区的方向进行。不同的实验区域应有其各自的清洁用具以防止交叉污染。

4. 防止实验室核酸残余污染的措施　要避免污染,首先是预防而不是排除污染,因此须严格遵守以下原则:

(1) 严格执行实验室分区制度。

(2) 各区域只用于特定的操作,不得从事其他工作。

(3) 仪器和材料的专用制度,各区域的试剂、仪器设备及各种物品包括试验记录、记号笔等均为该区专用,不得交叉使用。

(4) 必须使用和仪器配套的带滤芯吸头。

工作完成后,必须定期对实验室采取有效的去污染措施,可结合各种不同的方法以达到最佳效果。

5. 实验室发生核酸残余污染的处理及验证原则

(1) 终止试验:一旦发生污染后,围绕实验室寻找污染源耗时且很烦琐,所以防止污染重在预防。但如果发生了污染,试验就必须停止,直到找出了污染源并清除污染为止,并且试验结果必须作废。

(2) 污染清除的验证:可从核酸提取开始,按程序分步检测15~20份纯水样本,观察是否有阳性反应结果的出现。如有阳性,则说明实验室仍有污染存在,必须清洁至所有水样本均检测为阴性,实验室才可重新启用。

五、实验室信息系统的管理

实验室每时每刻都会产生大量的检测信息,巨大的数据信息使得原来的人工管理模式越来越难以适应实验室发展的需要,实验室信息系统(laboratory information system, LIS)早已成为实验室现代化管理不可缺少的资源,它为管理检测全过程及其他资源提供了良好的方法。

1. LIS 的功能和要求　在功能上,LIS 应对从标本接收到检测报告发出的整个血液检测过程实行计算机管理。其功能至少应包括:

(1) 标本接收。

(2) 试验项目选择。

(3) 试验数据记录与汇总。

（4）试验数据的计算与分析。

（5）试验结果的判定。

（6）血液筛查总评结果的判定。

（7）报告生成。

（8）试验数据与血液管理信息系统的数据传输等。

除了达到以上功能，LIS还要达到先进、高效、安全、可靠，功能完善、标准化、操作简单和维护方便等要求。

2. LIS的风险评估和确认　实验室应选择符合国家规定的LIS要求，LIS供应商应负责安装、使用、维护等方面的培训，提供LIS的操作和维护说明书。实验室应对选择的LIS及其处理、传输和存储信息的机密性、完整性和可用性等安全属性进行评估，确保实验室检测数据的完整性、保密性、可用性、实时性和稳定性。

3. LIS的安全要求　为确保LIS的安全，实验室应加强制度管理，防止出现各种不安全操作，禁止安装游戏软件、使用盗版软件、在互联网下载不安全软件等。使用物理的安全措施（防火墙、硬盘保护卡前置机等），安装正版杀毒软件，并定期升级病毒数据库，及时清理计算机病毒。

4. 权限控制管理　根据工作需要和人员的职责，实施分级授权管理。对软件运行参数的设置应建立权限控制。通过权限管理实现对操作人员的应用范围的限制，防止非授权人员对LIS的侵入和更改，达到管理和控制风险的目的。员工应定期对登录的密码进行修改，工作完成后应及时退出系统，禁止给他人使用，防止被他人盗用。

5. LIS的应急管理　实验室应该建立LIS应急预案和恢复程序，在应急预案和恢复程序中应能做到对本地数据的安全保护、本地应用的高可用性、异地数据安全保护、异地应用的连续性。

六、实验室生物安全管理

由于从事血液检测的实验室会涉及已知和未知的病原微生物，工作人员会受到潜在致病微生物感染和威胁，如果病原微生物从实验室泄漏，还可能在实验室及其周围，甚至更广的范围内造成疾病传染或流行，因此，加强实验室生物安全管理是非常必要的。血站血液检测实验室属于二级生物防护实验室。

第三节　成分制备的质量管理

血液成分制备是采供血过程的重要环节，是保证临床用血安全和满足临床用血需求的重要过程。血液制备过程至少包括血液制备、贴标签、包装、入库等操作，按照《血站质量管理规范》的要求对血液制备过程所涉及的环境设施、设备和方法加以控制，确保所制备的血液成分安全有效，并能够完整地追踪到制备过程的操作步骤。

一、血液成分制备的环境和设施的管理

环境和设施是血液成分制备的重要条件和重要控制点。具备良好和整洁的制备环境才能制备出合格的血液成分。血液成分制备的环境和设施的管理包括三个方面的要求：工作场地的硬件设施、工作场地冷链的维持、操作人员正确使用硬件设施。

（一）制备环境的要求

制备血液成分的工作房间应符合《医院消毒卫生标准》（GB 15982—2012）中Ⅱ类环境要求，即空气中沉降菌的总数≤200CFU/m^3，物体表面采集细菌总数≤5CFU/m^3，操作人员手内外侧表面采集细菌总数5CFU/m^3，不得检出乙型溶血性链球菌、金黄色葡萄球菌及其他致病性微生物。如果用于制备开放式血液成分的制备室，环境应达到10 000级，操作台局部应达到100级（或在超净台中进行操作）。环境温度控制在18~26℃，相对湿度控制在45%~65%。

（二）环境和设施的硬件要求

制备血液成分的环境和设施包括与所用设备匹配的电源（包括380V和220V），充足的照明（主要工作室的照度宜为300lx），冷链设备（空调、低温冰箱、4℃贮血冰箱、低温操作台），消毒设施（紫外线灯或三氧消毒机），处理离心破袋等的污物处理池，与工作任务相匹配的操作空间，便于清洁和消毒的操作台和地板以及净化工作间、百级净化工作台等。

（三）工作场地冷链的维持

工作场地冷链包括两个方面：工作间温度的维持以及冰箱等设备的正常状态。工作间温度上升主要是各种专业设备工作时产生的热量，特别是速冻机、离心机、低温操作台、血浆融化箱等设备工作时散热更加明显，工作期间工作间温度明显上升，对放置在非冷链保护下的血液质量有影响。工作间温度调节依靠空调系统，室内温度夏季控制在22~26℃，冬季控制在18~22℃。

各种专业设备工作前需要一定时间方能达到设定的工作温度，速冻机降温至−30℃以下约需要15min，离心机降温至4℃至少要开机运转20min，低温操作台从室温降至4℃至少需要1h，血浆融化箱从室温降至4℃至少需要1h，因此在工作前必须对相关设备进行预处理，确保正式使用时温度正常。

（四）培训操作人员正确使用各种设施

正确使用环境设施，使环境设施正常运转是血液成分制备工作正常进行的基础。操作者必须了解场地设施的工作原理和要求，学习正确使用环境设施的操作方法，熟悉各种操作开关的位置，确保工作场地符合工艺卫生的要求。

（五）清洁消毒

环境的空气消毒使用安装在空调系统内的循环风紫外线消毒器进行实时消毒，或使用紫外线灯(或三氧消毒机)每天工作前后分别消毒30min以上；地面和操作台消毒常使用含有效氯250~500mg/L含氯消毒剂进行消毒；专业设备每周定期用2%碱性(或中性)戊二醛溶液、0.5%醋酸氯己定-乙醇溶液擦拭,发生污染时立即使用上述消毒剂及时处理。发生血袋离心破损时,及时将受污染容器放入含有效氯1 000mg/L含氯消毒剂中浸泡4h以上；处理离心破袋等的污物处理池时,每天下班前喷洒含有效氯1 000mg/L含氯消毒剂消毒；净化工作间、百级净化工作台使用前后用含有效氯250mg/L含氯消毒剂擦拭。

二、血液成分制备的设备管理

血液成分制备设备包括环境设施设备和专业设备两大类。专业设备主要包括离心机、速冻机、热合机、无菌接合机、全自动血液分离机、低温血浆融化箱、全自动血液处理仪等。

(一) 确认

新进大型或关键设备投入使用前必须经过确认,确认设备符合预期的使用目的。使用部门编制确认计划并经质量管理部门审核后实施,内容包括确认目的,确认参加的部门、人员,职责范围,技术标准或技术要求(参数),试验程序,相关数据记录表格培训及操作规程的编写等。确认还应包括安装环境要求的确定,包括房间位置、洁净度、电源、防磁、防震等。确认完成后根据确认结果编写确认报告,并对操作人员进行培训、考核并授权后,方能正式使用。大型和关键仪器设备经修理(更换关键零部件)或大型维护后,在重新投入使用前,必须重新确认。

(二) 日常使用

严格按照操作规程的要求操作,并填写使用记录。贵重及关键设备的操作人员必须经过培训、考核、授权后才能进行,且由专人负责管理,并明确管理者的责任。改变设备的使用参数必须经过确认,并经过科室负责人授权。建立关键设备发生故障时的应急预案,当关键设备出现故障时能有效应对,避免影响血液质量。

(三) 维护保养

维护保养是设备日常使用和管理的重要环节,应当包含在设备使用的操作规程中。维护保养的重点是确保设备正常使用状态的维持,首先是确保设备能够发挥正常的使用功能,其次是保持设备外观的整洁。在编写设备使用操作规程时,须要同时编制设备的维护保养计划,主要依据设备使用频率精度要求、相关操作对质量的影响程度、使用环境要求等因素,确定设备的维护保养频度和要求,指定专人负责。特别是自动化设备中通常使用的集成电路板,对灰尘积聚造成的静电和散热困难比较敏感,常常因为局部的过热损坏某些电子零件而导致整块电路板报废。设备管理部门应定期进行除尘,降低灰尘积聚的危害。具体要求见表9-2部分血液成分制备设备维护保养的基本要求。

表 9-2　部分血液成分制备设备维护保养的基本要求

设备	维护频度	维护要点	执行人员
大容量冷冻离心机	每天	清除内腔冷凝水;发生离心破袋时消毒被血液污染的离心机构件、离心杯	操作人员
	每周	清洁消毒离心机构件、离心杯、外壳、并为吊臂上润滑油	操作人员
	每月	离心机校准	质量控制人员
	每季度	清除积尘	设备维修人员
	每年	计量检定	计量检定人员
	每天	清洁分离机构件及外壳	操作人员
	每周	清除空压机积水,清洁横隔板	操作人员
全自动血液分离机	每月	检查真空油的量是否在规定要求范围内,否则补充真空油	操作人员
	每季度	电子秤校准	设备维修人员
	每年	机器内部除尘	设备维修人员
	每次操作后	清洁分离机构件及外壳	操作人员
全自动血液处理仪	每月	清洁消毒机器内腔	操作人员
	每年	校准	设备维修人员
	每天	化霜,清除冷凝水	操作人员
速冻机	每周	清洁消毒上下冷板、速冻架或速冻室	操作人员
	每月	检查核心温度	操作人员
	每季度	清除散热器积尘	设备维修人员
	每天	清除冷凝水	操作人员
低温操作台	每周	清洁消毒台面	质量控制人员
	每季度	温度校准	质量控制人员
4℃贮血冰箱	每天	定时记录温度,检查报警器	操作人员
	每周	清洁消毒冰箱内外壁及架子	操作人员
	每月	温度校准	质量控制人员
	每季度	清除积尘,报警器核对	设备维修人员
	每年	计量检定	计量检定人员

设备	维护频度	维护要点	执行人员
低温冰箱	每月	除霜、检查报警器、清洁消毒冰箱内外壁及架子	操作人员
	每月	温度校准	质量控制人员
	每季度	清除积尘,报警器核对	设备维修人员
	每年	计量检定	计量检定人员
	每天	清洁消毒热合头	操作人员
热合机	每月	核对热合效果	操作人员
	每年	清除机器内积尘	设备维修人员

(四) 校准

校准是设备使用管理中一种预防性行为,目的在于确定设备的使用状态是否与操作预期相同。不同的设备校准要求不同,主要与设备的使用频率、使用精度、使用场所有关。校准包括年度校准及月度校准,由血站根据具体情况组织实施。表 9-3 是部分血液成分制备设备的校准要求。

表 9-3　部分血液成分制备设备的校准要求

设备	校准项目	频度
大容量冷冻离心机	转速、温度时间	每月一次
电子秤/配平仪	重量准确度	每月一次
分离机电子秤	重量准确度	每季度一次
冰箱	温度、报警器	每月一次
速冻机	核心温度	每月一次
低温操作台	温度	每月一次

(五) 维修

设备维修是设备管理中的难点。当前使用的设备集成化程度高,一个小零件的问题可能导致整块电路板报废,使设备无法使用。血站基本上不具备设备维修的技术力量,而更换电路板又须要等待漫长的时间。因此在购买设备时务必提前考虑设备的维修和备用设备的问题。选购备件能够及时供应、故障率少、维修服务及时的设备。

完成设备的大型维修后(更换主要零部件、软件升级等),必须再次对设备进行确认,确认设备的使用状态符合正常使用的要求。

三、血液成分制备的方法和过程管理

（一）制备方法的选择和确认

血液成分的分离主要是利用不同血液成分的比重不同，通过物理离心的方法，实现血液成分分层，再通过虹吸或挤压的方法将不同的血液成分转移到不同的转移袋中。各种血液成分的比重见表9-4。

表9-4　不同血液成分的比重

血液成分	比重	血液成分	比重
红细胞	1.090	血小板	1.032
血浆	1.025~1.030	白细胞	1.060

血液成分制备必须采用密闭系统，防止因管路开放造成细菌污染，以减少操作者接触血液带来的风险。密闭系统包括一体化的多联血袋或采用无菌连接技术接合非一体化血袋。

（二）制备过程的管理

1. 血液成分的交接和核对

（1）交接的关键在于确定所交接的实物与信息的一致性，交接单的信息必须完全反映所接收血液的详细情况，包括血液的来源、数量等情况。

（2）核对的内容包括血液冷链状况、血袋标签、血液颜色、血液容量以及是否出现溶血、脂肪血、凝块、絮状物、气泡、血袋渗漏、血袋破损、超量、不足量及其他异常。

全血的采集过程影响血液成分制备的质量，制备手工血小板、新鲜冰冻血浆等血液成分的原料全血要求采集过程顺畅、无凝血。用于制备手工血小板的全血必须置于22℃保存，其他全血采集后置于4℃保存。

（3）不符合接收标准的血液退回待检库处理，退库单上明确标明退回的原因。

2. 离心

（1）离心操作最关键的是血液装杯，血袋装入离心杯时尽量自然舒展，减少血袋折叠时产生的"死腔"，"死腔"是离心机离心力作用的应力点，易造成局部作用力过大。当局部血袋塑料膜受力延伸程度超过本身可能承受的极限时，血袋就易发生穿孔。因此在装入血袋联袋时尽量使装有液体的袋子贴近离心杯内壁，折叠转移管道时避免与液体袋直接接触，减少应力点的作用，避免血袋局部过分受力。

（2）离心杯的平衡包括对位平衡、三角位平衡、全平衡三种方式。虽然大容量离心机一般都有不平衡纠正装置，一定范围内的不平衡不会影响离心机操作和离心效果，但长期不平衡状态会影响离心机的使用寿命。配平离心机通常使用软塑料片和水袋，这些软塑料片和水袋须要定期清洁消毒。

（3）规定不同型号离心机加速和减速的速度，确保离心效果符合设定的要求。

（4）按照操作规程使用离心机并记录，为每一项操作确定一个规定的程序并给予权限，避免操作人员擅自改变离心参数。使用离心力表示离心作用效果，避免不同型号离心机因为离心半径不同而须要换算不同的离心转速。

3. 血液成分的分离

（1）建立制备各种血液成分的操作规程。规范血液成分分离操作，确保血液分离、热合操作过程的一致性，确保血液制备在密闭、冷链环境下进行。

（2）分离操作前，对经离心的血液进行目视检查，符合要求者进行分离制备，不符合要求者经标识后退回，待检库统一处理。目视检查的内容包括血袋标签、血液颜色，有无溶血、脂肪血、凝块、絮状物、气泡、血袋渗漏、血袋破损及其他异常。

（3）分离操作时，采用目视方式或条码核对器检查血液联袋的原袋和转移袋标签的一致性。使用非联袋制备血液时，必须采用计算机系统对预制标签进行再次核对确认。

（4）新鲜冰冻血浆、冷沉淀必须经速冻后再入库。

（5）血液成分包装：红细胞类血液成分采用塑料薄膜袋包装并严密封口；冰冻解冻去甘油红细胞采用硬纸盒包装，防止碰撞损坏；冰冻血浆类血液成分采用硬纸盒包装；血小板类血液成分出库前不包装，出库时最好采用透气纸袋包装。

4. 标识

（1）制备血液成分过程中，要确保所有的血液均有正确的标识。标识包括血液的唯一性标识和血液的状态，血液的唯一性标识通常是实体的条形码标签。血液的状态标识可能是实体标签（血液成分品种条形码+血液合格状态标记）或电子标识（预先将血液成分品种条形码与血液流水号建立关联，通过计算机判读血液的流水号而得到）。

（2）建立血液标识的作用在于追溯血液信息，防止未检测或不合格血液误发放。

（3）一次只打印一袋血液标签，核对无误后粘贴到相关产品袋上。

5. 记录

（1）制备记录主要有血液交接、制备过程、设备使用与维护、制备环境控制、医疗废物处理等。

（2）通过制备记录可追溯到起始血液、制备人员、制备方法、制备环境、使用设备和关键物料。

（3）通过计算机管理系统管理制备过程信息，实现制备记录的数字化，逐步减少手工填写的纸质记录。

第四节　血液的隔离与放行

血液隔离与放行是采供血过程管理的重要环节，是确保血液安全的有效措施和手段。

对血液进行隔离与放行管理,主要是为了防止不合格血液的误发放。

一、血液隔离与放行环境和设施的管理

设立待检测血液隔离存放区,对待检测(包括可能存在质量问题但尚未最后判定的)的血液和不合格血液进行物理隔离和管理。

(一)物理隔离

实施物理隔离的有效方法是设立独立的隔离库。为了利用现有的冷藏设施,减少人员和交接环节,可将隔离库附设在成分制备科(或制备室)和供血科(发血室)。隔离库应根据血液状态分为合格、不合格、待检、待定 4 个区域。合格区暂时存放经过检测合格、贴上合格标签、等待批放行通知的血液;不合格区放置检测结果不合格的血液,由双人管理;待检区放置等待检测的血液;待定区放置检验结果可疑,须要再次检验确定结果的血液。可以使用不同颜色的标签标识四种类型的血液,各区之间有隔离设施。

(二)信息隔离

对传染性指标检测合格的血液应用计算机打印标签与不合格血液进行标识隔离。对采集中出现的不足量、凝块血,制备中发现的脂肪血、离心破袋等通过人工标识隔离,打印粘贴不合格标签。

二、血液隔离与放行设备管理

(一)监控血液隔离冰箱的温度

按照血液冷链保护要求管理处于血液隔离状态的血液,即全血、红细胞悬液和洗涤红细胞为 2~6℃;机采血小板、手工血小板为 20~24℃;新鲜冰冻血浆、普通冰冻血浆为 −20℃以下。采用经过定期校准的温度计监测冰箱温度,每天定时(每 4h)巡视并记录温度,发现温度异常立即报告并采取应急处理措施。如果采用电子温度记录系统替代人工记录,则必须对电子温度记录系统进行计量认证并定期校准。

(二)血液隔离冰箱的清洁、消毒和监控

每周定期用 2% 碱性或中性戊二醛溶液或 0.5% 醋酸氯己定-乙醇溶液擦拭冰箱内外壁和血液存放架,30min 后用清水擦去残余消毒剂。质量管理部门每月一次对冰箱内空气进行培养,无真菌生长或培养皿(90mm)细菌生长菌落<8CFU/10min 或 <200CFU/m³ 为合格。

(三)低温操作台的清洁、消毒和温度监控

血液隔离和放行操作必须在冷链保护下进行,常规操作在低温操作台上完成,每天工作完成后用含有效氯 250mg/L 含氯消毒剂擦拭。操作前提前开机预处理,定时记录操作台温度,质量管理部门定期校准低温操作台的温度。

三、血液隔离与放行过程管理

（一）血液的隔离

1. 应用计算机管理信息系统监控、记录。当血液隔离时，应逐袋扫描记录进入隔离区的待加工、不合格、待检、待定血液，分区存放，采用不同颜色标牌的明显标识。

2. 进出血液隔离区域的血液应做好交接和记录，记录至少包括血型、数量、时间、交接人及签名等。

（二）血液的放行

1. 放行人员必须经过培训并考核合格，经过授权，才能承担放行工作。

2. 在质量文件中明确规定"批"概念，从血液采集开始执行。"批"可以按照自然天区分，也可以按采集地点、时间段等区分，特殊情况下也可以以采集人次区分，如单采血小板。

3. 建立批放行规则。血液放行人员依据血液批检测报告，清点、核对每批血液中不合格血液的数量与检测阳性血液、其他不合格血液的总数量相符后，将不合格血液安全转移。

4. 对检测不合格、外观不合格、异常采集、制备过程中产生的不合格和符合保密性弃血等的血液，先进行标识，贴上不合格标签，并移入不合格库（不合格品存放冰箱）。

5. 将检测报告中尚未最终判定结果的血液继续隔离并做好标识。

6. 确认检测合格及血液外观检查合格的血液，逐袋打印并粘贴标签和包装。

7. 当批血液中所有不合格血液都得到标识和报废后，打印血液放行记录，签署姓名、日期和时间，将合格血液放行至合格血液储存库，与合格库人员进行核对、交接和签收。

8. 在放行过程中确保血液的冷链保护，应尽可能地减少血液在非冷链保护环境中停留的时间。

9. 质量管理部门负责监督或审核血液批放行。

10. 做好血液放行的记录并至少保存十年。

第五节　血液的储存、发放和运输

负责血液发放的科室于每年年末根据本年度常用血液制品的使用情况设定下一年度各血液制品的库存量，设立各种血液成分的最高库存量和最低库存量。在计算实际库存量时，将处于制备和待检的血液计算在内。

一、血液储存、发放和运输的环境和设施管理

血液储存、发放和运输的环境和设施的管理包括三个方面的要求：工作场地的硬件设施、科学管理的冷链系统、经过良好培训的操作人员。

（一）血液储存、发放和运输环境的要求

血液储存、发放操作区的工作房间应符合《医院消毒卫生标准》（GB 15982—2012）中Ⅱ类环境要求。各种血液成分按储存条件、品种、血型分类存放，按来血日期先后顺序排列，并明确标识。血液储存区还必须具有一定的防火、防盗、防鼠及防虫措施。

（二）科学管理的冷链系统

血液储存、发放和运输的冷链系统包括规范管理的冷链设备和训练有素的人员。冷链设备有空调、低温冰箱（或冰库）、4℃贮血冰箱（或冷库）、22℃血小板振荡保存箱、低温操作台、血液运输箱以及温度监控系统等，构成对血液进行完全保护的冷链系统。对于血液储存、发放和运输的操作，管理人员必须经过血液储存专业知识和冷链管理知识培训，掌握科学、合理管理冷链的技能，能够识别冷链系统中出现的缺陷，能够按照正确方式处理血液储存、发放和运输管理中出现的各种问题。

（三）培训操作人员正确使用各种设施

正确使用环境设施，使环境设施正常运转是血液储存、发放和运输工作正常进行的基础，操作者必须了解场地设施的工作原理和要求，学习正确使用环境设施的操作方法，熟悉各种操作开关的位置，确保工作场地符合工艺卫生和相关标准的要求。

二、血液储存、发放和运输的设备管理

（一）监控血液储存冰箱的温度

按照血液冷链保护要求管理储存的血液，采用经过定期校准的温度计监测冰箱温度。每天定时（每4h）巡视并记录温度，发现温度异常立即报告并采取应急处理措施。如果采用电子温度记录系统替代人工记录，则必须对电子温度记录系统进行计量认证并定期校准。

（二）血液储存冰箱和血液运输箱的清洁、消毒和监控

每周定期用2%碱性或中性戊二醛溶液或0.5%醋酸氯己定-乙醇溶液擦拭冰箱内外壁和血液存放架以及血液运输箱，30min后用清水擦去残余消毒剂。质量管理部门对冰箱内空气每月培养一次，无真菌生长或培养皿（90mm）细菌生长菌落<8CFU/10min或<200CFU/m³为合格。

（三）低温操作台的清洁、消毒和温度监控

管理要求同本章第四节"血液的隔离与放行"相关内容。

三、血液储存、发放和运输的过程管理

（一）血液储存管理

1. 血液的储存温度　全血、红细胞悬液和洗涤红细胞：2~6℃；冰冻解冻去甘油红细

胞：－80℃；机采血小板、手工分离血小板和机采粒细胞：20~24℃；新鲜冰冻血浆、普通冰冻血浆及冷沉淀：－20℃以下。

2. 血液储存条件的监控　每年由法定计量部门对血液储存冰箱、冷库进行计量检定，检定间隔周期内由质量管理部门定期对血液储存冰箱、冷库的温度计进行定期校准。定期（至少每年 1 次）对无电源制冷的血液运输冰箱性能进行监控并记录，每天对电源制冷的血液运输冰箱性能进行监控并记录。

（二）血液的发放管理

每年年末根据本年度各医院的用血量（主要包括红细胞悬液和血小板），结合医院的实际需求和最近三年血站的年采供血增长率，制订下一年度的月度血液供应计划，按照计划控制血液的发放。

1. 血液的发放原则　一般按照"先进先出"原则发放各类血液，对于临床客观上有特殊输血要求的患者，可以依照临床适应证的需求，输注发放储存时间相对较近的血液。

2. 血液发放前的检查　血液发放人员依据血液预约单从相应合格库中按量取出血液，检查血液标签、外观及容量有无异常，发现异常血液另行存放于隔离冰箱，由当班负责人再次核对后统一处理。

3. 血液的分发

（1）发血部门通过不同方式接受用血医院的血液预约和取血申请，包括电话预约、网站预约、发血窗口受理等方式，记录预约或申请用血的单位、血液品种、血型规格和数量等，并核对。当班负责人确认发放数量并签名。

（2）目视检查：检查血液的有效期和外观。检查内容包括血袋标签、血液颜色，检查有无溶血、脂肪血、凝块、絮状物、气泡、血袋渗漏、血袋破损及其他异常。

（3）逐袋扫描已经检查正常的血液，打印血液发放单和血液发放明细，并核对数量、血型是否一致。核对无误，将血液按不同保存条件分别装箱。血液运输箱外面明确标识血液种类和运输目的地，附装箱清单。记录装箱时温度状况。

（4）血液运送到目的医院时，进行用血单位检查，核对血液发放单和实物、温度无误后签收。运输人员将送达时温度状况记录在运输单上并由接收医院签字确认。

（5）窗口受理的用血申请，用血单位应携带血液专用运输箱或符合要求的保温容器，出库血液经双方核对后签字。

4. 血液的收回

（1）血液收回包括被动收回和主动收回两种情况：①被动收回是指因用血单位血液质量投诉或发现缺陷而导致的血液收回；②主动收回是指血站在血液发出后发现存在发血错误或可疑质量缺陷时，主动将血液收回。

（2）血液收回的对象：①误发出的合格血液，如发错医院、发错数量、发错血型、发错品种等；②误发出的缺陷血液，如存在破袋、渗漏、凝块、异物、溶血、颜色异常、絮状物，或者标签不符、血型错误、意外抗体、容量异常等情况；③误发出的检测结果不合格血液，如留样错误所致的实际结果不合格的血液被当作合格血液发出;④误发出的存在安全隐患的血液,如事后发现检验试剂存在质量隐患的血液、同批次血液出现严重输血不良反应或发生经输血传播疾病的血液等。

(3) 血液收回的管理:①建立和实施血液收回管理制度和操作规程,明确血液收回方法、程序和要求,以及血液再发放的标准和规程、确保血液质量安全。②血液收回前,由发血部门填写血液收回申请,经业务管理部门审核后实施血液收回,质量管理部门对收回的血液进行质量检测或评估确定血液存在缺陷的具体情况并提出收回血液的初步处理意见。收回血液时,按照血液运输要求执行。③因检验不合格血液或存在安全隐患血液的错误发出,发血部门要立即追踪血液去向,并报告业务管理部门通知相关用血单位隔离、停用相关血液,由血站予以收回。④对无法收回的血液,业务管理部门和质量管理部门共同对血液的质量风险进行评估;并报告血站业务负责人,采取必要的措施。

(4) 收回血液的处置:①血液报废:收回的存在质量缺陷的血液、检测不合格的血液和存在较高风险或安全隐患的血液按不合格品处理。②重新检测:因试剂质量问题而收回的血液,重新检测。检测不合格的血液按不合格品处理,检测合格的血液可再次发放。③再次发放:因标签不符或血型错误而收回的血液,在更换标签或更改血型后,可再次发放。因合格血液的数量、品种或血型的错误发出而收回的血液,亦可再次发放。

(5) 收回血液再次发放的控制:①符合再次发放条件的血液,由发血部门填写收回血液再次发放申请,交质量管理部门进行质量评估。②质量管理部门应根据下述原则对血液进行评估:该血液收回的原因是否得到消除或纠正,其冷链过程是否得到保证,血液外观检查是否正常,密闭系统和包装是否完整等。根据综合评估确定再次发放的可行性,并签署评估意见。③质量管理部门提出质量评估后,允许再次发放的收回血液经业务管理部门进行风险评估,属于同意再次发放的,提交业务负责人审批。业务负责人同意再次发放的血液由发血部门按照正常程序发放并记录。

(6) 记录的保存:血液收回及再次发放的记录由发血部门汇总后统一移交档案室保存,保存期不少于10年。

(三)血液运输管理

1. 血液的运输条件

(1) 建立良好的冷链系统:全血、红细胞悬液、洗涤红细胞、冰冻解冻去甘油红细胞运输温度为2~10℃;机采血小板、手工血小板和机采粒细胞运输温度为20~24℃;新鲜冰冻血浆、普通冰冻血浆和冷沉淀运输温度:-10℃以下。

(2) 使用专用血液运输箱运送血液至用血单位:专用血液运输箱应由抗压材料制造,内层填充聚氨酯发泡保温材料,箱体安装数字温度计,配备冷源板或冰袋,外附防水资料袋(用于放置血液运输目的地和血液发放明细记录、血液发放单等)。用血单位自行取血应携带血液专用运输箱或符合要求的保温容器。血液的装箱要求见表9-5。

表9-5　血液装箱要求

操作要求	采用手段	目的
不同保存条件应分别装箱	红细胞、血浆类血液成分分别装入不同的运输箱中,放置不同的冷源;血小板类放入带振荡装置的运输箱中,放入22℃冷源	维持正确的冷链,确保正确的运输路径
发往不同目的地的血液应分别装箱	发放到不同目的地的同一保存条件的血液成分必须分别装箱	确保正确的信息追溯,维持正确的冷链用于核对
附装箱清单	附上每一个运输箱的装箱清单或电子清单(通过联网发送)	确保正确的信息追溯,确保正确的运输路径
血液运输箱应有标识	每一个运输箱均有正确的品种、目的地、运输条件标识	用于核对运输条件是否正确
血液与冷源的配比必须合适	按照每一个运输箱中血液的数量和运输路径的长短配置合适数量的冷源,确保到达目的地时符合运输要求	维持正确的冷链
容积率	每一个运输箱都有最大允许装入量,确保血袋之间留有适当的空隙以便冷空气流通	维持正确的冷链
血袋放置的方式	一般情况下血袋应当竖放,减少运输过程中碰撞强度、增加冷空气流通速度	减少运输过程损耗,维持正确的冷链

2. 血液运输条件的监控

(1) 血液运输前:必须确保血液运输箱内的温度符合运输要求;运输箱内的冷源必须充足,按照核定额度的1.5~2倍配备:冷源不能与血液(包括全血、红细胞悬液、洗涤红细胞、冰冻解冻去甘油红细胞、机采血小板、手工血小板和机采粒细胞等)直接接触。

(2) 监控温度变化:可以采用经过计量检定的智能血液温度芯片监控记录血液运输过程中的温度变化,如果直接记录血液运输箱上数字温度计的温度,则必须定期校准数字温度计。

(3) 与医疗机构的血液交接:用血单位接收全血、血液成分入库前要认真核对验收。核对验收内容包括血液明细、运输条件、物理外观、血袋封闭及包装是否合格,标签是否完整清楚(采供血机构名称及其许可证号、血袋编号、血型、血液品种、容量、采血/制备日期、有效期及时间、储存条件)等。在血液运输记录上登记运输箱温度、接收时间,并签名。

第六节　临床输血的质量管理

一、医院用血管理委员会及其职能

为规范临床输血的管理,加强临床用血指导,使医疗用血更安全、更科学、更合理,由国家卫生健康委员会负责全国医疗机构临床用血的监督管理,县级以上地方人民政府卫生行政部门负责本行政区域医疗机构临床用血的监督管理。

1. 组织管理　根据《医疗机构临床用血管理办法》规定,二级以上医院和妇幼保健院应当设立临床用血管理委员会,负责本机构临床合理用血管理工作。主任委员由院长或者分管医疗的副院长担任,成员由医务部门、输血科、麻醉科、手术室、开展临床输血治疗的主要科室、护理部门、手术室等部门负责人组成。医务、输血部门共同负责临床合理用血日常管理工作。不具备条件设置输血科或者血库的医疗机构,应当安排专(兼)职人员负责临床用血工作。

2. 医院输血委员会的功能和职责

(1) 指导功能:贯彻临床用血管理相关法律、法规、规章、技术规范和标准,编制和审核医院临床用血管理的规章制度,负责医院临床输血的规范管理与技术指导。

(2) 监督功能:对临床输血全过程实施监督,定期监测、分析和评估临床用血情况,对临床用血不良事件,提出处理和改进措施。

(3) 审批功能:负责审批输血科制订的医院临床用血计划。

(4) 培训功能:开展输血技术人才、质量管理人才的培训工作。

(5) 推广功能:指导并推行输血新理念、新方法及输血新技术的实施。

(6) 宣传功能:开展无偿献血、互助献血的宣传与教育。

二、输血科(血库)

(一) 设置要求

医疗机构应根据有关规定和临床用血需求设置输血科或血库。设置要求:三级综合医院、三级肿瘤医院、三级心血管病医院、三级血液病医院等用血量较大的各类医院应设置输血科;三级中西医结合医院、三级儿童医院、三级传染病医院、二级肿瘤医院、二级综合医院等可设置血库,用血量小的医疗机构可与检验科同设安排专职或兼职人员负责临床用血工作。

1. 人员　输血科(血库)的规模可根据医院床位数或医院年用血量及救治患者对象来决定。一般人员与床位之比为 1∶(100~150)。三级医院输血科一般要求专职人员 8 人以上;血库专职人员 2 人,按工作量增加专职/兼职人员。

2. 人员技术职称　输血科、血库从业人员应毕业于输血、检验、医疗、护理等专业,并具有国家认定的卫生专业技术资格。由高、中、初不同职称人员按一定比例组成,三级医院至少配备一名主任医师或主任技师;二级医院至少配备一名职称为副主任医师或副主任技师以上人员;其他各级医院输血科(血库)至少配备一名医学专业人员。

3. 科室设置　医院输血科(血库)应设置在邻近用血较多的手术室或病区,并符合国家相关标准及生物安全要求,房屋应光线充足、空气流通、清洁干燥,大小至少应具备充足的工作空间。一般应单独设置工作区和生活区，工作区根据实际工作须要设置有贮血室、血型鉴定与配血室、安全输血相关检测实验室、自身输血采集室、资料档案室、污物暂存处置室等。生活区根据实际工作须要设置有学习室、办公室、值班室等。

4. 设备　一般有4~6℃贮血冰箱、-30℃低温冰箱、显微镜、台式离心机，37℃和56℃水浴箱、各种规格的离心机、显微镜及实验室常规配置等。

（二）医院输血科（血库）的功能和职责

输血科最基本的功能是就是保证临床血液制品的供应和用血安全。它主要负责临床用血的技术指导和技术实施，建立临床用血质量管理体系，确保贮血、配血和其他科学、合理用血措施的执行；负责制订临床用血计划；负责确定年度输血品种和数量；负责血液预订、入库、储存、发放工作；负责输血前相容性检测，有条件的输血科可开展特殊血清学检测；协同临床严格掌握输血适应证和禁忌证，分析研究和处理不良反应与并发症，为临床合理用血提供咨询；参与推行自体输血、血液保护及输血新技术；参与开展血液治疗相关技术；承担医疗机构交办的与临床用血有关的其他任务。

1. 血液库存管理　主要包括制订用血计划，安全贮血量、血液制品分型分品种储存和质量观察及实施冷链监控管理。用血计划是指根据血液库存量和用血患者血液需求量决定血站供血的血型种类和血液数量，包括年度用血计划、月用血计划和周用血计划。一方面输血科做好与血站的信息沟通，及时掌握血液的供应信息；另一方面根据血液供应预报信息，按血型和种类及时调整血液库存的数量，并按照供应情况分血型对须要输血治疗的患者进行合理安排。

2. 输血相关血液学检测

（1）开展输血前相容性检测：血型鉴定（ABO血型正反定型、RhD血型定型），抗体筛查和交叉配血试验等。

（2）特殊血清学检测：疑难血型鉴定、疑难配血试验、抗体效价测定、不规则抗体筛查和特异性鉴定、血小板抗体检测、新生儿溶血病的相关免疫学试验、HLA相容性检测、输血不良反应及相关疾病监控等。

3. 发血相关核查　取血者与发血者应严格执行"双查双签"制度，共同认真查对科别、姓名、住院号、血型、血类、贮血量、输血日期、交叉配合结果和血液质量，以确保输血安全。

4. 推广输血新技术　积极推进自体输血，防止输血传播性疾病的发生；积极推进输血新方法、新技术的开展，合理、安全用血，保护血液资源。

5. 参与临床输血会诊　参与临床输血方案的制订，为临床合理用血提供咨询服务。

6. 参与临床用血不良事件的调查　遇有输血出现不良反应时，输血科工作人员要配合临床分析查找原因，做好患者的治疗和处置。避免临床用血不良事件的发生。

7. 协助临床开展血液治疗相关技术　随着输血技术的发展，输血从过去的输注治疗逐渐演变为成分输血、血浆置换术、治疗性血细胞成分去除术、自身输血以及干细胞移植等新的综合模式。

8. 无偿献血宣传　充分利用自身专业知识及患者用血环节,及时科学地向有关人员宣传和解释血液有关的政策法规、输血相关知识及无偿献血常识,推动输血事业的不断发展。

9. 教学与科研　开展临床用血的教学和科学研究工作。

三、血液预订、入库、储存管理

(一) 血液预订管理

1. 血液预订　根据各血型血液品种的平均日用血量、安全血液库存量、最佳血液库存量、最高血液库存量及实际库存量进行比较,确定补充血液库存的品种和数量,通过电话、传真或网络向供血机构预订,并确定送血和取血时间。科学的血液计划能保证临床用血工作有序运行,有效应对突发事件和临床紧急抢救用血。在临床用血需求和采供血机构血液供应之间起着缓冲作用,调节需求与供应之间的矛盾。

2. 血液预订管理要点

(1) 用血计划:是指根据血液库存量和临床用血需求量,制订的用血量计划,包括年度用血计划、月用血计划和日用血计划。

(2) 安全血液库存量:指库存的各型血液的最低储存量,其数量是能满足医疗机构向血站发出抢救用血申请后,到血站将血液送达或取回血液,并完成血液相容性检测的时间段内抢救的血液需求量。安全库存量一般不少于 3d 常规医疗用血量。

(3) 最佳血液库存量:血液保存随着时间的延长,血液中的一些有效成分如 2,3-双磷酸甘油酸、三磷酸腺苷等含量逐渐减少,而一些细胞代谢成分如血钾、血氨则逐渐增加,因此血液在储存较短的时间内用于临床输注,能更好地达到输血治疗效果。血液库存管理,重要的是对血液库存的优化和血液短储存时间用出率的提高。最佳血液库存量一般为 7d 常规医疗用血量。

(4) 择期用血评估:主要针对手术用血,是根据手术备血量、治疗用血量和血液储存时间等因素进行测算,确定由血站调配的血液数量,平衡医院血液库存的评估方式。

(5) 用血调控:一方面是根据临床申请用血的各病种对血液储存时间要求,调配相应血液。原则是输血治疗效果的前提下,按采血日期先进先出;另一方面医疗机构根据血站的预警级别及库存血量,及时向临床用血科室发出预警,在保证正常的医疗秩序和医疗安全的前提下,采取限制临床择期手术或暂缓慢性贫血患者的治疗用血等措施进行有效调控。

(二) 血液入库及储存管理

1. 血液入库及储存　血液储存是输血科基本功能之一,输血科在血站将血液送达后,应尽快对血站供血进行核对,并按国家标准进行验收,按不同血液品种的储存条件分血型储存,并做作好储存条件的监控和出入库的统计记录,办理入库手续,尽量缩短血液在室温状态下暴露时间。

2. 血液入库及储存管理要点 血液入库前要认真核对验收。核对验收内容包括运输条件、物理外观、血袋封闭及包装是否合格,标签填写是否清楚齐全(供血机构名称及其许可证号、献血者姓名或条形码编号和血型、血液品种、容量、采血日期,血液成分的制备日期及时间、有效期及时间、血袋编号、储存条件等)。

3. 要认真做好血液出入库、核对、领发的登记 血液相关资料须保存10年。分别按A、B、O、AB血型将全血、血液成分储存于血库专用冰箱不同层内或不同专用冰箱内,并有明显的标识。特别注意不同的血液成分保存条件和保存期均有不同,如红细胞成分要在2~6℃保存不超过35d,新鲜冰冻血浆在−20℃以下保存1年、普通冰冻血浆在−20℃以下保存4年、冷沉淀在−20℃以下保存1年,血小板要求20~24℃振荡保存1~5d等。严格控制在规定温度内保存,避免因保存不当而造成血液报废;血液及血液制品在储存过程中,要每天定时做冰箱温度记录及监控,若为人工监控,应至少每4h监测记录温度1次;若使用自动温度监测管理系统时,也应至少每天人工记录温度2次,2次记录间隔为8h以上。

4. 建立并实施血液出入库统计程序 该程序包括血液库存、患者用血、血液入库、血液出库的详细信息。通过库存统计确定血液预订的种类和数量。

四、血液储存的温度监控

输血科应建立并实施血液温度监控程序,血液储存设备应有温度控制(或自动控制)记录和温度异常报警装置,温度监控主要分两大类:一是冰箱自备的温度显示和温度记录纸;另一是单独安装自动化实时温度持续监控系统。血液储存设备的温度监控记录至少应保存到血液发出后1年,以保证可追溯性。

五、发 血 管 理

建立并实施发血管理程序。内容包括:

1. 输血记录单 根据交叉配血结果,确定血液是相合与不相合或相容与不相容。填写输血记录单后核对发血。相合则可随时发血,相容则应根据临床患者输血治疗的迫切程度和国家规范规定及本医疗机构临床用血管理规定架构下决定是否相容性发血,此属应急用血管理范畴。

2. 发血前核对 接到取血单后,按照输血记录单上血液相关信息从贮血冰箱中取出相对应的血液成分。取出前首先通过肉眼认真观察血浆与红细胞分界来判断血液有无溶血现象,确认无误后取出血液,检查是否存在凝血块或有肉眼可见的细菌污染表现;检查血袋有无渗漏；认真核对血袋标识是否清晰，与输血记录单(发血单)是否完全对应。再次核对用血者血型及与电脑里存档的既往血型是否一致。输血科的工作人员与取血的医护人员双方共同检查，检查无误后共同签名，并记录发血时间。将血液及输血记录单(发血单)一起放入专用运送箱(有保温功能的)内发出。

血液发放前输血科应目视检查，凡有下列情形之一的，一律不得发出：①标签破损或遗失、字迹不清；②血袋有破损、渗漏；③血液中有明显凝块；④血浆层进行性变色、混浊度增加或呈乳糜状或暗灰色；⑤血浆中有明显气泡、雾状物、絮状物或粗大颗粒；⑥未摇动时血浆层与红细胞的界面不清或交界面上出现溶血现象；⑦红细胞呈紫红色或玫瑰色，外观呈稀泥状；⑧红细胞层表面出现绒球状物；⑨超过储存期限或其他须查证的情况。

冰冻血浆与冷沉淀发放前须在冰冻血浆解冻箱内融化后方可发往临床。

3. 发血后事项　血液发出后一律不得退回；用血者和献血者的血样还应保存在2~6℃冰箱 7d，凡输血后需要再配血的，应重新抽取血样做交叉配血试验；输血后的医护人员应将血袋交回输血科 2~6℃保存至少 1d，然后按照医疗废物管理的有关规定处理；输血结束后的医护人员要及时填写输血反应记录卡，于 24h 送回输血科(血库)，输血科(血库)工作人员及时做好相关记录并按要求向血液中心(中心血站)反馈。

六、用血过程管理

为确保临床安全有效输血，应建立覆盖输血全过程的输血管理程序。

1. 输血治疗决策　临床医师在决定为患者输注异体血液制品治疗时，除结合临床适应证外还应综合考虑如下几个方面的因素：临床整体治疗进程的时限；对该患者最合适的治疗方法，输血是否为唯一可选择的决定；是否有其他有效方法替代异体输血；输血治疗的缺陷和血液成分疗法的潜在危害；血液成分的质量和安全性如何；输血危险的风险能否被避免或减少到最小；血液成分的剂量是多少；应该如何管理和监控血液成分；患者是否已完全知晓医疗决定，潜在的益处和风险，患者是否拒绝输血等。

2. 输血知情告知　建立并实施输血告知程序，签署输血治疗知情同意书(表 9-6)。内容至少包括输血目的、输血方式的选择、输血品种、风险、患者或受委托人是否同意等。患者接受输血治疗享有知情权，因此在决定输血治疗前，主治医师应向患者或其亲属履行告知义务，说明输注同种异体血液有可能发生输血不良反应和经血传播的疾病，征得患者或其亲属同意并在输血治疗知情同意书上签名后方可输血。因抢救生命垂危的患者须要紧急输血，且不能取得患者或者其近亲属意见的，以患者最大利益原则决定输血治疗方案，报医疗机构医务部门或主管领导批准后实施，备案并记入病历。知情权应遵循的原则：首先，输血是自愿的，患者有权拒绝输血；其次，患者有权知道输血的必要性、风险及可能的替代方法(如自体输血)。

表 9-6　输血治疗知情同意书

| 用血者姓名： | 性别： | 年龄： | 病案号： | 科室： | 床号： |

住址：　　　　　　　　　　　联系电话：

临床诊断：

输血指征：　　　　　　　　　输血成分：

既往输血史：□有　□无　　输血反应史：□有　□无　　妊娠史：孕　产

输血前检查

ABO 血型：　　　　　;RhD 血型：　　　　;Hb:　　　　g/L;

HCT:　　　　L/L;PLT:　　　　10^9/L;GPT:　　　　U/L;

HBsAg:　　　;Anti HCV:　　　　;Anti HIV-1/2:　　　;

梅毒：

　　输血治疗是临床治疗的重要组成部分之一,但输血存在一定的风险,可能发生输血反应和感染经输血传播的传染病病原体。虽然我院使用的血液,均经血站按国家卫健委相关规定进行了检测,由于当前检测技术不能完全解决窗口期和潜伏期的问题,因此输血时仍有可能发生感染经输血传播的传染病病原体。

　　输血时可能发生的主要情况如下：

1. 过敏反应。

2. 发热反应。

3. 感染肝炎病毒(乙型肝炎病毒、丙型肝炎病毒)。

4. 感染人类免疫缺陷病毒。

5. 感染梅毒螺旋体。

6. 感染疟疾。

7. 输血引起的其他病症。

8. 此外,还有一些疾病(如巨细胞病毒、EB 病毒、人类疱疹病毒 8 型等)暂未列入检测项目,但也有一定的感染率。

谈话医生签名：　　　　　　　日期：　年　月　日

本人系患者(患者委托人),患者：　　　　因患　　　疾病,须要进行输血治疗,医生已告知可能发生的输血风险和不良后果。本人已充分理解,同意接受输血治疗,并愿意承担相应的风险和后果。以后不会对其提出异议。

签署意见：

患者(患者委托人)签名：

日期：　年　月　日

244

3. 输血申请单　临床输血申请单应由主治医师填写,经主治医师以上主管医师核准签字,连同用血者血标本在预定输血日期前送交输血科(血库)备血。填写内容至少包括用血者姓名、性别、年龄、病案号、科别、病区、床号、临床诊断、输血目的、继往输血史、妊娠史、用血者属地、预定输血成分、预定输血量、预定输血日期、用血者血型、血红蛋白、HCT、PLT、GPT、HBsAg、Anti HCV、Anti HIV-1/2、梅毒、申请医师签字、主治医师审核签字、申请日期等(表9-7)。

4. 输血申请单的审核　建立并实施输血申请的审核程序。输血科应对输血申请单进行审核,内容包括用血者个人信息、血型、临床诊断、输血适应证、输血目的等。如果发现属于不合理输血或有其他疑问时,应当及时与临床联系。

5. 血液成分的选择　根据临床输血目的确定最适当的血液成分用于最需要的患者,同时根据病种选择相应库存时间的血液,对库存时间无要求的病种输血时,按采血日期采用先进先出的原则,避免血液过期而浪费血液。

6. 发血与领血　建立并实施发血与领血程序。领血人持取血单到输血科(血库)取血,发血人将核对完毕的输血记录单和相应血液成分移交给领血者,领血人认真核对相关内容全部无误后双方在输血记录单上签字,领出血液。

7. 临床核对与输血

(1) 取血回病房后应当立即把血液送到临床输血护士手中,并做好交接手续。取回的血应尽快输用,不得自行贮血。

(2) 输血前由两名医护人员核对交叉配血报告单及血袋标签各项内容,检查血袋有无破损渗漏,血液颜色是否正常,准确无误方可输血。

(3) 输用前将血袋内的成分轻轻混匀,避免剧烈振荡。血液内不得加入任何药物,如需稀释只能用静脉注射用生理盐水。

(4) 开始输血时,由两名医护人员携带病历共同到患者床旁核对,确认与输血记录单相符,再次核对后,用符合标准的输血器进行输血。

(5) 输血过程中应先慢后快,再根据病情和年龄选择适宜的输注速度,并严密观察用血者有无输血不良反应,如出现异常情况应及时处理:减慢或停止输血,用静脉注射生理盐水维持静脉通路;立即通知值班医生和输血科(血库)值班人员,及时检查、治疗和抢救,并查找原因,做好记录。

(6) 输血的时间限制:全血或红细胞应该在离开冰箱后30min内开始输注,常温下须4h内输注完毕(室内温度过高要适当缩短时间);血小板收到后尽快输注,1个治疗量的单采血小板要在20min内输完;新鲜冰冻血浆和冷沉淀融化后尽快输注,以患者可以耐受的较快速度输注,一般200ml血浆在20min内输完,1U冷沉淀在10min之内输完。

(7) 输血完毕,医护人员应认真填写输血反应回报单,对有输血反应的回报单应立即送达输血科(血库)保存,医护人员将输血记录单贴在病历中。

8. 输血病历记录　输血完成后,主管医师应对输血相关情况在病历中进行详细记

表 9-7　临床输血申请单

| 用血者姓名： | 性别： | 年龄： | 病案号： | 科室： | 床号： |

用血者户籍属地：□本市　□外埠　ABO 血型：　　　Rh 血型：

临床诊断：　　　　　　　输血目的：

既往输血史：□有 □无　　　输血反应史：□有 □无　　　妊娠史：孕　产

输血性质	申请血液品种及数量	输血前检查
□急诊抢救 □治疗备用血 □急诊手术备用血 □择期手术备用血 **预定输血日期** 　　年　月　日	□全血　ml □红细胞悬液　单位 □少白细胞红细胞悬液　单位 □洗涤红细胞　单位 □浓缩红细胞　单位 □普通冰冻血浆　ml □白细胞　ml □血小板　单位 □冷沉淀　单位 □自体备血　ml □　　　ml（单位）	血型：ABO　RhD Hb:　　g/L HCT:　　L/L PLT:　　10^9/L GPT:　　U/L HbsAg: Anti HCV: Anti HIV-1/2: 梅毒： □已送检查标本,结果未回 □已留取检查标本,未送检 □因患者(或代理人)拒绝检测, 　故无数据

申请医师签字：　　　　　　　　上级医师审核签字：

申请时间：　年　月　日　时　分　　审核时间：　年　月　日　时　分

备注：

1. 1d 备血量少于 800ml 的，由中级以上职称医师申请、上级医师核准签字。

2. 1d 备血量在 800ml~1 600ml 的，由中级以上职称医师申请、上级医师审核、科主任签字。

3. 1d 备血量大于 1 600m 的，由中级以上职称医师申请、科主任审核签字、报医务部门批准。

4. 急诊抢救用血可由初级以上职称医师申请之后补办手续。

血样采集人签名：　　　　　采集时间：　年　月　日　时　分

血样送递人签名：　　　　　送达时间：　年　月　日　时　分

血样接收人签名：　　　　　接收时间：　年　月　日　时　分

以下内容由输血科(血库)工作人员填写：

用血者 ABO 血型：　　Rh 血型　　检查者：　　抗体筛查：　　检查者：

交叉配血记录

血袋编号	ABO血型	RhD血型	血液品种	血液数量	主侧	次侧	配血时间	配血者	审核者

备注：本申请单由医院输血科(血库)负责按供血原始记录至少保存十年

录,包括输血时间、输注血液的血型、成分种类、血量、输注过程是否顺利、是否有输血反应等。病程记录中应对输血疗效进行描述。护理记录中负责护士应对血液输注进行记录和签字。

9. 输血适应证控制及效果评价　输血适应证控制是通过对申请单的审核、输血前相关检测项目及对输注后输血效果指标的监测,对临床输血的恰当程度和患者输注效果的管理,目的是节约血液资源,控制输血风险。

七、临床输血相容性检测管理

输血相容性检测是临床输血前一个关键环节,质量水平直接决定输血安全,高质量的检测能最大程度地减少输血风险。检测结果决定临床是否进行输血治疗,其结果的正确性决定临床输血治疗能否成功。为确保输血安全有效,根据临床诊断和治疗情况选择适宜的相容性检测项目和方法。常规选择输注全血、红细胞、白细胞、血小板、血浆等成分应进行 ABO 血型和 RhD 血型同型相容性检测。输血相容性检测的管理内容如下:

1. 建立和实施检测项目组合管理程序　相容性检测组合项目是依据预定输血成分决定的,以及根据检测结果确定的继续增加检测项目。其各种检测组合如下:

(1) 申请含有红细胞成分项目组合:用血者 ABO 正反定型、RhD 血型测定、抗体筛检;献血者 ABO 血型正反定型复核、RhD 血型复核;主次侧交叉配血。

(2) 申请血浆项目组合:用血者 ABO 正反定型、RhD 血型测定;献血者 ABO 血型反定型复核;次侧交叉配血。

(3) 申请血小板项目组合:用血者 ABO 正反定型、RhD 血型测定;献血者 ABO 血型反定型复核,血小板血清学交叉配血。

(4) 当抗体筛查结果阳性时,进行抗体鉴定,同时对献血者进行阳性抗体对应的抗原测定,抗原阴性的献血者与用血者进行主次侧交叉配血。

(5) 当 ABO 正反定型不符时,进行疑难血型鉴定(含亚型),正定型增加抗 A_1 抗体和抗 H 抗体检测,反定型增加 A_2 细胞、O 细胞进行检测,确定血型后选择相同或交叉配血相容的血液进行输血。

2. 建立和实施用血者血标本采集与送检标准操作规程　包括患者采血前准备,标本采集、运送、接收与储存等影响检测质量的相关环节都须建立操作规程。

3. 建立用血者血液检测试验的血标本采集程序　根据用血者情况规定血液检测试验血标本采集时限。其包括确定输血后,医护人员持输血申请单到病床旁当面核对患者姓名、性别、病案号、床号、血型、试管标签;实施血标本采集时再次核对试管标签。由医护人员或专门人员将用血者血标本与输血申请单送交输血科(血库),双方进行逐项核对并签收。

4. 建立标本的接收和保存管理程序　其包括标本的标识、状态与申请单是否一致,重抽血液标本的条件,标本的保存条件及时限等。输血科(血库)只能接收完整、准确和标识清晰的血标本,必须确认输血申请单的所有识别信息与血标本标签内容一致,当发现不一致或有疑问时,必须另外抽取血标本。

5. 建立和实施输血前相关检测管理程序 选择正确的检测项目和方法,确保检测条件、人员、操作、设备、结果判读以及检测数据传输等符合要求。

6. 建立和实施血液相容性检测的程序 为确保输血安全有效,应根据临床诊断和治疗情况选择适宜的相容性检测项目和方法。常规选择输注全血、红细胞、血小板、血浆等成分应进行 ABO 血型和 RhD 血型同型相容性检测。

(1) 预期输血的患者应进行 ABO、RhD 血型检测。输血前用血者应再次进行 ABO 正定型、反定型、RhD 血型复核检测。

(2) 交叉配血前应对用血者血标本进行抗体筛选检测,当用血者、献血者血标本抗体筛选检测均为阴性时,可采用盐水交叉配血方法。若未进行献血者或用血者抗体筛选检测,交叉配血试验必须采用能检出不完全抗体的配血方法。

7. 建立和实施与检测项目相适应的室内质控程序 以保证检测结果达到预期的质量标准,应包括质控品的技术规则定义、质控品常规使用前的确认、实施质量控制的频次、质控品检测数据的适当分析方法、质量控制规则的选定、试验有效性判断的标准、失控的判定标准、调查分析、处理和记录。

8. 参与和实施室间质量评价 输血科(血库)应参加室间质量评价机构组织的输血前相关血液检测室间质量评价。

(1) 输血科(血库)参加室间质量评价应当按常规检测方法与常规检测标本同时进行,不得另选检测系统,保证检测结果的真实性。输血科(血库)对于室间质量评价不合格的项目,应当及时查找原因,采取纠正措施。

(2) 输血科(血库)应当将尚未开展室间质量评价的检测项目与同级别或上级别的输血科(血库)的同类项目进行比对,或者用其他方法验证其结果的可靠性。检测项目比对有困难时,输血科(血库)应当对方法学进行评价,包括准确性、精密度、特异性、稳定性、抗干扰性、参考范围等,并有质量保证措施。

9. 建立和实施检测报告签发的管理程序 对检测报告的责任人及其职责、检测结果分析、检测结论判定标准和检测报告的时间、方式和内容等做出明确规定。

(1) 检测结果的分析和检测结论的判定应由经过培训和评估可以胜任并得到授权的技术人员进行。

(2) 签发报告前,应对整个检测过程以及关键控制点进行检查,以确定检测过程的正确性和有效性。

(3) 检测报告应完整、明晰。检测报告至少应包括检测实验室名称、用血者血标本信息、送检时间、检测项目、检测日期、检测方法、检测结论、检测者签名、复核者签名和签发时间。

10. 建立和实施检测后标本的保存管理程序　检测后标本的保存时间应符合国家有关规定,建立标本的保存记录。

11. 建立和实施标本的销毁程序　按国家的相关规定对标本进行销毁,并保存标本的销毁记录。

章末小结

　　输血安全包括防控输血传播传染病病原体、输血相关的免疫性不良反应两个方面。本文主要介绍了可经输血传播病毒的类型,影响输血传播病毒危险性大小的相关因素,通过建立国家协调的采供血机构系统、实施无偿献血、严格检测血液和全面实施质量管理及临床合理输血等措施来降低受血患者的输血风险。

　　临床输血管理组织与机构主要由医院用血管理委员会和输血科(血库)构成。医院用血管理委员会主要负责指导、管理和监督临床科学合理用血。输血科(血库)负责血液预订、入库、储存、发放工作,负责输血前相容性检测等工作并承担与临床用血有关的其他任务。

　　输血质量管理包括血液的预订、入库、储存、发血、输血等各个环节的管理。建立并实施血液出入库统计程序,有关资料须保存十年。临床输血科应建立覆盖输血全过程的临床用血质量控制体系,监督、控制输血的各个环节,确保临床用血安全、及时、有效。重视血液预警系统的建立,为临床输血的顺利进行做好保障。

(何　智)

? 思考与练习

简答题

1. 影响输血传播病毒危险性大小的相关因素有哪些?
2. 血液预订管理时要注意哪些要点?
3. 库存血液存在哪些情况血液是不能发出的?
4. 输血科将安全库存血量预警设置为几级,各级预警的供血原则是什么?

第十章 ｜ 相关法律、法规和行业标准

10章 数字内容

1. 掌握《血站技术操作规程》和《临床输血技术规范》的主要内容。
2. 熟悉《医疗机构临床用血管理办法》的概况。
3. 了解临床输血规范管理法律、法规和行业标准相继出台的过程。

第一节　血液管理相关法律、法规和
行业标准的建设与发展

　　标准、规范的血液管理是血液质量安全的根本保障。多年来,随着我国血液管理相关法律、法规和行业标准的不断发布、更新,血液质量管理水平不断提高,血液质量逐年提升,临床输血技术水平不断发展。

　　1998年10月1日《中华人民共和国献血法》的颁布与实施,第一次以法律的形式明确了无偿献血制度,规范了我国献血、采血和用血的各方面要求,依法采血、依法供血、依法用血,将血液管理推上了法治化管理的轨道,为保证医疗临床用血需要和安全、保障献血者和用血者的身体健康、防止经血液传播疾病奠定了法治基础,有力促进了社会主义物质文明和精神文明建设。公民的献血模式也从有偿献血、无偿献血等利益驱动模式彻底转变为无偿献血的公益模式。采供血机构得到了良好的发展契机。

　　2006年,《血站管理办法》《血站质量管理规范》《血站实验室质量管理规范》的相继颁布与实施,为采供血机构的标准化管理、规范化管理提供了有效的法规依据,全国各地的采供血机构得到了飞速的发展,血液管理水平得到了大幅度的提升。2019年,《血站技术操作规程》再一次修订并颁布实施,从血液的采集、制备、检测、质量控制、临床供应等各个环节提出了新的行为规范,血液质量得到了可靠、有效的保障,大幅度降

低了经输血传播疾病的发生概率。这些法律、法规和标准的颁布实施,基本形成了保证血液安全的法制体系,促进了采供血机构的建设与发展,规范了采供血机构的执业行为。

2012年颁布实施的《医疗机构临床用血管理办法》、2022年发布实施的《输血相容性检测标准》以及正在修订过程中的《临床输血技术规范》等一系列法律法规、技术标准,则使医疗机构的临床输血行为得到了规范,临床输血质量得到了有效保障,临床输血技术水平得到了快速的提高。临床输血医学进入了新的发展阶段,由过去的全血输注发展到了成分血液输注,由替代性输血发展到了治疗性输血,这些法律、法规和行业标准的出台都为临床医学发展奠定了坚实的法治基础。

近几年,随着我国经济水平的不断提高,血液管理水平快速发展,临床输血技术日新月异,许多早期颁布实施的法律、法规和行业标准正在不断地重新修订过程中,一些新的法律、法规和行业标准也正在酝酿中。这些法律、法规和行业标准的修订和出台,始终坚持"以人为本、确保血液安全、尊重科学发展、密切结合实际、坚持操作可行、参考国际标准、与国内相关标准协调一致、广泛征求意见"的原则,充分考虑了我国人群的生理状况,并充分结合我国国情,参考了发达国家和地区的规定,这些法律、法规和行业标准必将为进一步规范血液管理提供法律、制度、技术保证(表10-1)。

表 10-1　临床输血规范管理相关法律、法规主要内容

法律、法规和 部门标准	通过日期/ 实施日期	主要内容
《中华人民共和国献血法》(中华人民共和国主席令第93号)**	1997-12-29/ 1998-10-01	以法律形式确定了在我国实行无偿献血制度,明确规定了地方各级人民政府及卫生行政部门在献血工作中的职责
《临床输血技术规范》(卫医发[2000]184号)***	2000-06-01/ 2000-10-01	对输血申请、采集用血者血样送检、交叉配血、血液入库、核对、储存、发血、输血等临床输血中各个操作环节的流程制定了技术规范及标准。另附有《成分输血指南》《自身输血指南》《手术及创伤输血指南》《内科输血指南》《术中控制性低血压技术指南》《输血治疗同意书》《临床输血申请书》《输血记录单》《输血不良反应回报单》等9个附件
《血站基本标准》(卫医发[2000]448号)***	2000-12-14/ 2000-12-14	对血站科室设置、人员配置、血站建筑设施、设备、工作制度、岗位职责和技术操作规程、质量控制等制定了部门行业标准,并附有《全血及成分血质量标准》。1993版同时废止

法律、法规和部门标准	通过日期/实施日期	主要内容
《血站管理办法》(卫生部令第 44 号)***	2005-11-17/2006-03-01	对一般血站和特殊血站的设置、执业制定了管理规范,促进血站的建设与发展,并要求各级人民政府卫生行政部门履行监督管理职能,违规者将进行处罚,构成犯罪的,依法追究刑事责任。1998 暂行版同时废止
《血站质量管理规范》(卫医发〔2006〕167 号)***	2006-04-25/2006-06-01	适用于一般血站,针对血站建设要求,必须建立和持续改进质量体系,并负责组织实施和严格监控。质量体系覆盖了一般血站所开展的采供血和相关服务的所有过程,并附有《血站关键岗位工作人员资质要求》
《血站实验室质量管理规范》(卫医发〔2006〕183 号)***	2006-05-12/2006-06-01	针对血站实验室的建设,规范质量管理职责,组织与人员配备资格,覆盖实验室检测全过程的质量管理体系文件的建立,实验室建筑及基本设施、基本仪器设备要求,试剂材料选购使用及库存管理要求,建立安全与卫生管理制度,建立计算机信息管理制度等
《献血者健康检查要求》(GB 18467—2011)***	2011-11-30/2012-07-01	本标准规定了献血者体格检查和血液检验的项目和要求,适用于全国各级血站(血库),并用于该机构的管理和评审。2001 版同时废止
《全血及成分血质量要求》(GB 18469—2012)***	2012-05-11/2012-07-01	本标准规定了一般血站提供和临床输注用全血及成分血的质量标准
《医疗机构临床用血管理办法》(卫生部令第 85 号)***	2012-03-19/2012-08-01	对医疗机构临床输血过程的规范化及医疗机构临床用血管理的组织建设和责任做出了明确规定,并要求各级人民政府卫生行政部门监督管理,将医疗机构临床用血情况纳入医疗机构考核指标体系,作为医疗机构评审、评价重要指标,违规者将进行处罚,构成犯罪的,将依法追究刑事责任。《医疗机构临床用血管理办法(试行)》同时废止
《血液储存要求》(WS 399—2012)***	2012-12-03/2013-06-01	规定了血液的储存设备要求、血液保质期限、全血及各成分血的储存要求,本标准为强制性卫生行业标准,适用于一般血站和医疗机构的血液储存

法律、法规和部门标准	通过日期/实施日期	主要内容
《血液运输要求》(WS/T 400—2012)***	2012-12-03/2013-06-01	规定了临床输注用血液的运输要求,并附有《血液运输箱保温性能的验证方法》《血液运输箱(或冷藏运输车)箱体温度的测定方法》2个附录。本标准为推荐性卫生行业标准,适用于全国采供血机构之间、采供血机构与采供血场所以及与医疗机构之间的血液运输
《献血场所配置要求》(WS/T 401—2012)***	2012-12-03/2013-06-01	对献血场所数量、选址、布局、设施、设备及关键物料等配置制定的基本要求,本标准为推荐性卫生行业标准,适用于行政区划设置献血场所
《血液制品管理条例》(中华人民共和国国务院令第208号)*	2016-12-6/2016-12-6	从总则、原料血浆的管理、血液制品生产经营单位管理、监督管理、罚则等几个方面阐述了怎样加强血液制品管理,预防和控制经血液途径传播的疾病,保证血液制品的质量。违规者将受到处罚,构成犯罪的,将依法追究其刑事责任
《艾滋病防治条例》(中华人民共和国国务院令第457号)*	2019-3-2/2019-3-2	规定血站、单采血浆站及对因应急用血而临时采集的血液等均必须进行艾滋病检测,不得向医疗机构和血液制品生产单位供应未经艾滋病检测或者艾滋病检测阳性的人体血液、血浆。对进口人体血液制品,须接受出入境检验检疫机构的检疫。未经检疫或者检疫不合格的,不得进口
《血站技术操作规程》(国卫医函【2019】98号附件)***	2019.04	针对血站所有的操作技术制定的操作标准和规范要求,并附有《献血者血红蛋白检测(硫酸铜目测法)》《血液检测方法的确认》《血液检测试剂(血清学检测/核酸检测试剂)进货验收与放行记录表》《检测过程的性能监控》《微板法 ABO 血型定型试验》《血液质量控制检查方法》《血袋标签确认方法》《血站使用的强制检测工作计量器目录》《献血者健康检查要求》9个附录。《中国输血技术操作规程(血站部分)》(2015 版)同时废止

注:*为行政法规;**为法律;***为部门法规和标准规范。

第二节　血液管理相关法律、法规和标准摘要

一、《血站技术操作规程》摘要

（一）献血者健康检查

1. 核对献血者身份及年龄。核对献血者本人相貌与其有效身份证件原件上照片是否一致，核查献血者的年龄是否符合有关要求。国家提倡献血年龄为 18~55 周岁；既往无献血反应、符合健康检查要求的多次献血者主动要求再次献血的，年龄可延长至 60 周岁。

2. 登记献血者信息。将献血者身份信息录入血液管理信息系统，注意核对信息、填写和输入的准确性。

3. 询问和查询既往献血史、履行告知义务、健康征询、签署知情同意书。查询及解释时应保护献血者隐私。

4. 献血前告知。献血前应通过文字资料或口头解释告知献血者有关血液安全知识。

5. 健康征询。请献血者仔细阅读、理解并如实回答献血健康征询问题。

6. 一般检查。按照献血者健康检查要求，对献血者进行一般检查，项目包括体重、血压、脉搏等，必要时测量体温。

7. 献血前检测。在献血前采集献血者血液标本做血液检测。检测项目包括血红蛋白等，单采血小板献血者还应检测血细胞比容、血小板计数等项目。各地可根据实际情况及疾病流行状况增加 ABO 血型、谷丙转氨酶等检测项目。记录检测结果和结论并签名。

8. 健康检查结论。将献血者健康征询、一般检查以及献血前血液检测的结果进行分析和评价，做出献血者是否符合献血条件的判断并签名。对于需要永久屏蔽献血的献血者，做好解释工作；对于暂时不适宜献血的，告知不适宜献血的原因和待情形解除后，经健康检查合格可以献血。

9. 知情同意。请献血者在知情同意书上签名，表明献血者已正确理解并如实回答献血前健康征询问题，自主、自由地决定是否献血。符合健康检查要求的献血者，由献血者自主决定是否献血和选择献血量。献血者同意献血后，引导其进入血液采集环节。

10. 献血者管理。献血者捐献血液的检测结果中，乙肝、丙肝、艾滋病任意一项中血清学检测和核酸检测同时呈反应性，则永久性屏蔽。梅毒血清学检测双试剂呈反应性，则永久性屏蔽。各血站应当制定献血者关爱策略。

（二）血液采集

1. 做好献血场所配置、采血人员准备、采血器材准备、献血者沟通与评估、献血前核

对、采集前的设备安装调试、静脉及其穿刺路径评估与选择、穿刺部位消毒及静脉穿刺,进行血液采集。

2. 全血采集。静脉穿刺成功后,如果使用带留样袋的采血袋,松开留样袋夹子,使最先流出的血液流入留样袋,15~20ml,用作血液检测标本。夹闭留样袋夹子,松开阻塞件下端止流夹,使血液流入采血袋。血液采集过程中必须将血液与抗凝剂充分混合均匀。血液采集量应符合《全血及成分血质量要求》的规定范围。

3. 单采血小板采集。静脉穿刺成功后,松开采血针一侧和留样袋一侧止流夹,使最先流出的血液流入留样袋,15~20ml,用作血液检测标本。夹闭留样袋一侧止流夹,松开血细胞分离机一侧止流夹,将血细胞分离机设置于采集模式,使血液进入分离管路开始采集。严格按照血细胞分离机的操作要求进行操作,并做好相关记录。

4. 采血结束和献血者休息与观察。采血量达到要求时,嘱献血者松拳,松开止血带,合闭止流夹,用创可贴/消毒棉球/敷料轻按静脉穿刺点,拔出针头后指导献血者加重按压穿刺点10~15分钟。

5. 献血后注意事项告知。应告知每位献血者献血后注意事项,并制作相应宣传须知进行发放。发给献血者无偿献血证,表示感谢,鼓励定期献血。

6. 留取血液检测标本。检测结果用于判定血液能否放行的标本只能在献血时同步留取,不得在献血者健康检查时提前留取。应先留取血清学检测标本管,再留取核酸检测标本管。按检测项目要求留取标本量、充分混匀标本。

7. 血袋及血液标本标识。一次只能对来源于同一献血者的一份血袋、标本管和献血记录进行标识。经核对后,将唯一性条形码标识牢固粘贴在采血袋、标本管、转移袋、血袋导管、献血登记表上。

8. 热合。

9. 血液暂存。

(三)血液成分制备

采集后的全血经过离心、过滤、洗涤等血液成分分离程序,提取其中的单种或几种血液成分,使其符合国家有关全血及成分血质量要求。

1. 制备环境。制备环境应当卫生整洁,定期消毒。应尽可能以密闭系统制备血液成分。

2. 设备。应建立和实施设备的确认、维护、校准和持续监控等管理制度,实施唯一性标识及使用状态标识,以确保设备符合预期使用要求。

3. 物料。物料质量及其生产和供应方的资质应符合相关法规的要求。物料使用前,应检查有效期、外观质量和品名等,确认符合要求后方可使用。对不合格物料应进行标识、隔离,防止误用。

4. 起始血液。用于制备血液成分的起始血液应符合要求。接收起始血液时,应核对数量,检查外观、血袋标签等内容,确认符合质量要求后方可用于血液成分制备。

5. 制备方法。根据所制备血液成分要求和离心机操作手册,确定离心转速、加速和减速、离心时间和温度等参数,编制制备血液标本的离心程序。离心程序应经过确认,应能分离出符合质量要求的血液成分。离心结束后,从离心机中取出离心杯,从离心杯中取出血袋,根据各类分离设备的操作规程,将不同的血液成分转移至密闭系统的转移联袋中,以最大限度收集目的成分,并且使不需要的其他成分的残留量最小的方式进行分离和转移。根据需要进行速冻、去除白细胞、血液辐照等操作。

6. 标识。

7. 目视检查。

（四）血液检测

血液采集时应同时留取供血液检测的标本,检测标本应满足检测要求并进行谷丙转氨酶检测、血型检测、输血相关传染病标志物血清学和核酸检测以及国家和省级卫生健康行政部门规定的地方性、时限性输血相关传染病标志物检测。按照既定规则进行结果判定、报告发放。

1. 检测设备使用要求。新的或者经过维修后可能影响检测结果的检测设备在正式投入正常使用之前应经过确认。核酸检测系统正式投入使用之前,还应进行分析灵敏度验证。按照检测设备用户手册要求进行操作,包括使用、校准、维护等工作。如果使用多台设备检测同一个项目,应定期对设备之间的性能和差异进行比较。在试验过程中自动化检测设备出现故障需要进行手工操作时,应注意自动化设备操作和手工操作的衔接及其对结果的影响。应记录手工操作步骤和操作者。

2. 检测试剂。①选择经国家食品药品监督管理部门批准用于血源筛查的体外诊断试剂或经国家食品药品监督管理部门批准的体外诊断试剂。应建立血液检测试剂的评价、选择和确认程序;②应建立血液检测试剂证照审核程序,在采购前和验收时核实应具备的有效证照文件;③进货检查验收应建立并执行进货检查验收制度;④应将通过进货检查验收的试剂进行隔离存放,防止误用;⑤应建立并执行试剂的质量抽检制度,应对每次购进的试剂进行质量抽检。⑥应由授权人对采购验收和质量抽检的过程和结果进行审核,批准其用于血液检测;⑦应对经批准使用的试剂进行标识和放行。应按试剂说明书要求的保存条件进行保存,应在有效期内使用。应对试剂的库存(批号、失效期、库存量等)进行管理,防止试剂过期或者中断。

3. 实验室设置、设施和环境。实验室设置、设施和环境应满足血液检测工作的要求。在常温储存试剂耗材区域也应有保证环境温度和湿度的设施,以满足储存要求。

4. 标本的采集、处理和保存。标本与血液、献血者一一对应;标本质量符合检测项目技术要求;标本信息具有可追溯性。

5. 实验室信息管理系统。应使用实验室信息管理系统对整个检测过程(从标本接收、试验、结果和结论判定)进行信息化管理。

6. 实验操作和实验过程控制。按照试剂生产方提供的试剂使用说明书进行操作。

宜采用自动化检测设备进行标本和试剂加样以及试验过程。

7. 检测流程和检测结果的判定。试验结果判定应制定明确的试验有效性和标本试验结果判定规则,将其编写或设置成为计算机程序,对其编写、设置、修改和启用应进行控制,所有修改均应保存原版本,确保其具有可追溯性。

8. 血液检测最终结论的报告和利用。HIV、HBV、HCV、梅毒感染标志物检测的最终结论均为无反应性,ABO/RhD 血型正确定型,GPT≤50U/L。应当建立和实施血液检测最终结论的计算机判定程序。如果需要人工判定,应由双人复核。血液检测最终结论是血液放行与否的重要依据。只有检测合格的血液方可放行供临床使用,检测不合格的血液不得放行。

9. 质量控制和持续改进。在血液检测过程中,应对试验性能持续进行监控,以发现正在发生的任何性能变化。用于实时监控试验性能的试验对照和质控品若由试剂厂商提供,其检测值应满足试剂说明书的有效性判定标准。

(五) 血液储存、发放与运输

对血液储存、发放、运输等环节的操作进行规定,确保血液的质量符合国家相关标准的要求。

(六) 质量控制

质量控制包括全血及成分血质量检查、关键物料质量检查、关键设备质量检查和环境卫生质量检查。全血及成分血的质量控制指标符合国家有关全血及成分血质量要求(表10-2),关键物料、关键设备和环境卫生的质量控制指标遵从有关规定。

二、《临床输血技术规范》摘要

为在各级医疗机构中推广科学、合理用血技术,杜绝血液的浪费和滥用,保证临床用血的质量和安全,根据《医疗机构临床用血管理办法(试行)》制订《临床输血技术规范》。

(一) 输血申请

1. 严格遵守用血原则　能不输血坚决不输;能用成分血不输全血;能少输血决不多输;能用自体血不输异体血。

2. 申请输血应由经治医师逐项填写《临床输血申请单》,由主治医师核准签字,连同用血者血样于预定输血日期前送交输血科(血库)备血。

3. 决定输血治疗前,经治医师应向患者或其家属说明输同种异体血的不良反应和经血传播疾病的可能性,征得患者或家属的同意,并在《输血治疗同意书》上签字。《输血治疗同意书》入病历。无家属签字的无自主意识患者的紧急输血,应报医院职能部门或主管领导同意、备案,并记入病历。

4. 术前自身贮血由输血科(血库)负责采血和贮血,经治医师负责输血过程的医疗监护。手术室内的自身输血包括急性等容性血液稀释、术野自身血回输及术中控制性低血

表 10-2　血液质量控制检查项目

血液品种	外观	标签	容量*	无菌试验	Hb*	游离Hb*	血细胞比容*	保存期末溶血率*	白细胞残留量*	红细胞计数*	血小板计数*	血浆蛋白含量*	上清液蛋白含量*	pH值*	FVIII活性*	纤维蛋白原含量*	甘油残留量*	中性粒细胞计数*	亚甲蓝残留量*
全血	√	√	√	√	√			√											
去白细胞全血	√	√	√	√	√			√	√										
浓缩红细胞	√	√	√	√	√			√											
去白细胞浓缩红细胞	√	√	√	√	√			√	√										
悬浮红细胞	√	√	√	√	√		√	√											
去白细胞悬浮红细胞	√	√	√	√	√		√	√	√										
洗涤红细胞（保存期同悬浮红细胞）	√	√	√	√	√		√	√	√				√						
洗涤红细胞（保存期为24h）	√	√	√	√	√	√							√						
冰冻解冻去甘油红细胞	√	√	√	√	√	√		√	√								√		
浓缩血小板	√	√	√	√					√	√	√			√					
单采血小板	√	√	√	√					√	√	√			√					
去白细胞单采血小板	√	√	√	√					√	√	√			√					

血液品种	外观	标签	容量*	无菌试验	Hb*	游离Hb*	血细胞比容*	保存期末溶血率*	白细胞残留量*	红细胞计数*	血小板计数*	血浆蛋白含量*	上清液蛋白含量*	pH值*	FVIII活性*	纤维蛋白原含量*	甘油残留量*	中性粒细胞计数*	亚甲蓝残留量*
新鲜冰冻血浆	√	√	√	√								√			√				
病毒灭活新鲜冰冻血浆（亚甲蓝光化学疗法）	√	√	√	√								√			√				√
冰冻血浆	√	√	√	√								√							
病毒灭活冰冻血浆（亚甲蓝光化学疗法）	√	√	√	√								√							√
单采新鲜冰冻血浆	√	√	√	√								√			√				
冷沉淀	√	√	√	√											√	√			
单采粒细胞	√	√	√	√						√								√	

注："√"为适用检查项目。"*"为适用于"75%的抽检结果落在质量控制指标范围内，可认为血液采集和制备过程受控"的检查项目。

压等医疗技术由麻醉科医师负责实施。

5. 亲属互助献血由经治医师等对患者家属进行动员,在输血科(血库)填写登记表,到血站或卫生行政部门批准的采血点(室)无偿献血,由血站进行血液的初、复检,并负责调配合格血液。

6. 患者治疗性血液成分去除、血浆置换等,由经治医师申请,输血科(血库)或有关科室参加制订治疗方案并负责实施,由输血科(血库)和经治医师负责患者治疗过程的监护。

7. 对于 RhD 阴性和其他稀有血型患者,应采用自身输血、同型输血或配合型输血。

8. 新生儿溶血病如需要换血疗法的,由经治医师申请,经主治医师核准,并经患儿家属或监护人签字同意,由血站和医院输血科(血库)提供适合的血液,换血由经治医师和输血科(血库)人员共同实施。

(二)用血者血样采集与送检

确定输血后,医护人员持输血申请单和贴好标签的试管,当面核对患者姓名、性别、年龄、病案号、病室/门急诊、床号、血型和诊断,采集血样。由医护人员或专门人员将用血者血样与输血申请单送交输血科(血库),双方进行逐项核对。

(三)交叉配血

1. 用血者配血试验的血标本必须是输血前 3d 之内的。

2. 输血科(血库)要逐项核对输血申请单、用血者和献血者血样,复查用血者和献血者 ABO 血型(正反定型),并常规检查患者 RhD 血型(急诊抢救患者紧急输血时 RhD 检查可除外),正确无误时可进行交叉配血。

3. 凡输注全血、浓缩红细胞、红细胞悬液、洗涤红细胞、冰冻红细胞、浓缩白细胞、手工分离浓缩血小板等患者,应进行交叉配血试验。机器单采浓缩血小板应 ABO 血型同型输注。

4. 凡遇有下列情况必须按《全国临床检验操作规程》(第 4 版)有关规定作抗体筛查试验:交叉配血不合时;对有输血史、妊娠史或短期内须要接收多次输血者。

5. 两人值班时,交叉配血试验由两人互相核对;一人值班时,操作完毕后自己复核,并填写配血试验结果。

(四)血液入库、核对、储存

1. 全血、血液成分入库前要认真核对验收。内容包括:运输条件、物理外观、血袋封闭及包装是否合格,标签填写是否清楚齐全(供血机构名称及其许可证号、献血者姓名或条形码编号和血型、血液品种、容量、采血日期。血液成分的制备日期及时间,有效期及时间、血袋编号/条形码,储存条件)等,有关资料须保存十年。

2. 按 A、B、O、AB 血型将全血、血液成分分别储存于血库专用冰箱不同层内或不同专用冰箱内,并有明显的标识。

3. 保存温度和保存期见表 10-3。

表 10-3　血液制品保存温度和保存期

品种	保存温度	保存期
浓缩红细胞(CRC)	(4±2)℃	ACD:21d CPD:28d CPDA:35d
少白细胞红细胞(LPRG)	同CRC	与用血者ABO血型相同
红细胞悬液(CRCS)	同CRC	同CRC
洗涤红细胞(WRC)	同CRC	24h内输注
冰冻红细胞(FTRC)	同CRC	解冻后24h内输注
手工分离浓缩血小板(PC-1)	(22±2)℃(轻振荡)	24h(普通袋)或5d(专用袋制备)
机器单采浓缩血小板(PC-2)	同PC-1	同PC-1
机器单采浓缩白细胞悬液(GRANS)	(22±2)℃	24h内输注
新鲜液体血浆(FLP)	同CRC	24h内输往
新鲜冰冻血浆(FFP)	−20℃以下	一年
普通冰冻血浆(FP)	−20℃以下	四年
冷沉淀	−20℃以下	一年
全血	同CRC	同CRC

4. 贮血冰箱内严禁存放其他物品;每周消毒一次;冰箱内空气培养每月一次,无霉菌生长或培养皿(90mm)细菌生长菌落<8CFU/10min 或<200CFU/m³ 为合格。

(五) 发血

1. 取血与发血的双方必须共同查对患者姓名、性别、病案号、门急诊/病室、床号、血型、血液有效期及配血试验结果,以及保存血的外观等,准确无误时,双方共同签字后方可发出。

2. 凡血袋有下列情形之一的,一律不得发出:①标签破损、字迹不清;②血袋有破损、漏血;③血液中有明显凝块;④血浆呈乳糜状或暗灰色;⑤血浆中有明显气泡、絮状物或粗大颗粒;⑥未摇动时血浆层与红细胞的界面不清或交界面上出现溶血;⑦红细胞层呈紫红色;⑧过期或其他须查证的情况。

3. 血液发出后不得退回。用血者和献血者的血样保存于2~6℃冰箱,至少7d,以便对输血不良反应追查原因。

(六) 输血

1. 输血时,由两名医护人员带病历共同到患者床旁核对患者姓名、性别、年龄、病案号、门急诊/病室、床号、血型等,确认与配血报告相符,检查血袋有无破损渗漏,血液颜色是否正常,再次核对血液后,用符合标准的输血器进行输血。

2. 输用前将血袋内的成分轻轻混匀,避免剧烈振荡。血液内不得加入其他药物,如需稀释只能用静脉注射生理盐水。输血前后用静脉注射生理盐水冲洗输血管道。连续输用不同献血者的血液时,前一袋血输尽后,用静脉注射生理盐水冲洗输血器,再接下一袋血继续输注。

3. 输血过程中应先慢后快,再根据病情和年龄调整输注速度,并严密观察用血者有无输血不良反应,如出现异常情况应及时处理:①减慢或停止输血,用静脉注射生理盐水维持静脉通路;②立即通知值班医师和输血科(血库)值班人员,及时检查、治疗和抢救,并查找原因,做好记录。

4. 输血完毕,医护人员将输血记录单(交叉配血报告单)贴在病历中,并将血袋送回输血科(血库)至少保存 1d。对有输血反应的应逐项填写患者输血反应回报单,并返还输血科(血库)保存。输血科(血库)每月统计上报医务处(科)。

三、《医疗机构临床用血管理办法》摘要

1. 总则　加强医疗机构临床用血管理,推进临床科学合理用血,保护血液资源,保障临床用血安全和医疗质量。国家卫生健康委员会负责全国医疗机构临床用血的监督管理。县级以上地方人民政府卫生行政部门负责本行政区域医疗机构临床用血的监督管理。医疗机构应当加强临床用血管理,将其作为医疗质量管理的重要内容,完善组织建设,建立健全岗位责任制,制定并落实相关规章制度和技术操作规程。

2. 临床用血管理

(1) 医疗机构应当使用卫生行政部门指定血站提供的血液。医疗机构科研用血由所在地省级卫生行政部门负责核准。医疗机构应当配合血站建立血液库存动态预警机制,保障临床用血需求和正常医疗秩序。

(2) 医疗机构接收血站发送的血液后,应当对血袋标签进行核对。符合国家有关标准和要求的血液入库,做好登记;并按不同品种、血型和采血日期(或有效期),分别有序存放于专用储藏设施内。血袋标签核对的主要内容:①血站的名称;②献血编号或者条形码、血型;③血液品种;④采血日期及时间或者制备日期及时间;⑤有效期及时间;⑥储存条件。禁止将血袋标签不合格的血液入库。

(3) 医疗机构应当建立临床用血申请管理制度。①同一患者一天申请备血量少于800ml 的,由具有中级以上专业技术职务任职资格的医师提出申请,上级医师核准签发后,方可备血;②同一患者一天申请备血量在 800ml 至 1 600ml 的,由具有中级以上专业技术职务任职资格的医师提出申请,经上级医师审核,科室主任核准签发后,方可备血;③同一患者一天申请备血量达到或超过 1 600ml 的,由具有中级以上专业技术职务任职资格的医师提出申请,科室主任核准签发后,报医务部门批准,方可备血。以上不适用于急救用血。

（4）因抢救生命垂危的患者须要紧急输血，且不能取得患者或者其近亲属意见的，经医疗机构负责人或者授权的负责人批准后，可以立即实施输血治疗。

（5）医疗机构应当积极推行节约用血的新型医疗技术。三级医院、有条件的二级医院和妇幼保健院应当开展自体输血技术，建立并完善管理制度和技术规范，提高合理用血水平，保证医疗质量和安全。医疗机构应当动员符合条件的患者接受自体输血技术，提高输血治疗效果和安全性。积极推行成分输血，保证医疗质量和安全。

（6）医疗机构应当制订应急用血工作预案。为保证应急用血，医疗机构可以临时采集血液，但必须同时符合以下条件：①危及患者生命，急须输血；②所在地血站无法及时提供血液，且无法及时从其他医疗机构调剂血液，而其他医疗措施不能替代输血治疗；③具备开展交叉配血及乙型肝炎表面抗原、丙型肝炎病毒抗体、人类免疫缺陷病毒抗体和梅毒螺旋体抗体的检测能力；④遵守采供血相关操作规程和技术标准。医疗机构应当在临时采集血液后 10d 内将情况报告县级以上人民政府卫生行政部门。

（7）医疗机构应当根据国家有关法律、法规和规范建立临床用血不良事件监测报告制度。临床发现输血不良反应后，应当积极救治患者，及时向有关部门报告，并做好观察和记录。

（8）医疗机构应当建立临床用血医学文书管理制度，确保临床用血信息客观真实、完整、可追溯。医师应当将患者输血适应证的评估、输血过程和输血后疗效评价情况记入病历；临床输血治疗知情同意书、输血记录单等随病历保存。

3. 法律责任

（1）医疗机构有下列情形之一的，由县级以上人民政府卫生行政部门责令限期改正；逾期不改的，进行通报批评，并予以警告；情节严重或者造成严重后果的，可处 3 万元以下的罚款，对负有责任的主管人员和其他直接责任人员依法给予处分：①未设立临床用血管理委员会或者工作组的；②未拟定临床用血计划或者一年内未对计划实施情况进行评估和考核的；③未建立血液发放和输血核对制度的；④未建立临床用血申请管理制度的；⑤未建立医务人员临床用血和无偿献血知识培训制度的；⑥未建立科室和医师临床用血评价及公示制度的；⑦将经济收入作为对输血科或者血库工作的考核指标的；⑧违反本办法的其他行为。

（2）医疗机构使用未经卫生行政部门指定的血站供应的血液的，由县级以上地方人民政府卫生行政部门给予警告，并处 3 万元以下罚款；情节严重或者造成严重后果的，对负有责任的主管人员和其他直接责任人员依法给予处分。

（3）医疗机构违反本办法关于应急用血采血规定的，由县级以上人民政府卫生行政部门责令限期改正，给予警告；情节严重或者造成严重后果的，处 3 万元以下罚款，对负有责任的主管人员和其他直接责任人员依法给予处分。

（4）医疗机构及其医务人员违反本法规定，将不符合国家规定标准的血液用于患者的，由县级以上地方人民政府卫生行政部门责令改正；给患者健康造成损害的，应当依据国家有关法律、法规进行处理,并对负有责任的主管人员和其他直接责任人员依法给予处分。

(5) 县级以上地方卫生行政部门未按照本办法规定履行监管职责,造成严重后果的,对直接负责的主管人员和其他直接责任人员依法给予记大过、降级、撤职、开除等行政处分。

(6) 医疗机构及其医务人员违反临床用血管理规定,构成犯罪的,依法追究刑事责任。

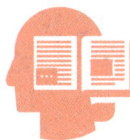

知识拓展

电 子 配 血

电子配血最早由密西根大学医疗中心于 1992 年提出。电子配血是指将献血者和患者的血液信息输入计算机,由计算机系统判读和传输 ABO 和 RhD 血型鉴定结果、审核血型信息并选择相容性血液输注,而不再对献血者和用血者的血样作血清学交叉配血试验。瑞典的萨夫温伯格(Safwenberg)等和丹麦的乔治森(Georgsen)等建立了一种称为 ABCD(A,抗体筛检;B,血型审核;CD,计算机传输控制)模式的配血方案:以 2 次正定型(2 种试剂)和一次反定型鉴定 ABO 血型,以特定组合的 4 份红细胞筛检抗体;当患者须要输血时,须重新采集标本进行 ABCD 检测,随后由计算机对患者血型审核并选择配合的血液。实施电子配血应具备的基本条件:①患者必须至少有 2 次相符的 ABO/RhD 血型鉴定结果,其中 1 次必须来自当前的样本;②患者的抗体筛检必须为阴性,且没有抗体筛检阳性的既往记录;③计算机系统必须能够阻止不相容血液的发放;④计算机系统及其他关键设备必须经过严格确认;⑤必须有确保血液检测数据采集和传输准确性的控制程序。

章末小结

本章主要学习了《血站技术操作规程》和《临床输血技术规范》两部法规及《医疗机构临床用血管理办法》的输血技术相关法律、法规。《血站技术操作规程》对包括献血者健康检查、全血采集、血液成分制备、血液检测、血液隔离与放行和质量控制 6 个部分技术操作做了详细规定,该规程规定了血站采集的每一袋血液必须有唯一性条形码,通过这个条形码,可以追溯到献血者、用血医院以及血液采集、检测、保存、发放等全过程记录。

《临床输血技术规范》对输血工作各个环节包括输血申请,用血者血样采集与送检,交叉配血,血液入库,核对和储存,发放血液,医护人员的床边输血等六个环节严格把关,统一临床输血各环节技术操作规范,是法定的基本操作规范,确保临床用血安全、有效。

　　《医疗机构临床用血管理办法》明确规定医疗机构临床用血管理和卫生行政部门临床用血监管的法律责任,规定了医疗机构建立临床用血的管理组织形式及其职责以及具体规章制度,并对医疗机构违反《医疗机构临床用血管理办法》规定或者未履行临床用血管理法定义务的行为,给予行政处罚,构成犯罪的,将依法追究刑事责任。

（徐群芳）

思考与练习

简答题

简述血液采集操作过程中在准备穿刺部位时应牢记的重要原则是什么?

附　录

实　验　指　导

实验一　悬浮红细胞的制备

悬浮红细胞：采用特定的方法将采集到多联血袋中的全血分离成血浆红细胞后，向红细胞中加入红细胞添加液制成的红细胞成分血。

【实验原理】

根据各种血液成分的比重不同，选择合适的重力条件（包括离心力、离心时间），应用大容量低温离心机，将不同的血液组分分层悬浮，然后再进行手工分离。

【标本器材】

1. 大容量低温离心机、分离夹、低温操作台、天平、热合机、止血钳、剪刀、标签。

2. 200ml 全血。

【操作步骤】

1. 提前开启低温离心机，检查离心机的工作状态是否正常，转头是否安装牢固，按照不同离心机的要求将离心机进行预冷，使离心机内温度稳定在（4±2）℃。

2. 将 200ml 全血的联袋和血辫（血袋连接的直径约 0.5cm、长 10~20cm 的充满血液的细长塑胶管）折叠后（可用塑料袋将联袋和血辫一起包裹起来），放入离心杯。

3. 将离心杯用天平两两配平（制备单份血液时，可以用盐水袋配平）。将配平好的离心杯准确地放置到离心机转头两个对称的位置上。

4. 开启离心机，观察离心机状态是否正常。3 000g 离心 20min（此设定为参考值，应根据不同离心机、不同血袋等离心条件自行设定适宜的转速和离心时间）。

5. 达到预定时间后，离心完毕，打开离心机盖，轻轻拿出离心杯，轻轻取出血袋，不得剧烈晃动，查看离心效果，观察血袋液面是否清晰，血袋有无溶血、破损等异常。血袋破漏的，应做消毒、登记和报废处置。

6. 将全血袋轻轻直立放在血浆挤压器两夹板之间，将其他联袋平放到低温操作台上，将贴有献血编号条码的一面朝上，检查核对联袋上献血条码是否一致。

7. 打开折通管，通过血浆挤压器的作用将全血袋的上清液（或血浆）转移到 2 号转移袋内，确保血浆跟红细胞彻底分离后夹闭管路夹。

8. 将红细胞保存液加入到红细胞袋内,把红细胞与保存液充分混匀。

9. 热合各袋的封口,切断连接血袋和转移袋之间的分浆管,血袋中留下部分即为悬浮红细胞,转移袋中部分即为液体血浆。

10. 如血浆中红细胞混入量较多,应当经过第2次重离心后,把上清液转移至另一空的转移袋中,热合断离。

11. 贴上标签,核对献血者信息并登记入库。

12. 工作结束后,关闭离心机电源,清洁离心杯和离心机,通风干燥离心机。

【方法学评价】

本试验介绍了手工分离全血制备悬浮红细胞的方法,操作简单、经济实惠。随着全自动血细胞分离机的不断推广,越来越多的采供血机构实现了血液的自动化分离。

【注意事项】

1. 采血袋要无破损、无渗漏、无污染,抗凝剂和保存液无变色,处于有效期内。

2. 离心时必须配平对称杯子中的内容物,重量应相等,否则偏重可造成离心机的损害甚至造成离心轴断裂。

3. 离心时,联袋和血辫应严密塞入离心杯内,周边不留空隙,血辫不伸出离心杯外,避免离心时将其磨损,造成血液洒漏。

4. 制备血液成分制品时应尽可能地限制其他血液组分的混入量,尤其是限制白细胞和血浆的混入量,这将有利于降低输注后的同种异体免疫反应的发生率,并减少输血相关传染病的传播机会。

实验二　洗涤红细胞的制备

洗涤红细胞:采用特定的方法将保存期内的全血、悬浮红细胞用大量等渗溶液洗涤,去除几乎所有血浆成分和大部分非红细胞成分,最后将红细胞悬浮在氯化钠注射液或红细胞添加剂中所制成的红细胞成分血。

【实验原理】

基本原理同悬浮红细胞的制备。根据各血液成分的比重不同,选择恰当的重力条件,将不同的血液组分分层悬浮,分离去除上层其他成分,保留下层的红细胞,使其悬浮于氯化钠注射液或红细胞添加剂中。

【标本器材】

1. 器材　大容量低温离心机、百级净化台(或无菌间)、止血钳、热合机、称量仪。

2. 试剂　氯化钠注射液(生理盐水)。

3. 标本　悬浮红细胞 200ml。

【操作步骤】

1. 提前开启低温离心机,检查离心机的工作状态是否正常,转头是否安装牢固,按照不同离心机的要求将离心机进行预冷,使离心机内温度稳定在(4±2)℃。

2. 选取 200ml 悬浮红细胞,目视检查,确保血袋无破损渗漏,血液颜色正常、无溶血,血液处在保存期内。

3. 在无菌间或净化台内将悬浮红细胞的保存液添加管与盐水袋进行无菌连接。将氯化钠注射液添加到红细胞袋内,液体量约为 100ml/U,夹紧导管,充分混匀,检查有无渗漏。

4. 将红细胞袋装入离心杯内,并取另一离心杯装入盐水袋,使两个离心杯配平。将配平好的离心杯准确地放置到离心机转头两个对称的位置上。

5. 开启离心机,观察离心机状态是否正常。3 000g 离心 20min(此设定为参考值,应根据不同离心机、不同血袋等离心条件自行设定适宜的转速和离心时间)。

6. 到达预定时间后,离心完毕,打开离心机盖,轻轻拿出离心杯,取出血袋,查看离心效果,观察血袋液面是否清晰,血袋有无溶血、破损等异常。血袋破漏的,应做消毒、登记和报废处置。

7. 将血袋垂直放入分浆夹中,上清液转移至空盐水袋内,分离过程中注意观察液面,尽量将白膜层彻底分离去除。

8. 重复 3~7 的操作步骤,反复洗涤三次。

9. 将适量(约 50ml/U 红细胞)氯化钠注射液或红细胞添加液移入已完成的洗涤红细胞中,加至标准容量,轻轻混匀,配制约为 70% 比容的红细胞悬液。

10. 将导管热合,按要求保留长度至少 20cm 充满洗涤红细胞的留样管,检查无渗漏,打印、粘贴产品标签。

【方法学评价】

本试验介绍了手工制备洗涤红细胞的方法,操作简单、经济实惠。此外,还可借用自动化设备进行洗涤红细胞制备。

【注意事项】

1. 无菌间的环境微生物检测的动态标准应达到《药品生产质量管理规范》C 级洁净区的标准,操作台局部应达到《药品生产质量管理规范》A 级洁净区的标准。

2. 采血袋要无破损、无渗漏、无污染,抗凝剂和保存液无变色,处于有效期内。

3. 离心时必须配平对称杯子中的内容物,重量应相等,否则偏重可造成离心机的损坏。

4. 离心时,联袋和血辫应严密塞入离心杯内,周边不留空隙,血辫不伸出离心杯外,避免离心时将其磨损,造成血液洒漏。

5. 应尽可能缩短室温下的制备时间。

实验三　冰冻、解冻去甘油红细胞的制备

冰冻红细胞:采用特定的方法将自采集日期 6d 内的全血或悬浮红细胞中的红细胞分离出,并与一定浓度和容量的甘油混合后,使用速冻设备进行速冻或直接置于−65℃以下的条件下保存的红细胞成分血。

解冻去甘油红细胞:采用特定的方法将冰冻红细胞融解后,清除甘油,并将红细胞悬浮于适量氯化钠注射液中的红细胞成分血。

【实验原理】

在极度低温保存条件下,红细胞的代谢活动降低甚至完全停止,可达到长期保存红细胞的目的。

甘油是最常用的防冻剂,可防止血液在0℃以下时红细胞周围形成冰晶,破坏红细胞膜或红细胞内部结构,使之发生溶血。

解冻去甘油红细胞同悬浮红细胞的制备。

【标本器材】

1. 器材　大容量低温离心机、血浆速冻机、分浆夹、百级净化台、天平、止血钳、热合机、采血秤、振荡仪、一次性三珠袋、一次性200ml转移空袋、一次性输血器。

2. 试剂　复方甘油溶液、9%浓盐水、0.9%生理盐水。

3. 标本　全血或悬浮红细胞200ml。

【操作步骤】

[红细胞甘油化冰冻保存]

1. 取拟冰冻保存的全血或悬浮红细胞,检查外观、血量、标签等是否符合要求,确定采血时间在6d内。

2. 提前开启低温离心机,检查离心机的工作状态是否正常,转头是否安装牢固,按照不同离心机的要求将离心机进行预冷,使离心机内温度稳定在(4±2)℃。

3. 将红细胞袋装入离心杯内,并取另一离心杯装入盐水袋,使两个离心杯配平。将配平好的离心杯准确地放置到离心机转头两个对称的位置上。

4. 开启离心机,观察离心机状态是否正常。3 000g离心20min(此设定为参考值,应根据不同离心机、不同血袋等离心条件自行设定适宜的转速和离心时间)。

5. 到达预定时间后,离心完毕,打开离心机盖,轻轻拿出离心杯,取出血袋,查看离心效果,观察血袋液面是否清晰,血袋有无溶血、破损等异常。血袋破漏的,应做消毒、登记和报废处置。

6. 在净化台内按无菌接合技术要求,将血袋与200ml空转移袋连接。用分浆夹将上清液转移至200ml空袋中,将红细胞(100~120ml/U)转移到三珠袋中,同时将献血条码转贴至该袋上。一个单位规格的红细胞使用一个三珠袋,两个单位规格的红细胞使用一个六珠袋。

7. 按无菌操作技术要求,将输血器滴壶近端与复方甘油溶液相连、远端则连接三珠袋。同时三珠袋应置于振荡仪上,每单位红细胞中加入160ml复方甘油溶液,流入速度宜先慢后快,边加边振荡,使其充分混匀。滴速控制在每单位15~20min加注完毕。滴毕,排空袋内空气并夹闭三珠袋加液管。

8. 将三珠袋热合,检查有无渗漏。检查原产品标签与转移袋献血条码一致性,无误后粘贴冰冻红细胞标签。

9. 在室温下静置30min后,速冻或直接置于-65℃以下保存。

[冰冻红细胞解冻]

1. 从低温冷冻保存箱中取出冰冻红细胞,核对冰冻红细胞及其信息,检查三珠袋是否在有效期内。如三珠袋超过有效期,应该更换新袋。

2. 将冰冻红细胞立即放入37~40℃恒温水浴箱中,轻轻振动使其快速融化,直至冰冻红细胞完全解冻。

3. 将9%的浓盐水与解冻红细胞在净化台内无菌接合,采取渗透压梯度递减法进行洗涤,每单位红细胞缓慢加入80ml浓盐水,摇匀,静置10min,再与0.9%四联袋生理盐水无菌接合,每单位红细胞内加入0.9%生理盐水250ml,摇匀。

4. 参照冰冻红细胞过程的离心方式把已加入盐水的解冻红细胞配平离心。

5. 离心完毕,取出血袋,检查有无异常,垂直放入分浆夹内,将上清液转移至空盐水袋。

6. 分离完毕,热合断离废弃盐水袋。向红细胞内缓慢加入 0.9% 生理盐水 500ml/U。再次离心,重复上述步骤,反复洗涤解冻红细胞 3~6 次,直至上清液无明显溶血迹象。

7. 加入 0.9% 生理盐水至标准容量,轻轻混匀。

8. 热合产品袋,并保留 2 段至少长 20cm 充满冰冻解冻去甘油红细胞的留样管,检查无渗漏后粘贴产品标签。

【方法学评价】

本试验介绍了手工分离制备冰冻红细胞和洗涤去甘油的方法,此外还可用自动化设备制备冰冻红细胞和解冻去甘油红细胞。

【注意事项】

1. 须要冰冻保存的红细胞应是 6d 内采集的全血或悬浮红细胞。

2. 无菌间环境微生物检测的动态标准应达到《药品生产质量管理规范》C 级洁净区的标准,操作台局部应达到《药品生产质量管理规范》A 级洁净区的标准。

3. 冰冻红细胞添加甘油的速度应先慢后快。

4. 解冻去甘油红细胞在洗涤制备过程中破坏了原血袋的密闭系统,有操作污染的可能,应放 (4 ± 2)℃冰箱内保存,最好在 6h 内使用,保存不得超过 24h。

实验四　浓缩血小板的制备

【实验原理】

由于血液中血小板和血浆的比重不同,利用离心法先将富含血小板的血浆从全血中分离出来,再次通过重离心使血小板和血浆分离,即可得到浓缩血小板。

【标本器材】

1. 器材　大容量低温离心机、采血秤、分浆夹、热合机、止血钳、天平。

2. 标本　新鲜采集全血。

【操作步骤】

1. 采集全血,首先按新鲜血浆制备方法(轻离心参考值:700g 离心 10min)制备富血小板血浆。

2. 将富血小板血浆以 3 000g 离心 20min(参考值),温度控制在 (22 ± 2)℃,使血小板下沉于底部形成沉淀。

3. 分出上层少血小板血浆并导入转移袋内,保留 20~30ml 血浆。

4. 热合封闭各袋,下层转移袋中即为浓缩血小板。

5. 将浓缩血小板在室温静置 1~2h,待自然解聚后,轻轻混匀,在 20~24℃的环境下振荡保存。

【方法学评价】

本试验介绍了富血小板血浆二次分离方法,用全血制备浓缩血小板;此外还有白膜法二次离心制备浓缩血小板。

【注意事项】

1. 采血过程要顺利,无凝块。200ml 全血采集时间>5min,或 300ml 全血采集时间>7.5min,或

400ml 全血采集时间>10min,所采集的全血不可用于制备血小板。

2. 从全血采出到制备全过程,包括离心温度,最好均在(22±2)℃环境中进行。

3. 制备时动作一定要轻柔,避免较强的物理刺激造成血小板不可逆性聚集,影响制备和输注效果。

4. 浓缩血小板储存于普通血袋时保存期为制备时间起 24h。如需将浓缩血小板保存至血小板专用袋中,应采用无菌接驳方式。浓缩血小板储存于血小板专用袋时保存期为血液采集时间起 5d,或按照血小板专用袋说明书执行。

实验五　冷沉淀的制备

【实验原理】

新鲜冰冻血浆于 2~6℃融化后,利用离心的方法,将融化的血浆组分分离出来,剩余的不溶物即为冷沉淀。

【标本器材】

1. 器材　大容量低温离心机、天平、血浆速冻机、热合机、水浴式融浆机、低温操作台、分浆夹、止血钳。

2. 标本　新鲜冰冻血浆。

【操作步骤】

1. 接收新鲜冰冻血浆,目视检查血袋是否有渗漏、标签是否正确完整、血液外观是否正常、保留血液的导管是否符合要求。

2. 将血浆放入 2~6℃融浆机内融化 2h,检查融化效果,应无明显冰块,可见絮状沉淀物。并检查有无破损,如有破损及时清洁消毒血浆解冻箱以及贮血冰箱。

3. 提前开启低温离心机,检查离心机的工作状态是否正常,转头是否安装牢固,按照不同离心机的要求将离心机进行预冷,使离心机内温度稳定在(4±2)℃。

4. 将血浆配平重离心。离心力、温度、时间参考值分别为 $3\ 400g$,2~6℃,10min。

5. 轻轻取出血浆袋,检查离心效果。

6. 将新鲜冰冻血浆放入分浆夹内,将大部分上层血浆移至空袋,余下 40~50ml 的血浆及沉淀物,即为冷沉淀。

7. 热合封闭产品袋,并保留注满血浆的导管至少 10cm,检查无渗漏。粘贴冷沉淀的产品标签。

8. 将产品袋在-50℃速冻机内冻结 1h 后,存放于-18℃以下环境中冰冻保存。

【注意事项】

1. 尽可能缩短室温下的制备时间。须在室温环境操作时,温度应≤26℃,相对湿度 15%~60%。新鲜冰冻血浆应于 2~6℃冰箱中过夜融化或在 2~6℃水浴装置中融化。冷沉淀低温速冻时,速冻柜温度应低于-50℃。

2. 制备环境应卫生整洁、定期消毒。

3. 应当将冷沉淀快速冻结,建议在 60min 内将中心温度降至-30℃以下。

实验六　新鲜冰冻血浆的制备

【实验原理】

基本原理同悬浮红细胞的制备,根据血液成分比重的不同,选择恰当的重力条件,将不同的血液组分分层悬浮,分离出最上层的非细胞成分,即为新鲜冰冻血浆。

【标本器材】

1. 器材　大容量低温离心机、天平、无菌操作台、分浆夹、热合机、止血钳、剪刀、标签,低温操作台,血浆速冻机、称重秤。

2. 标本　新鲜采集的全血。

【操作步骤】

1. 取用采集新鲜全血,目视检查血液的外观、标签、采血时间等信息,确保符合制备新鲜血浆的要求。

2. 提前开启低温离心机,检查离心机的工作状态是否正常,转头是否安装牢固,按照不同离心机的要求将离心机进行预冷,使离心机内温度稳定在(4±2)℃。

3. 将血袋连同转移袋整理包裹好,放入离心杯,配平后放入离心机,盖盖离心。离心力、温度、时间参考值分别为 3 000g、2~6℃、10min。

4. 离心完毕,打开离心机盖轻轻取出血袋,检查离心效果,确定血袋有无破损、渗漏。

5. 将血袋放入分浆夹内,打开管路夹,将上层血浆移至空袋内。如血浆中红细胞混入量较多,应当经过第 2 次重离心后,把上清液转移至另一空的转移袋中,热合断离。

6. 将血浆按同规格的保存液袋扣皮称重后粘贴标签,标示容量。

7. 将制备的新鲜血浆平整放置到血浆速冻机的冷冻架内,进行速冻。

8. 新鲜血浆速冻完成后,放置到-20℃以下条件保存。

【方法学评价】

本试验介绍了常规的手工分离制备新鲜冰冻血浆的方法。此外还有机器单采血浆的方法。

【注意事项】

1. 200ml 全血采集时间>7min,或 300ml 全血采集时间>10min,或 400ml 全血采集时间>13min,所采集的全血不可用于制备新鲜冰冻血浆。

2. 热合切断前检查标签是否完整,粘贴位置是否正确,热合切断后检查封口有无渗漏。

3. 应当将新鲜血浆快速冻结,建议在 60min 内将中心温度降至-30℃以下。

实验七　红细胞悬液的配制

【实验原理】

在许多血清学方法中,常用到一定浓度(10%、5%、2%、1%)的红细胞悬液。抗原与抗体特异性结合须遵循适当的量比关系,只有二者比例适合才能出现最佳反应结果,足够量的红细胞有助于反应结果的判读和评分。

【标本、试剂与器材】

1. 标本　抗凝全血。

2. 试剂　生理盐水。

3. 器材　试管、试管架、移液管、台式离心机。

【操作步骤】

1. 取至少 1ml 抗凝血,加入 10ml 试管中,1 000g 离心 5min,弃去上层血浆。

2. 加入生理盐水 5ml,混匀,洗涤,1 000g 离心 5min,弃去上清液。重复操作 2~3 次,末次洗涤后的上清液应清亮并完全弃去。

3. 不同浓度红细胞悬液的配制

(1) 10% 红细胞悬液的配制:取试管 1 支,加入洗涤后的浓缩红细胞液 1 滴,加入生理盐水 9 滴,制备成 10% 红细胞悬液。

(2) 5% 红细胞悬液的配制:取试管 1 支,加入洗涤后的浓缩红细胞液 1 滴,加入生理盐水 19 滴,制备成 5% 红细胞悬液。

(3) 2% 红细胞悬液的配制:取试管 1 支,加入洗涤后的浓缩红细胞液 1 滴,加入生理盐水 49 滴,制备成 2% 红细胞悬液。

(4) 1% 红细胞悬液的配制:取试管 1 支,加入洗涤后的浓缩红细胞液 1 滴,加入生理盐水 99 滴,制备成 1% 红细胞悬液。

【注意事项】

1. 自己配制的红细胞悬液只限当天使用,除非加入红细胞保存液,保证红细胞能长时间稳定。

2. 红细胞悬液的浓度不必特别精确。

实验八　抗球蛋白试验

大部分 IgG 抗体与具有相应抗原的红细胞在盐水介质中能够特异性结合,但一般不产生肉眼可见的凝集,该类抗体称为不完全抗体。加入抗球蛋白血清后,以其搭桥出现凝集,该试验称为抗球蛋白试验,也称为库姆斯(Coombs)试验。抗球蛋白试验是输血学中最重要的试验技术,主要应用于诊断新生儿溶血病、自身免疫溶血性疾病、药物诱导免疫性溶血性疾病和常规输血前相容性检查试验(抗体筛查、抗体鉴定及交叉配血)。抗球蛋白试验分为直接抗球蛋白试验(direct antiglobulin test,DAT)和间接抗球蛋白试验(indirect antiglobulin test,IAT)。

一、直接抗球蛋白试验

【实验原理】

直接抗球蛋白试验是检测红细胞在体内是否被不完全抗体和/或补体致敏的一种方法。不完全抗体在体内与相应红细胞抗原结合,红细胞不出现肉眼可见的凝集,当加入抗球蛋白试剂后,则出现凝集反应。

【标本、试剂与器材】

1. 标本　EDTA 抗凝血。

2. 试剂　阳性对照(用 IgG 抗 D 致敏的 5% RhD 阳性红细胞悬液)、阴性对照(正常人 5% RhD 阳性红细胞悬液)、抗球蛋白试剂、IgG 致敏 5% 红细胞悬液、生理盐水。

3. 器材　10mm×60mm 试管、试管架、移液管、台式离心机。

【操作步骤】

1. 待检标本 5% 红细胞悬液配制　取 2 滴待检抗凝全血标本,用生理盐水洗涤 3 次,末次洗涤后,将上清液全部倒出,尽量吸干,用生理盐水配成 5% 的红细胞悬液。

2. 标记 3 支试管,分别为待检管、阴性对照和阳性对照。按照实验八表 1 加入各反应物。

实验八表 1　直接抗球蛋白试验

反应物	待检管/滴	阴性对照/滴	阳性对照/滴
5% 待检标本红细胞悬液	1		
5% 阴性对照红细胞悬液		1	
5% 阳性对照红细胞悬液			1
多特异性抗球蛋白试剂	1	1	1

3. 混匀,1 000g 离心 15s,肉眼和显微镜下观察凝集记录反应结果。

4. 如果使用的是多特异性抗球蛋白试剂或抗 C3 抗球蛋白试剂,将未出现反应的试管置室温孵育 5min,再离心,观察凝集。

5. 试验结果阴性时,应按照试剂说明书要求验证阴性结果的正确性。加 1 滴 IgG 致敏 5% 红细胞悬液于未出现凝集的试管中,1 000g 离心 15s,肉眼观察凝集,记录反应结果。

【实验结果】

1. 阳性对照管凝集。阴性对照管不凝集,待检红细胞凝集者为阳性,不凝集者为阴性。

2. 如果加入多特异性抗球蛋白试剂结果为阳性者,应继续用单特异性抗球蛋白试剂(抗 IgG、抗 C3)进行试验,以便确定红细胞是被 IgG 致敏,还是被补体 C3 致敏。使用单特异性抗球蛋白试剂的试验方法与多特异性抗球蛋白试剂相同。

3. 直接离心或经孵育后离心出现的凝集都为阳性反应。IgG 致敏的红细胞经常是直接离心后出现凝集而补体包被的细胞经常是在孵育后容易出现凝集。

4. 如果待检标本红细胞有自身凝集,在检测前应先解决红细胞自身凝集问题。

5. 在第 5 步骤加入 IgG 致敏的红细胞,应该出现凝集,如果仍未凝集表示阴性结果无效,试验应重做。

6. DAT 阴性并不一定说明红细胞上无球蛋白分子,多特异性和抗 IgG 试剂可以检测到每个细胞上 150~500 个分子的 IgG,但自身免疫性溶血性贫血患者的红细胞上包被的 IgG 分子可能少于这个数目。

【注意事项】

1. 标本采集后应尽快进行试验,试验延迟或中途停止可能使抗体从细胞上释放出来。

2. 待检红细胞一定要用盐水洗涤至少 3 次除去红细胞悬液中混杂的血清蛋白,以防止假阴性结果。

3. 离心时间和离心力要按标准操作。

4. 如果要了解在体内致敏红细胞的免疫球蛋白类型,则可分别以抗IgG、抗IgM或抗C3单特异性抗球蛋白试剂进行试验。

5. 红细胞上若吸附抗体较少,自身免疫性溶血性贫血直接抗球蛋白试验可呈阴性反应。

6. 全凝集、冷凝集血标本或脐血标本试验前应充分洗涤,否则产生假阳性。

二、间接抗球蛋白试验

【实验原理】

红细胞在体外与血清(或血浆)孵育,如果血清中含有相应特异性不完全抗体,不完全抗体的Fab段与红细胞相应抗原特异性结合,但不出现肉眼可见的凝集反应,充分洗涤后,去除血清中未结合的游离抗体后,加入抗球蛋白试剂,抗球蛋白抗体Fab段和红细胞膜上不完全抗体的Fc段结合,以此抗球蛋白搭桥,形成肉眼可见的凝集反应。

【标本、试剂与器材】

1. 标本　待检者血清(或血浆)、待检者5%红细胞悬液。

2. 试剂　多特异性抗人球蛋白试剂(抗IgG+抗C3)、IgG致敏5%红细胞悬液、5% O型红细胞悬液、阳性对照、阴性对照、生理盐水。

3. 器材　10mm×60mm试管、试管架、移液管、台式离心机、37℃恒温水浴箱。

【操作步骤】

1. 标记4支试管,分别为待检管、阴性对照、阳性对照和自身对照,按照实验八表2加入各反应物。

实验八表2　间接抗球蛋白试验

反应物	待检管/滴	阴性对照/滴	阳性对照/滴	自身对照/滴
待检者血清	2			2
阴性对照		2		
阳性对照			2	
5% O型红细胞悬液	1	1	1	
5%待检者红细胞悬液				1

2. 混匀,37℃孵育60min。

3. 用生理盐水洗涤红细胞3次,末次洗涤后,彻底去除上清液。

4. 在4支试管里各加2滴多特异性抗人球蛋白试剂,混匀。

5. 1 000g离心15s,轻轻摇动试管,观察凝集。

6. 如第5步未出现凝集,在无凝集的试管里加IgG致敏5%红细胞悬液,1 000g(3 000r/min)离心15s,观察凝集,如仍未出现凝集,则表明第3步洗涤不彻底,抗球蛋白试剂与未洗净的游离抗体结合,或者抗球蛋白试剂失效。如出现凝集,则表明阴性结果是可靠的。

【实验结果】

阳性对照管凝集,阴性对照管不凝集,待检管凝集为IAT阳性,IAT阳性表示待检者血清或血浆中有针对红细胞的抗体,如果自身对照管没有凝集,则待检者血清中的抗体可能为同种抗体,如果自身对照管有凝集,则该抗体可能为自身抗体。

【注意事项】

1. 孵育时间和温度 孵育是抗体致敏阶段,孵育时间和温度是影响第一阶段凝集的重要因素。一般情况下,有临床意义的抗体反应适宜温度是30~37℃,对于生理盐水介质,大部分抗体的检测要求的孵育时间是至少30min。

2. 红细胞洗涤应迅速充分,否则抗球蛋白试剂优先和未洗净的球蛋白结合,会出现假阴性结果。

3. 离心力和离心时间十分重要,应按标准操作规程执行,使用商品试剂时应严格按照试剂说明书进行操作。

4. 抗原抗体的比例会影响反应结果,如果增加红细胞数量,则减少每个红细胞结合抗体的量,可能引起假阴性,一般比例是2滴血清加1滴2%~5%红细胞悬液,增加抗体比例有助于弱反应抗体的检出。

5. 混有右旋糖的标本或采集在硅胶试管中的标本可能引起抗球蛋白试验假阳性。

实验九 ABO 血型鉴定

【实验原理】

依据红细胞表面的A抗原及B抗原可将ABO血型系统划分为A、B、O、AB型,而其体内血清中存在相对应的抗体。用已知特异性的血型抗体试剂鉴定红细胞的抗原,同时用已知血型的试剂红细胞鉴定血清中的抗体,根据正反定型结果判定血型。常用检测方法有玻片法、试管法、微柱凝胶血型卡法等。

【器材、试剂与标本】

1. 器材 滴管、玻片、洁净小试管标、标记笔、离心机、显微镜、微柱凝胶血型卡、专用微柱凝胶血型卡离心机等。

2. 试剂 单克隆或多克隆的抗A及抗B试剂、0.8%~1%及2%~5% A_1型、B型和O型试剂红细胞、生理盐水等。

3. 标本 2~4ml抗凝或不抗凝待检血液标本(红细胞与血清已分离或分层)。

【操作步骤】

[玻片法]

1. 取2张洁净玻片,标记为抗A、抗B。

2. 在相应的玻片上分别滴加1滴抗A、抗B试剂。

3. 将待检血液稀释成10%浓度的红细胞悬液,分别加1滴红细胞悬液至相应玻片中,轻摇并充分混匀。

4. 观察有无凝集,2min后仍无凝集则判为阴性。

[试管法]

1. 正定型

(1) 取2支洁净小试管,分别标记抗A、抗B,分别加入抗A和抗B试剂各1滴于试管内,再加入1

滴配制成 2%~5% 的待检红细胞盐水悬液,轻摇混匀。

(2) 以 1 000g 离心 15s。

(3) 轻摇试管使细胞扣悬起,观察有无凝集现象,记录正定型结果。

2. 反定型

(1) 取 3 支洁净小试管,分别标记 A_{1C}、B_C 和 O_C,用滴管分别加入 2 滴受检者血清于试管,再分别加入 1 滴 2%~5% A_1、B 及 O 型试剂红细胞,混匀。

(2) 以 1 000g 离心 15s。

(3) 轻摇试管使细胞扣悬起,观察有无凝集及溶血现象,记录反定型结果。

[微柱凝胶血型卡法]

1. 取出并标记微柱凝胶血型卡,撕去铝箔,垂直放置在卡槽内。

2. 在中性凝胶 A_1 及 B 管中分别加入 50μl 1% A_1 及 B 试剂红细胞,再分别加入 50μl 待检者血浆或血清。

3. 在 A-B-D-Ctrl 四管中分别加入 50μl 配制成 1% 的待检者红细胞悬液。

4. 在室温 18~25℃下孵育 10min。

5. 将卡在专用微柱凝胶血型卡离心机上离心 10min 判读结果。

【实验结果】

ABO 血型检测结果及判定参见实验九表 1;玻片法通过正定型分析,试管法结果联合正反定型结果分析,微柱凝胶血型卡法联合正反定型结果进行判定(要求 Ctrl 管不出现阳性结果,否则结果无效)。

实验九表 1　ABO 血型正反定型结果判定表

正定型(细胞定型)			反定型(血清定型)			判定结果
抗 A	抗 B	抗 A,抗 B	A_{1C}	B_C	O_C	
0	0	0	+	+	0	O
+	0	+	0	+	0	A
0	+	+	+	0	0	B
+	+	+	0	0	0	AB

+,凝集;0,不凝集。

【注意事项】

1. 玻片法结果可疑时,应改用试管法或其他方法进行复查。

2. 试管法正定加样时,诊断试剂与待检红细胞比例多为 1:1,使用的细胞浓度宜控制在 2%~5%,而反定加样时,诊断细胞与待检血清或血浆比例多为 1:2,微柱凝胶血型卡法加样量及浓度须参考相应微柱凝胶血型卡供应商的操作说明书进行。

3. ABO 血型检测出现问题,常见于正反定型结果不一致,首先须要排除操作和技术问题,如离心不当、血清和细胞比例不当、忽略内源性溶血的识别等,其次须要考虑 ABO 血型亚型的存在,以及通过病史资料等确立特殊的生理及病理状态造成的影响,如新生儿反定型,无 ABO 抗体,ABO 异型输血,换血或移植后的血样、意外抗体干扰等。

实验十　RhD 血型鉴定

【实验原理】

用抗 D 抗体试剂通过凝集反应对红细胞上 RhD 抗原进行鉴定。常用检测方法有玻片法、试管法、微柱凝胶血型卡法等。

【器材、试剂与标本】

1. 器材　滴管、玻片、洁净小试管、标记笔、离心机、显微镜、微柱凝胶血型卡、专用微柱凝胶血型卡离心机等。

2. 试剂　单克隆混合(IgM+IgG)抗 D 试剂、RhD 阳性和阴性对照红细胞、生理盐水等。

3. 标本　1~2ml 抗凝或不抗凝待检血液标本(全血标本须将红细胞与血浆分离或分层)。

【操作步骤】

[玻片法]

1. 取 3 张洁净玻片标记为待测、阴性及阳性对照。

2. 在相应玻片上分别滴加 1 滴单克隆混合(IgM+IgG)抗 D 试剂。

3. 滴加 30%~50% 浓度的待检红细胞悬液、RhD 阳性和阴性对照红细胞各 2 滴至相应玻片上,轻摇并充分混匀;观察有无离集并记录结果,2min 后仍无凝集则判为阴性。

[试管法]

1. 取 3 支洁净小试管标记为待测、阴性及阳性对照。

2. 在相应试管中分别滴加 1 滴单克隆混合(IgM+IgG)抗 D 试剂。

3. 再滴加 2%~5% 浓度的待检红细胞悬液、5% RhD 阳性和阴性对照红细胞各 1 滴至相应试管中,充分混匀。

4. 以 1 000g 离心 15s。

5. 轻摇试管使细胞扣悬起,观察有无凝集现象,记录结果。

[微柱凝胶血型卡法]

1. 取出并标记微柱凝胶血型卡,撕去铝箔,垂直放置在卡槽内。

2. 在中性凝胶 D 管中分别加入 50μl 待检者 1% 红细胞悬液。

3. 专用微柱凝胶血型卡离心机上离心 10min,判读结果。

【实验结果】

阴性对照管无凝集,阳性对照管出现凝集,若被检标本管出现凝集则为 RhD 阳性,反之为阴性。

【注意事项】

1. Rh 血型系统的抗体多由后天免疫刺激(输血、妊娠)产生,血型鉴定时不须做抗体检测,亦不能通过抗体检测来推导 Rh 血型。

2. RhD 血型鉴定检测目的可因检测对象出现不同的诊断,对于献血者而言,RhD 初次检测为阴性时须要进一步进行 RhD 阴性确认试验(有条件时加做部分 D 鉴定试验),以免将弱 D 和部分 D 血型误诊为阴性,造成临床给 RhD 阴性患者使用而引起不良的免疫输血反应;对于患者而言,RhD 初次检测为阴性须要进行弱 D 试验,诊断为弱阳性时应建议其输注 RhD 阴性血液制剂。

3. Rh 血型检测出现问题,即 RhD 血型初测与复测不一致或者历史结果比对不一致,首先须要排除操作和技术问题,如离心不当、血清和细胞比例不当、抗 D 试剂的类型(IgG、IgM)及其适用方法等,考虑 Rh 亚型存在及检测试剂的性能差异等,有条件时可以进行 RhD 基因诊断。

实验十一　Rh 表型分型

【实验原理】

用抗 D、抗 E、抗 C、抗 c、抗 e 试剂鉴定待测红细胞上的相应 Rh 血型抗原。

【器材、试剂与标本】

1. 器材　滴管、试管、标记笔、离心机、显微镜。

2. 试剂　抗 D、抗 E、抗 C、抗 c、抗 e 试剂和生理盐水。

3. 标本　2%~5% 的抗凝或不抗凝待检红细胞生理盐水悬液。

【操作步骤】

1. 取 5 支小试管,做好标记,分别加入抗 D、抗 E、抗 C、抗 c、抗 e 试剂 1 滴。

2. 再分别加入 1 滴 2%~5% 的待检红细胞生理盐水悬液。

3. 轻轻混匀,根据试剂厂商的使用说明书进行离心。通常条件是室温,1 000g 离心 15~30s。

4. 轻轻摇动试管,判断结果并记录。

【实验结果】

5 种抗血清与红细胞所确定的 Rh 表型结果判断见实验十一表 1。

实验十一表 1　Rh 表型结果判断

抗血清					表型
抗 D	抗 C	抗 E	抗 c	抗 e	
+	+	−	+	+	CcDee
+	+	−	−	+	CCDee
+	+	+	+	+	CcDEe
+	−	−	+	+	ccDee
+	−	+	+	+	ccDEe
+	−	+	+	−	ccDEE
+	+	+	−	+	CCDEe
+	+	+	+	+	CcDEE
+	+	+	−	−	CCDEE
−	−	−	+	+	ccdee
−	+	−	+	+	Ccdee
−	−	+	+	+	ccdEe
−	+	+	+	+	CcdEe

注:+,凝集;−,不凝集。

1. 如果临床上只要检查 Rh 阳性或阴性,只须用抗 D 血清进行鉴别,如果为阴性反应,应进一步排除弱 D 型,再做 Rh 表型分型。

2. 鉴定结果只与抗 D 血清凝集,不和抗 E、抗 C、抗 c 和抗 e 血清凝集,则待检者为 Rh 缺失型,以"−D−"表示。

实验十二　交叉配血试验

一、盐水介质交叉配血试验

【实验原理】

交叉配血试验,为用血者与献血者的交叉配血反应体系中,若血清存在针对红细胞膜上 ABO 血型或其他血型抗原的 IgM 抗体时,可直接在离心力作用和盐水介质条件下,抗体抗原结合而发生肉眼可见的凝集,亦可在补体参与下进一步引起溶血效应。生理盐水介质交叉配血试验包括主、次侧:主侧检查用血者中是否存在破坏献血者红细胞的 IgM 类红细胞抗体或补体依赖性意外抗体,次侧检查献血者血清中是否存在破坏用血者红细胞的完全性红细胞抗体或补体依赖性意外抗体。

【器材、试剂与标本】

1. 器材　滴管、洁净小试管、标记笔、离心机、显微镜、玻片等。

2. 试剂　生理盐水。

3. 标本　2~4ml 抗凝或不抗凝献血者及用血者血液标本。

【操作步骤】

1. 离心献血者用血者血液标本,使红细胞与血清分离。用生理盐水洗涤献血者及用血者红细胞 3 次,配成 2%~5% 的生理盐水红细胞悬液。

2. 取洁净小试管 2 支,分别标记为主侧及次侧管。

3. 主侧管内加用血者血浆或血清 2 滴及献血者红细胞悬液 1 滴,次侧管加献血者血清 2 滴及用血者红细胞悬液 1 滴,立即混匀。

4. 将 2 支试管放入离心机内以 1 000g 离心 15s。

5. 取出试管,首先用肉眼观察试管上清液有无溶血现象,再轻轻摇动试管,直至红细胞成为均匀的混悬液后,观察有无红细胞凝集。

6. 取 1 张玻片,用滴管分别从主侧管和次侧管内吸取红细胞悬液各 1 滴,均匀滴放在载玻片上,用显微镜观察并记录结果。

【实验结果】

主侧和/或次侧管红细胞均无凝集或无溶血,表示用血者和献血者盐水介质配血相容,献血者血液可以输注。若主侧和/或次侧管内出现红细胞凝集和/或溶血,则表明盐水介质配血不相容。

【注意事项】

1. 盐水介质交叉配血试验时出现红细胞凝集或溶血,应当首先重新进行献血者和用血者 ABO 血型鉴定,排除 ABO 血型鉴定错误导致的不相容结果。

2. 溶血标本不得用于交叉配血试验。

3. 冬季试验温度较低,出现红细胞凝集时,应当排除献血者、用血者血清中存在自身冷凝集素。为排除冷凝集素的干扰,可以把主次侧试管放置在37℃恒温水浴箱内升温一定时间,轻轻摇动试管,取出试管后立即吸取试管内红细胞悬液放置显微镜下观察结果;亦可将反应并离心后的主次侧试管,用预温至37℃生理盐水洗涤3次,重新离心后观察结果。

4. 进行盐水介质交叉配血试验时,红细胞悬液加入血清以后立即离心,即刻观察试验结果。不宜在室温下放置,以免影响试验结果。

二、抗人球蛋白介质交叉配血试验

【实验原理】

悬浮于生理盐水介质中的红细胞由于细胞膜表面大量负电荷的作用,红细胞相互排斥,使细胞间距始终保持在25nm,而IgG相邻两个结合抗原的Fab片段最大距离是14nm。故在适合的温度、时间等条件下,IgG类血型抗体与红细胞膜上相应抗原结合即致敏红细胞,但不能交联而凝集相应的红细胞。抗人球蛋白试剂的主要成分是马或兔抗人球蛋白抗体,这种抗体(第二抗体)可以结合致敏在红细胞膜上的IgG类血型抗体(第一抗体)的Fc段,经抗人球蛋白抗体的"搭桥"作用使原来已经致敏的红细胞发生肉眼可见的凝集。

【器材试剂与标本】

1. 器材 滴管、洁净小试管、标记笔、离心机、显微镜、37℃恒温水浴箱、玻片等。

2. 试剂 生理盐水、抗人球蛋白试剂、3% RhD阳性O型红细胞悬液、IgG类抗D血清。

3. 标本 2~4ml抗凝或不抗凝献血者及用血者血液标本。

【操作步骤】

1. 献血者及用血者血液标本离心后分离出血浆或血清和红细胞;以生理盐水洗涤献血者和用血者红细胞3次,配成2%~5%红细胞悬液。

2. 取3人份O型红细胞并混合,经生理盐水洗涤后取浓缩红细胞液1滴,加入IgG类抗D血清2滴,置37℃水浴1h后取出,以生理盐水洗涤3次后,离心去上清液,再用生理盐水配制成2%~5%阳性对照细胞。

3. 取2支洁净小试管,分别标记主侧和次侧。主侧管加入用血者血清2滴和献血者红细胞悬液1滴,次侧管加入献血者血清2滴和用血者红细胞悬液1滴。

4. 各试管轻轻混匀后,置37℃水浴30min,分别取出后用生理盐水洗涤红细胞3次,倾去上清液。

5. 各试管内加抗人球蛋白试剂1滴,1 000g离心15s后,取出试管并轻轻摇动,肉眼观察试验结果并记录。

6. 取1张洁净玻片,用滴管分别从主侧管和次侧管内吸取红细胞悬液各1滴,均匀滴放在载玻片上,用显微镜观察并记录结果。

7. 在阴性反应管内加入2%~5%阳性对照细胞液1滴,1 000g离心15s后,取出试管并轻轻摇动,肉眼观察。应出现红细胞凝集,否则提示抗人球蛋白试剂失效,交叉配血试验无效,须更换抗人球蛋白试剂后重新检测。

【实验结果】

主侧和/或次侧管红细胞均无凝集或无溶血,表示用血者和献血者血液在抗人球介质配血相容,献血者血液可以输注。若主侧和/或次侧试管内出现红细胞凝集和/或溶血,则表明血液不相容。

【注意事项】

1. 洗涤红细胞操作是抗人球蛋白技术的关键,洗涤时应充分且不能中途停止。延迟试验或中途停止可使细胞上的抗体释放出。洗涤用生理盐水要足量并用力冲入管底,使压积于管底的红细胞松离,切勿用手指堵住管口,进行颠倒混匀,以防皮肤表面的蛋白污染。离心时间和转速参数十分重要,应按试剂说明书要求或实验室建立的作业指导书进行操作。

2. 在使用抗人球蛋白介质交叉配血试验时,应当平行进行盐水介质交叉配血试验。溶血标本不得进行交叉配血试验。

3. 为了证实抗人球蛋白介质交叉配血试验阴性结果的可靠性,在试验结束后必须在阴性管内加入 1 滴阳性对照细胞(IgG 类抗 D 致敏 O 型 RhD 阳性红细胞),离心后应当出现红细胞凝集现象;没有出现预期的红细胞凝集则表明交叉配血试验体系中抗人球蛋白失效,应查找原因后重复试验。

4. 应注意抗人球蛋白介质交叉配血试验的假阳性结果,例如血液标本中含冷凝集素、脐血标本含华通胶、脐血存在较多网织红细胞、抗人球蛋白血清中含有抗转铁蛋白抗体及洗涤不充分时都可能使红细胞产生凝集。

三、低离子聚凝胺介质交叉配血试验

【实验原理】

聚凝胺是一种高价阳性季铵盐多聚物,溶解后产生正电荷,可以大量中和红细胞膜表面的负电荷,减弱红细胞之间的排斥力;使红细胞彼此间的距离缩短,在离心力的作用下,可使正常红细胞发生可逆性的非特异性凝集。低离子溶液(low ionic medium,LIM)降低反应体系的离子强度,增加抗体抗原间的引力,进而促进血型抗体与红细胞膜上相应抗原结合,在低离子介质、聚凝胺的联合作用以及离心作用下,有利于血型抗体尤其是红细胞血型不完全抗体(IgG 类)与相应抗原红细胞发生结合而促进红细胞凝集。离心后加入重悬液,中和聚凝胺的凝集作用,使非特异性的正常红细胞凝集解散,而特异的抗体抗原结合引起的红细胞凝集仍然存在。

【器材、试剂与标本】

1. 器材 滴管、洁净小试管、标记笔、离心机、显微镜、玻片等。

2. 试剂 生理盐水、低离子聚凝胺介质试剂盒。

3. 标本 2~4ml 抗凝或不抗凝献血者及用血者血液标本。

【操作步骤】

1. 献血者及用血者血液标本离心后分离出血浆或血清和红细胞;以生理盐水洗涤献血者和用血者红细胞 3 次配成 2%~5% 红细胞悬液。

2. 取 2 支洁净小试管分别标记主侧和次侧。主侧管加入用血者血清 2 滴和献血者红细胞悬液 1 滴,次侧管加入血者血清 2 滴和用血者红细胞液 1 滴。

3. 每管各加 LIM 溶液 0.6ml,混匀,室温孵育 1min。

4. 每管各加 2 滴聚凝胺溶液,混合后静置 15s。

5. 1 000g 离心 15s 后,弃去上清液。

6. 轻轻摇动试管,目测细胞有无凝集,如无凝集,必须重做。

7. 加入 2 滴重悬液,并轻摇混匀,要求 1min 内肉眼观察结果。

8. 取 1 张洁净玻片,用滴管分别从主侧管和次侧管内吸取红细胞悬液各 1 滴,均匀滴放在载玻片上用显微镜观察并记录结果。

主侧和/或次侧管红细胞均无凝集或无溶血,表示用血者和献血者低离子聚凝胺介质配血相容,献血者血液可以输注。若主侧和/或次侧试管内出现红细胞凝集和/或溶血,则表明配血不相容。

【注意事项】

1. 考虑到聚凝胺介质交叉配血试验对凯尔血型系统的 K 抗原和抗体不能有效检出,此时可以辅助增加抗人球蛋白交叉配血试验。

2. 溶血标本不得用于交叉配血试验。

3. 当冬季实验室温度较低出现红细胞凝集时,应当排除献血者和用血者血清中存在自身冷凝集素。为排除冷凝集素的干扰,可以把主次侧试管放置在37℃恒温水浴箱内升温一定时间,轻轻摇动试管,取出试管后立即吸取试管内红细胞悬液放置于显微镜下观察结果。

4. 临床输血进行交叉配血试验时,应当首先进行盐水介质的交叉配血试验。排除完全性(IgM类)红细胞抗体的存在后,再进行聚凝胺介质交叉配血试验。

5. 聚凝胺是一种抗肝素试剂,所以如果使用含肝素和柠檬酸钠的血标本,应增加聚凝胺的用量来中和肝素,或在试验过程中逐步加入聚凝胺溶液直至红细胞出现凝集为止。

四、微柱凝胶介质交叉配血试验

【实验原理】

将献血者和用血者红细胞及血浆或血清加入到含有抗人球蛋白试剂的微柱凝胶血型卡中进行交叉配血试验,37℃孵育后如果血清中存在针对红细胞抗原的血型抗体(无论是 IgM 类或 IgG 类红细胞血型抗体)与对应的红细胞发生凝集,形成红细胞凝集团块。凝胶柱中的凝胶具有分子筛作用,离心时可阻止凝集的红细胞下沉,而留在微柱的上层。如果血清中不含有针对红细胞膜上血型抗原的抗体,经过孵育、离心后,红细胞仍然以单个分散形式存在,经离心力作用顺利通过凝胶分子筛,全部下沉到微柱管底部,形成红细胞扣。

【器材、试剂与标本】

1. 器材　37℃微柱凝胶血型卡专用孵育器及离心机、移液器等。

2. 试剂　用于交叉配血试验的微柱凝胶血型卡、生理盐水、专用红细胞稀释液等。

3. 标本　2~4ml 抗凝或不抗凝献血者及用血者血液标本。

【操作步骤】

1. 离心献血者、用血者血液标本,使红细胞与血清或血浆分离。用生理盐水洗涤献血者及用血者红细胞 3 次,再用红细胞稀释液配成 1% 红细胞悬液。

2. 取出交配血试验的微柱凝胶血型卡并标记好主侧和次侧孔,撕去铝箔,垂直放置在卡槽内。

3. 主侧管内加入用血者血清或血浆 25μl 和献血者 1% 红细胞 50μl,次侧管加献血者血清或血浆 25μl 及用血者 1% 红细胞悬液 50μl。

4. 将加样后的微柱凝胶血型卡置于专用孵育器内,37℃孵育 15min。

5. 取出试剂卡,放置专用离心机离心 10min。

6. 取出试剂卡,肉眼观察结果。

【实验结果】

1. 阴性结果　主侧和次侧管内红细胞完全沉降于凝胶管底部,表明用血者与献血者配血相容,献血者血液可以输注。

2. 阳性结果　主侧和/或次侧管内红细胞凝集块位于凝胶表面或凝胶中,或者出现溶血,表明用血者与献血者配血不相容。

【注意事项】

1. 抗人球蛋白试剂在试验前已经预先加入到凝胶微柱内,进行离心时红细胞和血清成分以不同的速度通过微柱(重力加速度不同),从而避免了血清中未结合的球蛋白先进入微柱内中和抗人球蛋白试剂的可能性,因此进行交叉配血试验时红细胞不须要洗涤也不会出现钩状效应。

2. 溶血标本不得用于交叉配血试验。

3. 微柱凝胶介质交叉配血试验结果判定直观、可靠,并可以保存。其也可以使用数码照相机留取试验结果图像存档备用:有利于标准化,可以使用全自动设备进行交叉配血试验,避免人为操作失误。

4. 凝胶介质交叉配血试验不适于直接抗球蛋白试验阳性(即已致敏)的红细胞检测,必要时需要增加自身对照来排除干扰。

5. 微柱凝胶血型卡使用前要仔细检查卡内凝胶,不能出现气泡干涸和断裂等异常情况,必要时应用 IgG 类抗 D 致敏 O 型 RhD 阳性红细胞验证凝胶内抗人球蛋白试剂的有效性,以免抗人球蛋白试剂失效导致的配血风险。

实验十三　红细胞意外抗体的筛选

【实验原理】

输血后由于外源性抗原的同种免疫作用,使机体对外源性抗原产生同种免疫抗体,当再次输入相同抗原时就会产生抗原-抗体反应。

应用特定的抗体筛选谱红细胞(1、2、3 号)与待检者血清在不同介质(盐水、酶、抗球蛋白等)中反应,根据反应结果判断待检血浆中是否有意外抗体以及抗体的类别。

用特制的微柱代替普通试管,微柱内注入葡聚糖、蛋白 G 或玻璃微珠等物质,在这些物质上预先分别结合上抗人球蛋白抗体,由干凝胶颗粒具有分子筛作用,抗原-抗体反应后的红细胞通过离心经过微柱,无 IgG 结合的红细胞穿过凝胶到达底部,而红细胞上若有 IgG 抗体结合则会被凝胶中的抗 IgG 拉住,红细胞被阻止在凝胶柱上层或中间。

【器材、试剂与标本】

1. 器材　台式离心机、37℃恒温水浴箱、凝胶血型卡专用孵育器及离心机、血液细胞洗涤离心机。

2. 试剂　抗体筛选谱红细胞、生理盐水、抗人球蛋白试剂凝胶卡。

3. 标本　待检血浆或血清、2%~5% 待检者红细胞盐水悬液。

【操作步骤】

1. 盐水法及抗人球蛋白试验

(1) 取试管 4 支做好标记。

(2) 4 支试管各加待检者血清 2 滴,第 1~3 支试管依次加 1、2、3 号筛选谱红细胞液 1 滴,第 4 支试管加 2%~5% 待检者红细胞悬液 1 滴,1 000g 离心 15s,轻轻摇动试管,肉眼观察有无凝集结果,记录盐水介质反应情况。

(3) 将 4 支试管置于 37℃恒温水浴箱中孵育 30min。

(4) 从水浴箱中取出试管,用生理盐水洗涤 3 次各加抗人球蛋白试剂 1 滴,1 000g 离心 15s,轻轻摇动试管,肉眼观察有无凝集,记录抗人球蛋白介质反应情况。

2. 微柱凝胶血型卡法

(1) 挑选抗 IgG 凝胶血型卡:检查每一个凝胶血型卡是否干涸,是否完整,做好 1~3 号试验标记。

(2) 适当稀释抗体筛查细胞。

(3) 揭开凝胶血型卡的铝封,根据试剂说明书的要求分别加入一定量(通常 50μl)不同的筛选细胞。根据试剂说明书的要求再分别加入一定量的(通常 25μl)血清或血浆。

(4) 按凝胶血型卡说明书要求孵育(37℃ 15min);用专用离心机离心并观察结果。

【实验结果】

待检者自身血清加自身红细胞管无凝集,1、2、3 号筛选谱红细胞出现 ±~4+凝集者为抗体筛选试验阳性。

微柱凝胶试验中细胞完全沉积在微柱底部为阴性结果;细胞仍留在微柱顶部为强阳性结果,凝集的强弱判断见实验十三表 1。

实验十三表 1　凝集的强弱判断

反应凝集强度	现象描述说明
4+	红细胞复合物(凝集)位于凝胶表面
3+	大部分红细胞复合物位于凝胶表面少部分位于凝胶中部
2+	大部分红细胞复合物位于凝胶中部少部分位于凝胶中上部
+	红细胞复合物位于凝胶中下部
±	与同一卡中阴性管结果对照如与阴性结果有差别即为 ±
−	红细胞完全沉积在凝胶管尖底部
溶血	凝胶和液体无凝集或未凝集的红细胞液体出现透明清澈红色(完全溶血) 残留红细胞在胶表面中部或底部液体出现透明清澈红色(不完全溶血)
混合凝集视野	红细胞复合物位于凝胶表面和凝胶底部

【注意事项】

待检者自身血清加自身红细胞管应无凝集,若出现凝集则提示可能存在自身免疫性抗体;如患者近期输过血,则自身抗体、同种抗体均可能存在,须要进一步试验进行鉴别。

在盐水、抗人球蛋白介质中,1、2、3 号筛选谱红细胞只要有一个或一个以上试管出现 ±~4+凝集,表示待检者血清中存在意外抗体,须进一步鉴定抗体特异性。

4 支试管均无凝集表示待检者血清中无意外抗体。

对有妊娠史或输血史的患者,输血前应进行意外抗体筛选试验,献血者血浆也应进行意外抗体筛选试验。

实验十四　吸收和放散试验

红细胞抗原与相应抗体在适当条件下可发生凝集或致敏,使抗体吸附在红细胞上。如改变某些条件,抗体可从结合的细胞上放散下来,这种试验方法称为吸收放散试验。根据试验目的不同,吸收放散试验可以是一个试验,也可以分别是两个试验。

一、吸收试验

当受检红细胞加入已知抗体效价的抗血清后,若红细胞上有相应抗原,便吸收血清中的抗体。再以已知抗原的红细胞滴定,比较吸收前后血清中抗体的效价,便可证明受检红细胞上有无相应抗原以及强度,用此方法可以检测红细胞上弱表达的血型抗原。如果待检血清中含红细胞自身抗体,可能干扰血型检测以及不规则抗体筛选或鉴定,可采用自身红细胞吸收血清中的自身抗体后再进行检测。根据不同的应用目的,吸收试验可有多种方法。

(一) 冷自身抗体的吸收

【实验原理】

高效价的冷自身抗体可能遮盖同时存在的具有临床意义的同种抗体,干扰血型鉴定、交叉配血以及意外抗体筛选和鉴定。用自身红细胞在冷环境中可吸收掉这些自身抗体,使同时存在的同种抗体被检测出来。血液中有冷自身抗体的患者,其红细胞通常已经包被了冷自身抗体,这些冷自身抗体一般在37~45℃用磷酸缓冲盐溶液(phosphate buffered saline,PBS)洗涤3遍可以去除。更有效的方法是用半胱氨酸活化的木瓜酶和二硫苏糖醇混合试剂(ZZAP试剂)去除这些结合的免疫球蛋白和补体。

【器材试剂与标本】

1. 器材　试管、试管架、移液管、台式离心机、37℃恒温水浴箱。

2. 试剂　1% 半胱氨酸活化的木瓜蛋白酶、pH7.3 的 PBS、0.2mol/L 的二硫苏糖醇、抗体鉴定谱红细胞(1组10支)、生理盐水。

3. 标本　待吸收的 2ml 血清或血浆、2ml 自身浓缩红细胞。

【操作步骤】

1. ZZAP 试剂配制　0.5ml 1% 半胱氨酸活化的木瓜蛋白酶,加 2.5ml 0.2mol/L 的二硫苏糖醇和 2ml pH 值为 7.3 的 PBS,调整 pH 值为 6.0~6.5。

2. 取 1ml 自身浓缩红细胞,加 2ml ZZAP 试剂,混匀,37℃恒温水浴箱孵育 30min。

3. 用生理盐水洗涤 3 次,末次洗涤后以 1 000g 至少离心 5min,尽可能除尽上清液。

4. 加入等体积血清至已处理过的浓缩红细胞中,混匀,4℃放置 30min。期间每 10min 摇动试管 1 次,确保抗原抗体能最大限度接触。

5. 1 000g 离心 5min,将上层血清转移到一支洁净试管中。

6. 可以重复 4、5 步骤,使吸收效果更好,去除自身抗体更完全。

7. 最后一遍吸收后,用试剂谱红细胞检测吸收后的待检血清中同种抗体。

【实验结果】

1. 如果血清中存在同种抗体,两次吸收后,一般可以去除冷自身抗体,使同种抗体能够被检测出来。

2. 用谱红细胞试剂鉴定抗体,若该血清表现出抗体特异性,则表示存在同种抗体。

3. 如果血清与所有谱红细胞试剂都反应,必须继续吸收冷自身抗体。

【注意事项】

1. 近期输过血的患者红细胞不能用于自身吸收,因为血液循环中近期输入的异体红细胞可能会吸收同种抗体。

2. ZZAP 处理红细胞会破坏所有凯尔系统抗原和其他能够被蛋白酶破坏的血型抗原,包括 M、N、Fya、Fyb、S、s 抗原,以及 LW、Gerbich、Cartwright、Dombrock、Knops 系统抗原。如果怀疑自身抗体的特异性属于这些血型系统中的任何一种,就必须换用其他自身吸收方法,如只用 1% 半胱氨酸激活木瓜蛋白酶或 1% 无花果酶处理自身红细胞。

(二)温自身抗体的吸收

【实验原理】

血清中存在的温自身抗体可能遮盖同时存在的具有临床意义的同种抗体,干扰血型鉴定、交叉配血以及意外抗体筛选和鉴定。用自身红细胞在 37℃ 水浴环境中可吸收掉这些温自身抗体,使同时存在的同种抗体被检测出来。血液中有温自身抗体的患者,其红细胞通常已经包被了温自身抗体,用自身红细胞吸收血清中的温自身抗体前,首先要去除红细胞上的温自身抗体。最有效的方法是用 ZZAP 试剂去除这些结合的温自身抗体。

【器材、试剂与标本】

1. 器材　试管、试管架、移液管、台式离心机、37℃恒温水浴箱。

2. 试剂　1% 半胱氨酸活化的木瓜蛋白酶、pH 值为 7.3 的 PBS、0.2mol/L 的二硫苏糖醇、生理盐水。

3. 标本　待吸收的 2ml 血清或血浆、2ml 自身浓缩红细胞。

【操作步骤】

1. ZZAP 试剂配制　0.5ml 1% 半胱氨酸活化的木瓜蛋白酶加 2.5ml 0.2mol/L 的二硫苏糖醇和 2ml pH 值为 7.3 的 PBS,调整 pH 值为 6.0~6.5。

2. 取 1ml 自身浓缩红细胞加 2ml ZZAP 试剂,混匀,37℃恒温水浴箱孵育 30min。

3. 用生理盐水洗涤 3 次,末次洗涤后以 1 000g 至少离心 5min,尽可能除尽上清液。

4. 加入等体积血清至已处理过的浓缩红细胞中,混匀,37℃放置 30min。期间每 10min 摇动试管 1 次,确保抗原抗体能最大限度接触。

5. 1 000g 离心 5min,将上层血清转移到一支洁净试管中。

6. 可以重复 4、5 步骤,使吸收效果更好,去除自身抗体更完全。

7. 最后一遍吸收后,用试剂红细胞检测吸收后的待检血清中同种抗体。

【实验结果】

同"冷自身抗体的吸收"。

【注意事项】

同"冷自身抗体的吸收"。

二、放散试验

抗体与相应的红细胞结合后,无论是引起红细胞凝集还是体内致敏,都可以通过一定的方法将抗体从红细胞上放散下来,再用试剂红细胞检测放散液中抗体的特异性。在血清学试验技术中,抗体放散技术是一种很有临床实用意义的技术,主要运用于抗体特异性鉴定、红细胞弱抗原的鉴定以及新生儿溶血病的诊断等。

根据放散试验的条件不同,将放散试验分为物理放散和化学放散。物理放散方法中,冷放散和热放散常用于 ABO 血型系统抗体放散;化学放散方法中,乙醚放散常用于温反应自身和同种抗体的放散,如 Rh 血型系统抗体放散。

(一)冷放散试验

【实验原理】

当红细胞冰冻时,红细胞膜周围有冰晶形成,在冰晶形成过程中,要吸收周围的水分,导致剩余的细胞外液渗透压升高,造成细胞内渗透压低于周围细胞外液的渗透压,促使细胞内水分向细胞外渗透,最终导致细胞解体。

当细胞膜破碎时结合在细胞膜抗原上的抗体就脱落下来。冷冻放散试验主要应用于 ABO 新生儿溶血病的实验室诊断。本试验以释放 ABO 血型抗体为例。

【器材、试剂与标本】

1. 器材　试管、试管架、移液管、-70~-20℃冰箱、离心机。

2. 试剂　2% 标准 A、B、O 细胞悬液。

3. 标本　待检红细胞。

【操作步骤】

1. 将待检浓缩红细胞用生理盐水洗涤 6 次,保留最后一次离心上清液,作为对照使用。

2. 取标准小试管 1 支,加入被检浓缩红细胞 0.5ml,同时加入生理盐水 3 滴,混匀。

3. 塞住试管口,轻轻转动试管,使试管内壁表面黏附红细胞,形成红细胞薄层。

4. 将试管水平放置在-70~-20℃冰箱内,快速冷冻 10min。

5. 取出试管,立即使用流动温水冲洗试管外壁,使红细胞快速融化。

6. 将试管放置离心机内,1 000g 离心 5min。立即将上清液转移至另外 1 支标记好的标准小试管内。

7. 分别标记标准小试管 6 支,在 3 支中各加 2 滴放散液和 2% 标准 A、B、O 细胞悬液 1 滴,另外 3 支同时加 2 滴末次洗涤上清液和 2% 标准 A、B、O 细胞悬液 1 滴进行平行对照。

8. 1 000g 离心 15s 后观察试验结果。

【实验结果】

1. 放散液与标准 A 细胞凝集。抗体为抗 A 抗体;与标准 B 细胞凝集,抗体为抗 B 抗体;与两种红细胞均凝集,抗体为抗 A 抗体、抗 B 抗体。

2. 如果仅与标准 O 细胞凝集,与标准 A 细胞、标准 B 细胞均不发生凝集,表明为非 ABO 血型抗体,可以使用谱红细胞试剂进行抗体鉴定。

【注意事项】

根据放散液与何种标准红细胞发生凝集反应来判定抗体的特异性。同时观察末次洗涤上清液与标准红细胞是否发生凝集反应,标准红细胞不凝集,表明洗涤完全,血清中抗体没有残留,试验结果可靠。

(二)热放散试验

【实验原理】

红细胞表面的抗原与血清中的抗体在适宜条件下可以发生结合,导致红细胞发生凝集或致敏。

这种抗原抗体的结合是可逆的,如果改变某些物理条件如提高反应温度,抗体可以从红细胞表面与抗原结合状态转变成为游离状态,成为游离抗体。把已知抗原特异性的红细胞加入放散液内,通过观察细胞是否凝集来鉴定放散液中抗体的种类及其强度,用以判定抗体的特异性或红细胞的弱抗原。这种试验方法常用于 ABO 亚型的鉴定、全凝集或多凝集红细胞的定型、类 B 抗原的鉴定和新生儿溶血病的诊断等。本试验以 A 抗原和 B 抗原鉴定为例。

【器材试剂与标本】

1. 器材　试管、试管架、移液管、37℃恒温水浴箱、离心机。

2. 试剂　抗体效价 32 的抗 A、抗 B 试剂,2% 的标准 A、B、O 细胞。

3. 标本　受检者浓缩红细胞。

【操作步骤】

1. 取受检者浓缩红细胞 2ml,用大量生理盐水洗涤红细胞 6 次。末次洗涤时,采用 1 000g 至少离心 5min。留取末次洗液进行游离抗 A 和抗 B 检测。

2. 在确定没有残留游离抗 A 和抗 B 的浓缩红细胞内加入等量生理盐水,混匀。

3. 将试管放置于 56℃水浴中,不断振摇 10min,以放散红细胞表面上结合的抗体。

4. 将试管取出,立即放置离心机内,以 1 000g 离心 5min。取出试管用吸管立即吸取上层放散液。

5. 取标准小试管 3 支,分别标记 A、B 和 O,每支试管内加入放散液 0.2ml,再分别加入相应 2% 的标准 A、B 和 O 型细胞 0.1ml。

6. 将每支试管轻轻振摇,使红细胞充分混匀,以 1 000g 离心 15s 后观察红细胞凝集反应,记录试验结果。

【实验结果】

1. 放散液与标准 A 红细胞凝集表明被检红细胞存在 A 抗原,为 A 型;与标准 B 细胞凝集表明被检红细胞存在 B 抗原,为 B 型;与标准 A、B 细胞均凝集表明被检红细胞表面存在 A 和 B 抗原,为 AB 型;与标准 AB 胞均不凝集表明被检红细胞表而不存在 A、B 抗原,为 O 型。

2. 放散液与标准 O 细胞凝集表明存在意外抗体,须要使用谱红细胞试剂进一步鉴定抗体的特异性。

【注意事项】

1. 红细胞放散时严格控制温度和时间,避免由于温度过高,导致红细胞破碎;温度过低,导致抗体从红细胞表面释放不完全。

2. 留取的末次洗液应当使用标准 A 细胞和标准 B 细胞进行游离抗 A 和抗 B 检测,只有在末次洗液不能凝集标准红细胞后,方可进行抗体释放,否则必须增加洗涤次数,直到不能检测出游离抗 A 抗体和抗 B 抗体为止。

(三)乙醚放散试验

【实验原理】

乙醚是种挥发性极强的有机溶剂,与红细胞混合,可以破坏红细胞膜结构,导致红细胞破碎,促使与红细胞表面抗原结合的抗体脱落,应用谱红细胞试剂可以鉴定放散液中抗体的特异性。乙醚放散试验主要用于 Rh 血型系统的抗体鉴定。

【器材、试剂与标本】

1. 仪器　试管、试管架、移液管、37℃恒温水浴箱、离心机。

2. 试剂　分析纯乙醚、谱红细胞试剂。

3. 标本　待检浓缩红细胞。

【操作步骤】

1. 将待检浓缩红细胞用生理盐水洗涤 6 次，保留最后一次离心上清液，作为对照使用。

2. 取标准小试管 1 支，加入 1 体积洗涤后的被检浓缩红细胞、等体积生理盐水以及 2 体积的乙醚，颠倒充分混匀 10min。

3. 将试管放进离心机内，以 1 000g 离心 5min。

4. 取出试管，试管内液体分 3 层，从上往下分别为乙醚层、红细胞基质层、放散液层。

5. 用吸管轻轻吸出深红色的放散液，加入已经标记好的试管内。观察放散液，如果放散液浑浊，可重复离心 1 次。

6. 将试管放置 37℃恒温水浴箱内，水浴 30min，尽量让乙醚挥发完全。

7. 使用间接抗球蛋白试验技术，鉴定抗体特异性。

【实验结果】

1. 根据与谱红细胞试剂反应确定抗体的特异性。

2. 如果与所有的谱红细胞试剂均发生凝集反应，表明抗体没有特异性，如果临床诊断为自身免疫性溶血性贫血，应该考虑为自身抗体。

【注意事项】

1. 在放散过程中，如果没有完全去除有机溶剂，放散液中的红细胞溶血或呈黏液状，可能影响试验结果判断。

2. 待放散细胞在放散前必须彻底洗涤，防止放散细胞中残余的血清和抗体影响放散液的鉴定。

3. 有的抗体如 IgM 类抗体，在红细胞洗涤过程中有可能解体而失去抗体活性，为避免该类抗体损失，可用 4℃的冷盐水洗涤红细胞或选择低温的 LISS 液代替生理盐水。

实验十五　新生儿溶血病检测

产前检查包括血清学和非血清学方法，血清学方法主要是检测母体 ABO 血型、RhD 血型、母体血清中 IgG 抗体效价测定。非血清学方法主要是超声波和羊水检测。在妊娠后期和新生儿分娩过程中，一般会发生不同程度的胎母出血，对已初步诊为 HDN 的新生儿，须做产后检查。产后新生儿检查包括以下 3 项试验：新生儿红细胞直接抗球蛋白试验，新生儿红细胞抗体放散试验，新生儿游离抗体试验。

一、母体血清中 IgG 抗体效价测定

【实验原理】

母体血清经连续倍比稀释与选定的红细胞进行反应，通常以肉眼观察到的凝集+的最高血清稀释度倒数来表示效价，属于半定量的测定方法。有些血型抗体（如抗 A 抗体）在血液循环中可有 IgG 及 IgM 两种存在形式。测定 IgG 抗体时，血清标本经巯基试剂处理后可灭活 IgM，再用属于 IgG 抗体的方法进行测定。常用的巯基试剂有二硫苏糖醇（dithiothreitol，DTT）和 2-巯基乙醇（2-mercaptoethanol，2-Me）。现以检测 IgG 类抗 A 抗体为例。

【器材、试剂与标本】

1. 器材　标准血库离心机、细胞洗涤离心机、标准小试管、滴管、微量移液器、试管架、标记笔、竹签、恒温水浴箱等。

2. 试剂　2%~5% 携带 A 标准红细胞、0.2mol/L 2-巯基乙醇(2-Me)多价抗人球蛋白试剂、生理盐水等。

3. 标本　不抗凝血标本。

【操作步骤】

1. 试管法

(1) 取标准小试管 1 支,吸取患者血清 200μl 加入 0.2mol/L 2-Me 200μl 混匀后加塞,放入 37℃恒温水浴箱孵育 30min。

(2) 取标准小试管 10 支,按照血清稀释度用标记笔标记一组标准小试管,1∶1,1∶2,1∶4,1∶8,1∶16……

(3) 在 1∶1 标记标准小试管中加入未稀释患者血清 1 滴,再加入 1 滴生理盐水,在 1∶1 标记标准小试管中吸取 1 滴稀释血清,放入 1∶2 标记试管中,加入 1 滴生理盐水,应用相同方法进行倍比稀释。

(4) 稀释完毕后,在 10 支标准小试管中加入 2%~5% A 型标准红细胞各 1 滴混匀,放入 37℃恒温水浴箱孵育 30min。

(5) 取出标准小试管用生理盐水洗涤 3 次后,每支标准小试管中加入多价抗人球蛋白试剂 1 滴,放入离心机中,1 000g 离心 15s,肉眼观察结果。

2. 微柱凝胶法

(1) 取标准小试管 1 支,吸取患者血清 200μl,加入 0.2mol/L 2-Me 200μl 混匀加塞,放入 37℃恒温水浴箱孵育 10min。

(2) 取小试管 10 支,按照血清稀释度用标记笔标记一组标准小试管,1∶1,1∶2,1∶4,1∶8,1∶16……

(3) 在 1∶1 标记标准小试管中加入未稀释患者血清 1 体积,再加入 1 体积生理盐水,在 1∶1 标记标准小试管中吸取 1 体积的稀释血清,放入 1∶2 标记标准小试管中,加入 1 体积生理盐水,应用相同方法进行倍比稀释至稀释完毕。

(4) 取微柱凝胶血型卡,按照血清稀释度用标记笔标记 1∶1,1∶2,1∶4,1∶8,1∶16……

(5) 分别应用微量移液器吸取标准小试管中患者血清 50μl(1 滴)加入对应微柱凝胶血型卡各孔内。应用微量移液器在各孔内分别加入 0.8%~10% 携带某抗原的悬浮红细胞 50μl(1 滴)混匀,将卡放入 37℃恒温水浴箱孵育 15~30min,取出卡后放入专用离心机离心 5~10min。

(6) 取出卡,肉眼观察结果。

【实验结果】

以凝集+的最高稀释度倒数为效价结果。

【注意事项】

1. 倘若最高稀释度血清凝集在+以上,则表明须继续血清稀释与测定。

2. 在比较研究中,效价差异在 3 个倍比稀释度以上才有临床意义。

二、母婴 ABO 血型不合新生儿溶血病检查

【实验原理】

ABO 血型不合新生儿溶血是由于母婴 ABO 血型不合,母体的 IgG 类抗 A 抗体或抗 B 抗体经过

胎盘进入胎儿血液循环破坏胎儿红细胞所引起。应用直接抗球蛋白试验、新生儿血清游离抗体试验及红细胞抗体释放试验可检出新生儿体内是否存在其母亲来源的致病性抗体,即与自身红细胞反应的血型抗体。

【器材、试剂与标本】

1. 器材　血库标准离心机、细胞洗涤离心机、标准小试管、滴管、试管架、标记笔、竹签、37℃恒温水浴箱等。

2. 试剂　符合国家标准的单克隆或多克隆抗 A、抗 B 血型试剂,符合国家标准 A、B 及 O 型试剂红细胞,2%~5% A、B、O 酶处理细胞,多价抗人球蛋白试剂,5% 菠萝蛋白酶或木瓜蛋白酶,生理盐水等。

3. 标本　不抗凝血标本。

【操作步骤】

1. 血标本预处理

(1) 将患儿不抗凝血标本 3~5ml 加入试管内,放入离心机中 1 000g 离心 5min,用滴管吸取血清,放入另 1 支试管备用。

(2) 在试管内加入 2~3ml 生理盐水,用竹签捣碎血块,吸取悬浮红细胞放入另 1 支试管,重复数次,至不能再吸取出悬浮红细胞为止。

(3) 将数支内含患儿悬浮红细胞的试管分别放入离心机中 1 000g 离心 1min,去除上清液。

(4) 将患儿红细胞加入 1 支试管内,用生理盐水洗涤 3 次,放入离心机中 1 000g 离心 2 次,第 1 次离心 2min,最后 1 次离心 5min,去除上清液,制成浓缩红细胞。

(5) 取 1 滴浓缩红细胞加 16 滴生理盐水配制成 5% 患儿悬浮红细胞液备用。

2. ABO 血型(试管法)

(1) 取试管 2 支,分别用标记笔标记后加抗 A、抗 B 血型试剂各 1 滴,然后加 5% 患儿悬浮红细胞液 1 滴。

(2) 将上述混匀后静置数分钟或放入离心机中,1 000g 离心 15s,肉眼观察结果。

3. 直接抗球蛋白试验

(1) 患儿红细胞用生理盐水洗涤 3~5 次配成 5% 悬浮红细胞液待用。

(2) 取 1 支试管加入多价抗人球蛋白试剂 1 滴,再加患者 5% 悬浮红细胞液 1 滴混匀,放入离心机中 1 000g 离心 15s。肉眼观察结果。

4. 新生儿血清游离抗体试验

(1) 取试管 6 支,用标记笔标记第 1~6,并加入患儿血清各 1 滴。

(2) 在第 1~3 试管内分别加入 A、B 及 O 型试剂红细胞各 1 滴混匀,放入离心机中。1 000g 离心 15s。肉眼观察结果。

(3) 将第 1~3 试管放入 37℃恒温水浴箱孵育 30min,取出 3 支试管用生理盐水洗涤 3 次后,在试管内加入多价抗人球蛋白试剂各 1 滴,放入离心机中,1 000g 离心 15s,肉眼观察结果。

(4) 在第 4~6 试管内分别加入 A、B 及 O 型试剂红细胞各 1 滴混匀,再加入 5% 菠萝蛋白酶或木瓜蛋白酶各 1 滴,放入 37℃恒温水浴箱孵育 30min,取出 3 支试管放入离心机中,1 000g 离心 15s,肉眼观察结果。

5. 新生儿红细胞抗体释放试验(56℃热放散法)

(1) 取试管 1 支加入患儿浓缩红细胞 1ml 与生理盐水 1ml 混匀,放入 56℃ 恒温水浴箱孵育 10min,每隔 15s 轻轻摇动 1 次,到时后期放入离心机中,1 000g 离心 1min,离心机套管内可放入 56℃ 温水,用滴管吸取放散液放入另 1 支试管内。

(2) 取试管 3 支,用标记笔分别标记 A、B、O 细胞,加入放散液各 2 滴,并加入经酶处理的 2%~5% A、B 及 O 型悬浮红细胞各 1 滴,放入 37℃ 恒温水浴箱孵育 30min。

(3) 取出试管,用生理盐水洗涤 3 次后,在试管中加入多价抗人球蛋白试剂 1 滴,放入离心机中 1 000g 离心 15s,肉眼观察结果。

【实验结果】

1. ABO 血型鉴定　出现凝集颗粒或凝集块为阳性结果,未出现凝集的则为阴性结果,见实验十五表1。

实验十五表 1　ABO 血型鉴定

抗 A 血清	抗 B 血清	血型判断
+	−	A
−	+	B
−	−	O
+	+	AB

注:+,阳性;−,阴性。

2. 直接抗球蛋白试验　倘若出现凝集反应判定为阳性结果;倘若不出现凝集反应判定为阴性结果,须在显微镜下观察结果。

3. 新生儿血清游离抗体试验　倘若出现凝集反应判定为阳性结果,倘若不出现凝集反应判定为阴性结果,须在显微镜下观察结果。通常以抗人球蛋白试验结果为准。结果判定见实验十五表2。

实验十五表 2　血清游离抗体试验判定原则

A 细胞	B 细胞	O 细胞	临床意义
+	−	−	存在游离的抗 A 抗体
−	+	−	存在游离的抗 B 抗体
+	+	−	存在游离的抗 A、抗 B 抗体或抗 AB 抗体
−	−	+	存在游离的 ABO 血型以外抗体
+	+	+	存在游离的 ABO 血型以外抗体
−	−	−	不存在游离的抗体

注:+,阳性;−,阴性

4. 新生儿红细胞抗体释放试验(56℃热放散法)　倘若出现凝集反应判定为阳性结果,倘若不出现凝集反应判定为阴性结果,须在显微镜下观察结果。结果判定见实验十五表3。

实验十五表3　红细胞抗体释放试验结果判定原则

酶处理 A 细胞	酶处理 B 细胞	酶处理 O 细胞	临床意义
+	-	-	释放出 IgG 类抗 A 抗体
-	+	-	释放出 IgG 类抗 B 抗体
+	+	-	释放出 IgG 类抗 A、抗 B 抗体或 IgG 类抗 AB 抗体
-	-	+	释放出 ABO 血型以外抗体
+	+	+	释放出 ABO 血型以外抗体
-	-	-	未释放出 ABO 血型抗体

注:+,阳性;-,阴性。

5. ABO 血型不合新生儿溶血病通过直接抗球蛋白试验、新生儿血清游离抗体试验与红细胞抗体释放试验进行综合判断,最后得出诊断,见实验十五表4。

实验十五表4　ABO 血型不合新生儿溶血病结果判定原则

直接抗球 蛋白试验	血清游离 抗体试验	红细胞抗体 释放试验	最后结论
-	-	-	不能证实为由 ABO 血型抗体引起的新生儿溶血病
+	-	-	可疑为新生儿溶血病
-	+	-	可疑为新生儿溶血病
-	-	+	证实为由 ABO 血型抗体引起的新生儿溶血病
+	-	+	证实为由 ABO 血型抗体引起的新生儿溶血病
+	+	-	证实为由 ABO 血型抗体引起的新生儿溶血病
-	+	+	证实为由 ABO 血型抗体引起的新生儿溶血病
+	+	+	证实为由 ABO 血型抗体引起的新生儿溶血病

【注意事项】

1. 倘若新生儿红细胞 ABO 血型鉴定为 O 型,则可排除 ABO 新生儿免疫性溶血病。

2. 由于新生儿红细胞上 A 或 B 抗原密度比成人低,因此被结合的抗体最少,直接抗球蛋白试验结果须在光学显微镜下观察呈弱阳性或阴性。

3. 倘若存在与新生儿红细胞 ABO 血型不相配合的 IgG 类抗 A 抗体或抗 B 抗体时,应诊断 ABO 新生儿免疫性溶血病,即使直接抗球蛋白试验阴性,放散试验阳性也可诊断 ABO 新生儿免疫性溶血病。

三、非 ABO 血型不合新生儿溶血病检查
【实验原理】

非 ABO 血型不合新生儿溶血病是指母亲与新生儿除 ABO 血型以外的血型不合引起的新生儿溶

血病。最常见的是 Rh 血型不合新生儿溶血病,主要是由于孕妇为 RhD 抗原阴性,胎儿为 RhD 抗原阳性而血型不合,并引起胎儿或新生儿溶血。因为初次免疫反应产生 IgM 抗体需要 2~6 个月,且较弱,不能通过胎盘进入胎儿体内,而胎儿红细胞进入母体多数发生在妊娠末期或临产时,故第一胎处于初次免疫反应的潜伏阶段,当再次妊娠发生免疫反应时仅需数天就可出现,主要为 IgG 并能迅速增多,通过胎盘的抗体进入胎儿体内,与胎儿红细胞发生反应导致胎儿红细胞破坏,产生不同程度的溶血。

【器材、试剂与标本】

1. 器材　血库标准离心机、细胞洗涤离心机、标准小试管、滴管、试管架、标记笔、竹签、37℃恒温水浴箱等。

2. 试剂　符合国家标准的单克隆或多克隆抗 D 血型试剂、符合国家标准的 1~11 号鉴定谱细胞、多价抗人球蛋白试剂、磷酸氯喹溶液、生理盐水等。

3. 标本　不抗凝血标本。

【操作步骤】

1. 血标本预处理

(1) 将患儿不抗凝血标本 3~5ml 加入试管内,放入离心机中 1 000g 离心 5min,用滴管吸取血清放入另一支试管备用。

(2) 在试管内加入 2~3ml 生理盐水,用竹签捣碎血块,吸取悬浮红细胞放入另一支试管,重复数次,至不能再吸取出悬浮红细胞为止。

(3) 将数支内含患者悬浮红细胞试管分别放入离心机中 1 000g 离心 1min,去除上清液。

(4) 将患儿红细胞加入一试管内,用生理盐水洗涤 3 次,放入离心机中 1 000g 离心 2 次,第 1 次离心 2min,最后 1 次离心 5min,去除上清液,制成浓缩红细胞。

(5) 取 1 滴浓缩红细胞液加 16 滴生理盐水,配制成 5% 患儿悬浮红细胞液备用。

2. RhD 血型鉴定(试管法)

(1) 取试管 1 支,用标记笔标记后加抗 D 血型试剂各 1 滴,然后加 5% 患儿悬浮红细胞液 1 滴。

(2) 将上述混匀后静置数分钟或放入离心机中,1 000g 离心 15s,肉眼观察结果。

3. 直接抗球蛋白试验

(1) 患儿红细胞用生理盐水洗涤 3~5 次,配成 2%~5% 悬浮红细胞液待用。

(2) 取 1 支试管加入多价抗人球蛋白试剂 1 滴,再加患者 5% 悬浮红细胞液 1 滴,混匀放入离心机中,1 000g 离心 15s,肉眼观察结果。

4. 新生儿血清游离抗体试验

(1) 取试管 24 支分成 2 排,每排试管 12 支分别做好 1~11 与自身标记,每支试管加患儿血清 1 滴。每排 1~11 号试管分别加 1~11 号鉴定谱细胞,自身标记试管加患者 5% 悬浮红细胞液。

(2) 将第一排每支试管内加 1% 菠萝蛋白酶或木瓜蛋白酶液各 1 滴,放入 37℃恒温水浴箱孵育 30min。

(3) 将第二排 12 支试管放入离心机中,1 000g 离心 15s,肉眼观察结果后,再将 12 支试管放入 37℃恒温水浴箱孵育 30min。

(4) 取出第一排 12 支试管放入离心机中,1 000g 离心 15s;取出第二排 12 支试管,用生理盐水洗涤 3 次,在每支试管内加抗人球蛋白试剂各 1 滴,放入离心机中,1 000g 离心 15s。

(5) 肉眼观察结果。倘若肉眼观察无凝集,须在光学显微镜下观察进一步判断有无红细胞凝集。

5. 新生儿红细胞抗体放散试验(磷酸氯喹放散法)

(1) 取标准小试管 1 支,加入浓缩红细胞 0.2ml,磷酸氯喹溶液 0.8ml,颠倒混匀 30min,即放入离心机中 2 000g 离心 5min。

(2) 用滴管吸出深红色层放散液放入另一支标准小试管内备用。

(3) 取标准小试管 12 支分成 1 排,用标记笔标记 1~11 和自身,每支标准小试管加放散液各 1 滴,并在 1~11 号标准小试管内分别加入相应 1~11 号鉴定谱细胞液 1 滴,自身标记标准小试管内加入患儿 5% 悬浮红细胞液 1 滴,放入 37℃恒温水浴箱孵育 30min。

(4) 取出 12 支标准小试管,用生理盐水洗涤 3 次后,在每支标准小试管内加抗人球蛋白试剂各 1 滴,放入离心机中 1 000g 离心 15s。

(5) 肉眼观察结果,倘若肉眼观察无凝集,须在光学显微镜下观察进一步判断有无红细胞凝集。

【实验结果】

1. RhD 血型鉴定(试管法) 出现凝颗粒或凝集块为阳性结果,未出现凝集的则为阴性结果。

2. 直接抗球蛋白试验 倘若出现凝集反应判定为阳性结果。

3. 新生儿血清游离抗体试验 自身对照管内不出现凝集的情况下,倘若 1~11 号标准小试管中任何 1 支或以上试管出现凝集反应就判定为阳性结果,根据不规则抗体鉴定谱细胞反应格局表进一步判断患者血清中存在何类型血型系统中某一种同种抗体;倘若 1~11 号试管中未出现凝集反应,则表示患者血清中不存在此类同种抗体。

4. 新生儿红细胞抗体放散试验(磷酸氯喹) 自身对照管内不出现凝集的情况下,倘若 1~11 号标准小试管中任何 1 支或以上试管出现凝集反应就判定为阳性结果,根据不规则抗体鉴定谱细胞反应格局表进一步判断患者血清中存在何类型血型系统中某一种同种抗体;倘若 1~11 号试管中未出现凝集反应(强度评分 0 分),则表示患者血清中不存在此类同种抗体。

总之,非 ABO 血型不合(绝大多数为 RhD 血型)新生儿溶血病通过直接抗球蛋白试验、新生儿血清游离抗体试验与红细胞抗体释放试验进行综合判断,最后得出诊断,见实验十五表 5。

实验十五表 5 非 ABO 血型不合新生儿溶血病结果判定原则

直接抗球蛋白试验	血清游离抗体试验	红细胞抗体释放试验	最后结论
−	−	−	不能证实为由非 ABO 血型抗体引起的新生儿溶血病
+	−	−	可疑为由非 ABO 血型抗体引起的新生儿溶血病
−	+	−	可疑为由非 ABO 血型抗体引起的新生儿溶血病
−	−	+	证实为由非 ABO 血型抗体引起的新生儿溶血病
+	−	+	证实为由非 ABO 血型抗体引起的新生儿溶血病
+	+	−	证实为由非 ABO 血型抗体引起的新生儿溶血病
−	+	+	证实为由非 ABO 血型抗体引起的新生儿溶血病
+	+	+	证实为由非 ABO 血型抗体引起的新生儿溶血病

【注意事项】

1. 倘若 RhD 血型鉴定初步鉴定为阴性,应进一步行 RhD 阴性确认试验,以排除红细胞弱 D 抗原的可能。

2. 通常非 ABO 血型抗体引起的新生儿溶血病的直接抗球蛋白试验以强阳性为多见。

3. 对除 ABO 血型抗体以外已致敏于红细胞表面的同种抗体,宜应用乙醚放散试验,将含有同种抗体的放散液与一组谱红细胞起反应,以确定其特异性。倘若结果阳性可确认为由何种红细胞血型免疫性抗体(绝大多数为 RhD 抗体)引起的新生儿免疫性溶血病。

实验十六　乙型肝炎病毒检测

乙型肝炎病毒存在于患者的血液及各种体液(汗液、唾液、乳汁、泪液、阴道分泌物等)中,传播途径为血液、性接触、日常生活密切接触和母婴垂直传播。

HBV 的免疫检测指标主要包括乙型肝炎表面抗原(HBsAg)、乙型肝炎表面抗体(HBsAb)、乙型肝炎 e 抗原(HBeAg)、乙型肝炎 e 抗体(HBeAb)、乙型肝炎核心抗体(HBcAb)、乙型肝炎核心抗体 IgM(anti-HBc IgM)以及乙型肝炎病毒前 S1 抗原、前 S1 抗体和前 S2 抗原。

一、乙型肝炎表面抗原测定试验(胶体金法)

【实验原理】

采用双抗体夹心法,在硝酸纤维素膜上预包被胶体金或硒标记的抗 HBs 单克隆抗体 2,与样本中的 HBsAg 结合形成复合物,由于层析作用复合物沿膜向前移动,与硝酸纤维素膜上的抗 HBs 单克隆抗体 1 结合形成"金或硒-抗 HBs 单抗 2-HBsAg-抗 HBs 单抗 1-固相载体"夹心物而凝集显色。游离的金或硒-抗 HBs 单抗 2 则在质控线处与羊抗鼠 IgG 抗体结合而显色。阴性样本仅在质控线处显色。

【器材、试剂与标本】

加样枪或滴管、预包被的试纸条、阴性对照、阳性对照。

【操作步骤】

按试剂盒所附的使用说明书或实验室制定的标准操作规范(standard operating procedure,SOP)进行操作,主要操作过程如下:

1. 检查试剂盒的批号,确定试剂盒在有效期内使用。
2. 打开包装取出检测数量的试纸条,粘贴到试验卡的相应位置。
3. 用加样枪或吸管吸取适量血液标本,加到试纸条的加样区。
4. 将试纸条在室温下温育足够时间(参照说明书)。
5. 读取结果。

【结果判定】

参照试剂盒说明书。在测试后的试纸膜条上检测带与质控带均呈现红色线条为阳性反应,仅有质控带呈现红色为阴性,质控带不呈色时则为试验无效。

【参考区间】

健康人检测结果应为阴性。

【注意事项】

1. 试剂应密闭保存,胶体金或硒试纸条应处于干燥状态,潮湿的试纸条会影响检测结果。

2. 溶血、黏稠及高血脂的样本不适用于本检测方法。

3. 胶体金或硒的检测灵敏度低于 ELISA 和 CLIA，一般多用于急诊初筛检测，不宜作为最终检测结果，应随后进一步用 ELISA 或 CLIA 检测。

二、乙型肝炎表面抗原 HBsAg 测定试验（ELISA 双抗体夹心法）

【实验目的】

通过对献血者血浆中 HBsAg 的检测筛查，防止 HBV 通过血液传播，保证临床用血安全。

【实验原理】

本试验采用酶联免疫法（ELISA）检测标本中的 HBsAg。在微孔条上预包被单克隆乙型肝炎表面抗体，加入待检样本，同时加入多克隆抗乙肝表面抗体-辣根过氧化物酶（hepatitis B surface-horseradish Peroxidase，HBs-HRP），当标本中存在 HBsAg 时，就结合形成抗 HBs-HBsAg-抗 HBs-HRP 复合物，加入 TMB 底物产生显色反应，反之则无显色反应。

【器材、试剂与标本】

1. 器材　加样枪、酶标仪、洗板机、37℃恒温水浴箱、微孔振荡器。

2. 试剂　乙型肝炎表面抗原诊断试剂盒（ELISA）。

3. 标本　血浆、质控品。

【实验步骤】

1. 平衡　将试剂盒各组分从盒中取出，检查试剂批号和有效期，平衡至室温（18~25℃），微孔板开封排板，余者应及时以自封袋封存。

2. 配液　浓缩洗涤液配制前要充分摇匀（如有晶体应充分溶解），浓缩洗液和去离子水按 25 倍稀释后摇匀使用。

3. 加样　用加样枪在 96 孔微孔板内每孔加入待检标本 75μl；设阴性对照 2 孔阳性对照 2 孔，每孔加阴、阳性对照血清各 75μl；同时设空白对照 1 孔；室内质控 1 孔，每孔加室内质控品 75μl。

4. 温育　振荡混匀，用封片纸覆盖反应板，置 37℃恒温水浴箱温育 60min。

5. 在已经加入待测样本和对照的孔中加入 50μl 酶结合物。

6. 低速振荡 10s，用封片纸覆盖反应板，置 37℃恒温水浴箱孵育 30min。

7. 洗涤　用洗板机选择 5 次程序洗板后拍干（每次应保持 30~60s 的浸泡时间）。手工洗板：弃掉反应板孔内液体，用洗涤液注满各孔，静置 30~60s，甩干，重复 5 次后，在干净的吸水纸上拍干。

8. 显色　每孔加显色剂 A、B 各 50μl，混匀，用封片纸覆盖反应板，置 37℃恒温水浴箱孵育 30min。

9. 终止　每孔加终止液 50μl，混匀。

10. 酶标仪判定结果　使用双波长 450nm/620nm 的滤光片比色，读取各孔 OD 值。结果判断必须在反应终止后 10min 内完成。

11. 计算 cut-off（CO）值：

$$\text{cut-off 值} = \text{阴性对照孔 OD 均值} + 0.1$$

若阴性对照 OD 均值<0，则按 0 计算。

12. 检测有效性　若阴性对照 OD 均值≤0.1、阳性对照≥1.0 则检测结果有效。双波长读数，显色剂空白≤0.04，则检测结果有效。单波长读数，显色剂空白≤0.08，则检测结果有效。

【参考区间】

样本 OD 值/cut-off 值者≥1 为阳性，否则为阴性。

【注意事项】

1. 每板试验均应设阴阳性对照和空白对照，同时加室内质控。如室内质控有效、阴阳性对照、空白对照 OD 值符合试剂盒的要求，则试验有效；若空白对照、阳性对照或阴性对照检测结果不符合试剂盒要求或室内质控失控，则视该项检测失败，应重新进行检测。

2. 必须按规定使用经国家药品监督管理局签发的合格试剂。

3. 采用不同全自动酶免分析仪、不同的加样设备以及不同的试剂时，应根据设备和试剂说明书来调整试验步骤和试验参数。手工操作不得长时间中断试验步骤。

4. 此方法仅用于个体的血清或血浆标本的检测，不适用于混合样本以及其他体液样本的检测。

5. 不同厂商、不同品名、不同批号的试剂不得混用。

6. 试剂盒应视为有传染性物质。所有样品、使用过的耗材和废弃液均应按传染源处理。封片纸不能重复使用。

三、HBV 核酸检测

【实验原理】

类似于 DNA 的体内复制。首先待扩增 DNA 模板加热变性解链，随之将反应混合物冷却至某一温度，这一温度可使引物与它的靶序列发生退火，再将温度升高使退火引物在 DNA 聚合酶作用下得以延伸。这种热变性—复性—延伸的过程就是一个 PCR 循环，PCR 就是在合适条件下的这种循环的不断重复。

【器材、试剂与标本】

1. 器材　核酸提取设备、PCR 扩增仪。

2. 试剂　HBV 核酸检测试剂盒。

3. 标本　血浆、质控品。

【操作步骤】

1. 操作前的准备工作

(1) 打开排风装置(开机顺序：先扩增检测室后标本制备室；关机顺序与此相反)。

(2) 开启设备电源，查看设备运行状态。

(3) 根据当天检测标本量准备所需的汇集管。

2. 开启核酸提取设备，按设备操作界面的提示步骤进行操作，提取核酸。

3. 按照 PCR 扩增仪的显示界面提示进行核酸扩增操作。

4. 结果分析。扩增结束后，在操作界面选中所有检测标本，进行结果分析，检查所有参数是否达到预定值；看阴阳对照和质控品是否达到预定值；再看血浆标本的检测结果。

5. 扩增结束后从扩增仪里取出扩增板，切记不能打开扩增管的盖子，尽快水平放进自封袋内封好，拿出扩增区，放到医疗废物桶中，按医疗废物进行处理。

6. 异常结果的分析

(1) 如果出现长时间未能检出核酸阳性，或者核酸阳性率明显低于过往同期检测数据，应该考虑可能产生假阴性的因素。主要存在以下几个方面：

1) 内源性抑制因素：内源性抑制物是指样本本身含有的可以抑制 DNA 聚合酶活性，降低扩增效率的物质。在血液样本中最常见的是血清或血浆中的血红素及其代谢产物，数据异常时应该核查样本是否存在严重溶血等问题的存在。

2) 外源性抑制因素：外源性抑制因素主要来自两个途径：一是采血管，二是提取纯化过程。

采血管不能采用肝素作为抗凝剂。采用 EDTA 抗凝的采血管时，应考虑到 EDTA 有螯合反应体系中锰离子和镁离子的作用。另外采血管可能还有其他干扰反应的成分，数据异常时应该对采血管的性状进行重新核查。

纯化过程有可能引入的包括试剂 EDTA、去垢剂如十二烷基硫酸盐（SDS）、异硫氰酸胍和盐酸胍以及一些有机溶剂。核酸纯化如果不能有效去除这些溶剂，势必影响扩增检测效率。

3) 提取方法和操作因素：有效的核酸提取纯化方法应该是使病毒充分裂解释放出病毒核酸序列，同时又能保证该序列在后续步骤中不被降解或极少降解；最后得到纯化核酸不应含有内源性抑制物和外源性抑制物。

(2) 如果出现阳性率高于过往同期水平或者连续几天均出现阳性、一天内出现多个阳性等情况，应该考虑假阳性的可能。出现假阳性结果主要有三方面原因。

1) 样本间的交叉污染：阳性样本、阳性对照和阳性质控都有可能成为交叉污染的污染源。由于交叉污染经常是偶然发生的事件，发生后很难被发现，因此应该采取避免交叉污染的措施。措施应包括在检测系统评估时，对开盖、样本汇集、加样、核酸纯化等环节进行交叉污染风险评估；在操作要求中应该有避免上述污染产生的措施，包括阳性对照开盖后应更换手套、接触质控品后立刻更换手套、使用带滤芯的吸头等。

2) 扩增产物（扩增子）的污染：扩增产物很小的核酸片段，可以存在于空气中，也可以附着在仪器或操作台表面。当发生假阳性时，应该换用新的耗材，予以排除。

3) 非特异扩增：检测系统也可能会出现非特异的扩增，原因有可能是检测体系本身的问题，也可能是样本中存在的干扰物质造成。

7. 对照试验结果，将汇集检测呈反应性的标本挑出，留待次日进行拆分检测。将汇集检测呈非反应性的标本根据血站要求进行相应处理。

8. 清洁消毒　试验完成后收回剩余的加样针盒，立即移除使用后的耗材、试剂，清理废弃物回收桶。用 75% 医用酒精喷洒空气，用浸泡过 500mg/L 有效氯的湿巾对桌面和仪器台面进行擦拭消毒，用浸泡过 500mg/L 有效氯的拖布对地面进行擦拭消毒。开启紫外线灯及紫外线空气消毒车等，照射实验操作台面和其他表面应达 1h 以上。

【注意事项】

1. 打开空压机，检视压力表显示应大于 0.45MPa。

2. 试验前应确认前次使用之耗材及试剂已完全取下。

3. 试验前应确认试剂槽架已归回原位，确认所有承接盘已归回原位。

4. 在整个的试验操作过程中要勤换手套，尤其在接触样本、阳性对照、质控品后必须及时更换手套。

5. 打开阳性对照、质控品和已知阳性样品前，静置平衡至室温，防止开盖时液体溅出造成污染。有必要将阳性样本的盖子盖好再扔到指定垃圾袋。

6. PCR 扩增管上机之前必须盖紧管盖，不能留有缝隙。

7. 各工作区要有一定的隔离，进入工作区域时应按照试剂储存和准备区→标本制备区→PCR 扩增区→产物分析区的单一方向进行。

8. 各个区域内试验物品应专区专用，各个区域试验设备和物品应有明确的标记，不能混用。

实验十七　丙型肝炎病毒检测

丙型肝炎病毒(HCV)是引起丙型肝炎的病原体。HCV 感染后,血液循环中最早出现的是病毒核酸,同时出现 HCV 核心抗原,然后产生特异抗体,先是 IgM,然后是 IgG,IgG 抗体出现后,可以长时间存在于 HCV 感染者血液循环中。因此,用于判断 HCV 感染的最常用的特异性血清学标志是抗 HCV 抗体。

HCV IgG 抗体的检测是基于间接法或双抗原夹心法原理。抗 HCV 测定试验操作规程(ELISA 双抗原夹心法)如下:

【实验目的】

通过对献血者血浆中 HCV 抗体的检测筛查,防止 HCV 通过血液传播,保证临床用血安全。

【实验原理】

本实验采用双抗原夹心酶联免疫法(ELISA)检测标本中的 HCV 抗体。在微孔条上预包被基因工程重组表达的 HCV 抗原,加入生物素化 HCV 抗原和血清(或血浆)样本,样本中的 HCV 抗体能与包被抗原及生物素化抗原相结合,形成"包被抗原-抗体-生物素化抗原"复合物,然后加入酶标试剂,温育并洗涤后加入 TMB 底物显色。若样本为 HCV 抗体阳性,HRP 催化底物显色,若样本为阴性,则不显色。加入终止液后,通过酶标仪测定吸光度值,从而判定样本中 HCV 抗体的存在与否。

【器材、试剂与标本】

1. 器材　加样枪、酶标仪、洗板机、37℃恒温水浴箱、微孔振荡器。

2. 试剂　丙型肝炎抗体诊断试剂盒(ELISA)。

3. 标本　血浆、质控品。

【实验步骤】

1. 平衡　将试剂盒各组分从盒中取出,检查试剂批号和有效期,平衡至室温(18~25℃),微孔板开封排板,余者应及时以自封袋封存。

2. 配液　浓缩洗涤液配制前要充分摇匀(如有晶体应充分溶解),浓缩洗液和去离子水按 20 倍稀释后使用。

3. 加样　用加样枪在 96 孔微孔板内设阴性对照 3 孔,阳性对照 2 孔同时设空白对照 1 孔,室内质控 1 孔。除空白孔外,每孔加入生物素 50μl,然后分别在相应孔中加入阴阳性对照、室内质控、样品各 50μl。

4. 温育　混匀,置 37℃恒温水浴箱温育 60min。

5. 洗涤　用洗板机选择 5 次程序洗板后拍干(每次应保持 30s 的浸泡时间)。手工洗板:弃掉反应板孔内液体,用洗涤液注满各孔,静置 30~60s,甩干,重复 5 次后,在干净的吸水纸上拍干。

6. 加酶　空白对照孔不加酶标记物,其余孔各加 HCV 酶标记物 100μl。

7. 温育　混匀,置 37℃恒温水浴箱温育 30min。

8. 洗涤　用洗板机选择 5 次程序洗板后拍干(每次应保持 30~60s 的浸泡时间)。

9. 显色　每孔加显色剂 A、B 各 50μl,混匀,用封片纸覆盖反应板,置 37℃恒温水浴箱孵育 30min。

10. 终止　每孔加终止液 50μl,混匀。

11. 酶标仪判定结果　使用双波长 450nm/620nm 的滤光片比色,读取各孔 OD 值。结果判断必须在反应终止后 10min 内完成。

12. 计算 cut-off(CO)值：

$$CO 值 = 阴性对照孔 OD 均值 + 0.12$$

阴性对照 OD 值如果一孔大于 0.10 时应舍弃,两孔或三孔 OD 值大于 0.10 时应重新实验。

若两孔阳性对照 OD 值均小于 0.8,应重新实验。

【参考区间】

样本 OD 值≥CO 值者为 HCV 抗体阳性,样本 OD 值<CO 值者为 HCV 抗体阴性。

【注意事项】

1. 每板试验均应设阴阳性对照和空白对照,同时加室内质控。如室内质控有效、阴阳性对照、空白对照 OD 值符合试剂盒的要求,则试验有效;若空白对照、阳性对照或阴性对照检测结果不符合试剂盒的要求或室内质控失控,则视该项试验失败,应重新进行检测。

2. 必须按规定使用经国家药品监督管理局签发合格的试剂。

3. 采用不同全自动酶免分析仪、不同的加样设备以及不同的试剂时,应根据设备和试剂说明书来调整试验步骤和试验参数。手工操作时,不能长时间中断试验步骤。

4. 此方法仅用于个体的血清或血浆标本的检测,不适用于其他体液样本的检测。

5. 不同厂商、不同品名、不同批号的试剂不得混用。封片纸不能重复使用。

6. 检测必须符合生物安全规定,严格防止交叉污染。试剂盒应视为有传染性物质。所有样品、使用过的耗材和废弃液均应按传染源处理。

实验十八　人类免疫缺陷病毒抗原/抗体检测

人类免疫缺陷病毒(HIV)是获得性免疫缺陷综合征(AIDS)即艾滋病的病因。HIV 主要通过血液传播、性接触和母婴垂直传播等途径传播。

HIV 感染后,感染者血液循环中最早出现的是 HIV 核酸,然后是 P24 抗原,接着出现针对 HIV 相应蛋白如 P24、gp120 和 gp41 等的特异抗体。IgG 抗体产生后,通常会长时间高浓度存在。HIV 感染的血清学检测指标通常包括抗 HIV、P24 抗原等。血清学检测方法包括筛查和确认两类,筛查试验方法常用的有 ELISA、CLIA、免疫层析试验等,确认试验方法有免疫印迹(WB)、重组免疫印迹等。同时可以选用病毒核酸检测。

一、HIV 测定试验(ELISA 夹心法)

【实验目的】

通过对献血者血浆中 HIV 的检测筛查,防止 HIV 通过血液传播,保证临床用血安全。

【实验原理】

采用双抗原夹心法和双抗体夹心法酶联免疫吸附试验,用预包被重组 HIV 抗原和抗 P24 单抗,配以生物素抗体,加入待检血浆后,血浆中的抗 HIV 抗体再与酶标记的 HIV-1+2 型抗原、酶标记亲和素及 TMB 底物产生显色反应,检测人血浆中的 HIV-1 型和/或 HIV-2 型抗体和 HIV P24 抗原。

【实器材、试剂与标本】

1. 器材　加样枪、酶标仪、洗板机、37℃恒温水浴箱、微孔振荡器。

2. 试剂　人类免疫缺陷病毒抗原抗体诊断试剂盒（ELISA）。

3. 标本　血浆、质控品。

【实验步骤】

1. 平衡　将试剂盒各组分从盒中取出,检查试剂批号和有效期,平衡至室温(18~25℃),微孔板开封排板,余者应及时以自封袋封存。

2. 配液　浓缩洗涤液配制前要充分摇匀(如有晶体应充分溶解),浓缩洗液和去离子水按20倍稀释后使用。

3. 加样　用加样枪或手工在96孔微孔板内每孔加入生物素试剂20μl(空白孔除外),同时设阴性对照3孔,1型、2型抗原阳性对照孔各1孔,空白对照1孔,室内质控1孔。分别在相应孔中加入待检标本或阴性对照、阳性对照、室内质控各100μl。

4. 温育　混匀,置37℃恒温水浴箱温育60min。

5. 洗涤　用洗板机选择5次程序洗板后拍干(每次应保持30s的浸泡时间)。手工洗板:弃掉反应板孔内液体,用洗涤液注满各孔,静置30~60s,甩干,重复5次后,在干净的吸水纸上拍干。

6. 加酶　每孔加酶100μl,空白对照孔除外。

7. 温育　混匀,置37℃恒温水浴箱温育30min。

8. 洗涤　用洗板机选择5次程序洗板后拍干(每次应保持30~60s的浸泡时间)。

9. 显色　每孔加显色剂A、B各50μl,混匀,用封片纸覆盖反应板,置37℃恒温水浴箱孵育30min。

10. 终止　每孔加终止液50μl,混匀。

11. 酶标仪判定结果　使用双波长450nm/620nm的滤光片比色,读取各孔OD值。结果判断必须在反应终止后10min内完成。

12. 计算cut-off(CO)值

$$CO 值 = 阴性对照孔 OD 均值 + 0.12$$

阴性对照OD值如果一孔大于0.1时应舍弃,两孔或三孔OD值大于0.1时重新实验。

若两孔阳性对照OD值均小于0.8,应重新实验。

【参考区间】

样本OD值≥CO值者为阳性,样本OD值<CO值者为阴性。

【注意事项】

1. 每板试验均应设阴阳性对照和空白对照,同时加室内质控。如室内质控有效、阴阳性对照、空白对照OD值符合试剂盒的要求,则试验有效;若空白对照、阳性对照或阴性对照检测结果不符合试剂盒的要求或室内质控失控,则视该项检测失败,应重新进行检测。

2. 必须按规定使用经国家药品监督管理局签发合格的试剂。

3. 当采用不同全自动酶免分析仪、不同的加样设备以及不同的试剂时,应根据设备和试剂说明书来调整试验步骤和试验参数。手工操作不得长时间中断试验步骤。

4. 此方法仅用于个体的血清或血浆标本的检测,不能检测含悬浮纤维蛋白或聚集物、重度溶血的样本。

5. 不同厂商、不同品名、不同批号的试剂不得混用。封片纸不得重复使用。

6. 试剂盒应视为有传染性物质。所有样品、使用过的耗材和废弃液均应按传染源处理。终止液为硫酸,使用时应注意安全。

7. 试验时必须严格遵循 HIV 实验室管理规范和生物安全相关规定,防止交叉污染。

实验十九　梅毒螺旋体特异性抗体检测

梅毒属于一种性传播疾病,病原体为梅毒螺旋体(treponema pallidum,TP),又称为苍白密螺旋体,是苍白亚种。人体感染梅毒螺旋体后,可产生多种特异抗体,主要有 IgM、IgG 两类。非特异性抗梅毒螺旋体抗体又称为反应素,是由螺旋体破坏的组织细胞所释放的类脂样物质以及螺旋体自身的类脂和脂蛋白刺激机体产生的 IgM 和 IgG 类抗体。这种抗体也可在非梅毒螺旋体感染的多种急慢性疾病患者的血液中检出。

一、TP 抗体测定试验(ELISA 双抗原夹心法)

【实验目的】

通过对献血者 TP 抗体的检测筛查,防止梅毒螺旋体通过血液传播,保证临床用血安全。

【实验原理】

本实验采用双抗原夹心 ELISA 方法,用于检测血清或血浆样本中的梅毒螺旋体抗体。采用微孔板预包被梅毒螺旋体的基因重组抗原,与血浆中的梅毒螺旋体抗体反应,再加入 HRP 标记基因重组抗原与之结合,然后用 TMB 底物作用显色。根据 OD 值判断梅毒螺旋体特异性抗体是否存在。

【实器材、试剂与标本】

1. 器材　加样枪、酶标仪、洗板机、37℃恒温水浴箱、微孔振荡器。
2. 试剂　梅毒螺旋体抗体诊断试剂盒(ELISA)。
3. 标本　血浆、质控品。

【实验步骤】

1. 平衡　将试剂盒各组分从盒中取出,检查试剂批号和有效期,平衡至室温(18~25℃),微孔板开封排板,余者应及时以自封袋封存。

2. 配液　浓缩洗涤液配制前要充分摇匀(如有晶体应充分溶解),浓缩洗液和去离子水按 20 倍稀释后使用。

3. 加样　用加样枪在 96 孔微孔板内分别在相应孔中加入待测标本各 100μl,同时设阴性对照 3 孔,阳性对照 2 孔,空白对照 1 孔,室内质控 1 孔,每孔加室内质控品或阴、阳性对照血清各 100μl。

4. 温育　混匀,置 37℃恒温水浴箱温育 60min。

5. 洗涤　用洗板机选择 5 次程序洗板后拍干(每次应保持 30s 的浸泡时间)。手工洗板:弃掉反应板孔内液体,用洗涤液注满各孔,静置 30~60s,甩干,重复 5 次后,在干净的吸水纸上拍干。

6. 加酶　每孔加酶标试剂 100μl,空白对照孔除外。

7. 温育　混匀,置 37℃恒温水浴箱温育 30min。

8. 洗涤　用全自动酶免分析系统或洗板机选择 5 次程序洗板后拍干(每次应保持 30~60s 的浸泡时间)。

9. 显色　每孔加显色剂 A、B 各 50μl,混匀,用封片纸覆盖反应板,置 37℃恒温水浴箱孵育 30min。

10. 终止　每孔加终止液 50μl,混匀。

11. 酶标仪判定结果　使用双波长 450nm/620nm 的滤光片比色,读取各孔 OD 值。结果判断必须在反应终止后 10min 内完成。

12. 计算 cut-off(CO)值

$$CO 值 = 阴性对照孔 OD 均值 \times 2.8$$

阴性对照 OD 均值<0.05 时按 0.05 计算。

阴性对照如果一孔 OD 值>0.1 时应舍弃,两孔或三孔 OD 值>0.1 时应重新实验。

若阳性对照 OD 均值≤0.5,实验无效,应重新实验。

【参考区间】

样本 OD 值≥CO 值者为阳性,样本 OD 值<CO 值者为阴性。

【注意事项】

1. 每板试验均应设阴阳性对照和空白对照,同时加室内质控。如室内质控有效、阴阳性对照、空白对照 OD 值符合试剂盒的要求,则试验有效;若空白对照、阳性对照或阴性对照检测结果不符合试剂盒的要求或室内质控失控,则视该项检测失败,应重新进行检测。

2. 必须按规定使用经国家药品监督管理局签发合格的试剂。

3. 采用不同全自动酶免分析仪、不同的加样设备以及不同的试剂时,应根据设备和试剂说明书来调整试验步骤和试验参数。封片纸不得重复使用。

4. 加试剂和样本时应避免产生气泡。

5. 不同厂商、不同品名、不同批号的试剂不得混用。

6. 避免在孵育和保存过程中试剂被阳光暴晒和接触次氯酸等强氧化性物质。

7. 试验应严格遵循生物安全规定,防止交叉感染。试剂盒应视为有传染性物质。所有样品、使用过的耗材和废弃液均应按传染源处理。

二、胶体金试纸条法

【实验原理】

为双抗原夹心模式,硝酸纤维素膜上预包被胶体金标记的重组梅毒抗原(Au-TP-Ag)与样本中的梅毒抗体(anti-TP)结合形成复合物。由于层析作用复合物沿膜向前移动,与硝酸纤维素膜上预包被的重组抗原形成"抗原-抗体-抗原"免疫复合物而凝集显色。游离的 Au-TP-Ag 则在质控线处与 TP 抗体结合而显色。阴性样本仅在质控线处显色。

【器材、试剂与标本】

预包被的试纸条(包括在检测线和质控线分别包被抗 TP 单抗 1 和羊抗鼠 IgG 抗体的硝酸纤维素膜,包被金标抗 TP 抗体 2 的玻璃纤维)、阴性对照、阳性对照。

【实验操作】

按试剂盒所附的使用说明书或实验室制定的 SOP 进行操作。主要操作过程如下:

1. 检查试剂盒的批号,确定试剂盒在有效期内。

2. 打开包装取出检测数量的试纸条,粘贴到试验卡的相应位置。

3. 用加样枪或吸管适量血液标本,加到试纸条的加样区。

4. 将试纸条在室温下温育足够时间(参照说明书)。

5. 读取结果。

【结果判定】

参照试剂盒说明书。金标记层析法则是在测试后的试验膜条上检测带与质控带均呈现红色线条为阳性反应,仅有质控带呈现红色为阴性,质控带不显色时,则为试纸条失效。

【参考区间】

未感染 TP 者,检测结果应为阴性。

【注意事项】

1. 注意试纸条的密封保存,潮湿的试纸条会影响检测结果。检测时,胶体金或硒试纸条应处于干燥状态。

2. 应尽量使用新鲜标本。溶血、黏稠及高血脂样本不适于本方法的检测。

3. 读取结果应在加样后 15min 内,30min 后读取的结果无效。

4. 测试区出现紫红色条带的深浅,不代表抗 TP 抗体的滴度。

三、甲苯胺红不加热血清试验

【实验原理】

甲苯胺红不加热血清试验(tolulized red unheated serum test,TRUST)为梅毒非特异性抗体检测。试剂中的心磷脂作为抗原与抗体发生反应,卵磷脂可加强心磷脂的抗原性,胆固醇可增强抗体的敏感性。这些成分溶于无水乙醇中,在加入水后,胆固醇析出形成载体,心磷脂和卵磷脂在水中形成胶体状包裹在其周围,形成胶体微粒。将此抗原微粒混悬于甲苯胺红溶液中,加入待测血清,血清中的抗体与之反应后,可出现肉眼可见的凝集块。

【器材、试剂与标本】

试剂组成包括 TRUST 抗原混悬液(抗原为心磷脂的甲苯胺红溶液)、反应纸卡、专用滴管、阳性对照和阴性对照。

【实验操作】

按试剂盒所附的使用说明书或实验室制定的 SOP 进行操作。主要操作过程如下:

1. 检查试剂盒的批号,确定试剂盒在有效期内使用。

2. 准备试验卡,将阴性对照、阳性对照、质控品和待测样本加入到反应圈内。

3. 将抗原试剂加入到每一个反应圈内。

4. 轻振试验卡,使样本与试剂充分混匀。

5. 观察凝集状态,读取结果。

如需做效价检测,可将待测血清用生理盐水做倍比系列稀释($1:2$、$1:4$、$1:8$、$1:16\cdots1:2^n$),然后按上述定性方法进行试验。

【结果判定】

阴性:呈粉红色均匀分散沉淀物。

阳性反应:出现粉红色凝集块,根据凝集块大小判定为 1+~4+。

阳性反应若须定量检测,可将待测血清用生理盐水倍比稀释后,按定性方法进行。

【参考区间】

未感染 TP 正常健康人应为阴性。

【注意事项】

1. 试验须在室温(20~25℃)中操作。

2. 待测血清须新鲜、无污染,否则可能出假阳性或假阴性结果。

3. 在规定的时间内及时观察结果。

4. 本法为非特异性血清学筛查试验,阴性结果不能排除梅毒感染,阳性反应结果须进一步做梅毒螺旋体抗体试验确认。

实验二十　巨细胞病毒免疫检测

抗 CMV-IgM 检测(酶联免疫法)

【实验原理】

采用抗人 IgM 抗体包被酶标板,当含有巨细胞病毒 IgM 抗体的样品加入到酶标板上时,抗体与酶标板上固定的抗人 IgM 抗体结合,形成免疫复合物。将与辣根过氧化物耦联的巨细胞病毒重组抗原加入到反应孔中,与固定在酶标板上的巨细胞病毒 IgM 抗体结合形成新的复合物。在酶催化物的作用下,产生显色反应,用酶标仪读取反应结果。

【器材、试剂与标本】

1. 器材　加样枪、酶标仪、洗板机、37℃恒温水浴箱、微孔振荡器。

2. 试剂　梅毒螺旋体抗体诊断试剂盒(ELISA)。

3. 标本　血浆、质控品。

【实验操作】

1. 平衡　将试剂盒各组分从盒中取出,检查试剂批号和有效期,将试剂和待测样本在室温(18~25℃)下平衡 30min,微孔板开封排板,余者应及时以自封袋封存。

2. 配液　浓缩洗涤液配制前要充分摇匀(如有晶体应充分溶解),浓缩洗液和去离子水按 1∶24 倍稀释成洗涤液使用。

3. 加样　用加样枪在 96 孔微孔板内分别在相应孔中加入样本稀释液各 100μl,同时设阴性对照 2 孔,阳性对照 2 孔,空白对照 2 孔,室内质控 1 孔,每孔加室内质控品或阴、阳性对照血清各 100μl,其余各孔加入标本 5μl。

4. 温育　混匀,用封片纸封板置 37℃恒温水浴箱温育 30min。

5. 洗涤　用洗板机选择 5 次程序洗板后拍干(每次应保持 30s 的浸泡时间)。手工洗板:弃掉反应板孔内液体,用洗涤液注满各孔,静置 30s,甩干,重复 5 次后,在干净的吸水纸上拍干。

6. 加酶　每孔加酶标试剂 100μl,空白对照孔除外。

7. 温育　混匀,置 37℃恒温水浴箱温育 30min。

8. 洗涤　用洗板机选择 5 次程序洗板后拍干(每次应保持 30s 的浸泡时间)。

9. 显色　每孔加显色剂 A、B 各 50μl,混匀,置用封片纸覆盖反应板,置 37℃恒温水浴箱孵育 10min。

10. 终止　每孔加终止液 50μl,混匀。

11. 酶标仪判定结果　使用双波长 450nm/620nm 的滤光片比色,先用空白孔校零,读取各孔 OD 值。结果判断必须在反应终止后 30min 内完成。

12. 结果分析

样本 OD 值达到 cut-off 对照平均 OD 值 1.1 倍以上的,则判定为阳性。样本 OD 值达到 cut-off 对照平均 OD 值 0.9 倍以上的,则判定为阴性。样本 OD 值在 cut-off 对照平均 OD 值 0.9 倍到 1.1 倍之间的,则判定为可疑,应重新检测。

阴性对照均值-空白均值≥0.15，或者阳性对照均值-空白均值≤0.5，或者cut-off对照平均OD值-空白均值不在0.15~0.4之间，出现以上任一条件都判定为试验无效，应重新检测。

【参考区间】

cut-off对照平均OD值为参考值，参考值应处于0.15~0.4之间。

【注意事项】

1. 每板试验均应设阴阳性对照和空白对照，同时加室内质控。如室内质控有效、阴阳性对照、空白对照OD值符合试剂盒的要求，则试验有效；若空白对照、阳性对照或阴性对照检测结果不符合试剂盒的要求或室内质控失控，则视该项检测失败，应重新进行检测。

2. 必须按规定使用经国家药品监督管理局签发合格的试剂。

3. 采用不同全自动酶免分析仪、不同的加样设备以及不同的试剂时，应根据设备和试剂说明书来调整试验步骤和试验参数。封片纸不得重复使用。

4. 加试剂和样本时应避免产生气泡。洗涤过程中，应防止冲力过大或浸泡时间过久。

5. 不同厂商、不同品名、不同批号的试剂不得混用。

6. 试验应严格遵循生物安全规定，防止交叉感染。试剂盒应视为有传染性物质。所有样品、使用过的耗材和废弃液均应按传染源处理。

（杨 建 何 智）

教学大纲（参考）

一、课程的性质、地位和目标

输血技术是医学检验技术专业的重要专业课之一。它主要研究与血液和输血相关的基础理论、基本的检查技术应用与扩展、献血服务与血液质量、成分输血与血液制品的应用、输血不良反应和经血液传播疾病的预防与治疗、信息化管理等，研究和推广输血新技术，达到输血的科学性、安全性、有效性。本着中职医学检验技术专业培养高素质实用型技术人才的要求，本教材的教学内容分为重点掌握内容、熟悉内容和了解内容。重点掌握是指学生必须掌握的有关知识，同时会联系实际加以灵活运用；熟悉内容要求学生对其内容清楚明确；了解内容要求学生有一般性认识，供学有余力的学生深入学习参考。编写内容对接临床输血检验实际工作岗位，注重实用性和应用性，以基本的、规范的操作为重点，适当介绍方法学评价，简化项目的临床意义，删除或精炼临床上多年不用或少用的检验项目，适当增加目前国内外输血的最新进展、标准化方法及临床开展的新技术、新方法和新项目，加强质量控制等有关内容。通过该课程的学习，要求学生能掌握常用的临床输血基础理论，应用常用的输血检验技术，同时能针对不同的临床病例提供输血相关诊断与治疗建议。理论讲授应抓住最基本内容，突出重点，讲清难点，并根据学生的接受能力与教学时数适当介绍反映本学科的有关进展和重点难点。实验课可根据教学经费和实验条件，尽可能增加学生动手、动脑的机会。

二、教学环节及教学手段和方法

（一）教学环节

在临床学院的统一组织下实施教学。教学活动分为理论讲授、实践操作、考试三个部分。

（二）教学方法

1. 讲授　要以启发诱导为主，注意培养学生的自学能力。要根据不同章节内容和学生学习的具体情况，采取有效的教学方式。除课堂讲授外，可采用自学、组织讨论等。对学有余力的学生，除要求他们掌握必要的基本概念和基本理论外，还要提高他们课外阅读参考资料的能力。

2. 实验实训　要强调学生通过实验理解输血主要实验技术的基本原理，掌握注意事项，进行正规操作训练，培养其严格的科学作风和综合分析能力。学生按规程完成实验，记录实验现象和结果，进行分析讨论，写出实验报告。实验课的老师要保障实验课仪器、材料供应，课前完成预实验，保证学生能成功完成实验。

3. 自学　包括课前预习、课后复习和阅读参考书等方面的内容。教师要注意对学生的指导，必要时可组织讨论。

三、学时及进度分配表（99 学时）

课程内容	理论学时	实训学时	小计
绪论	1	/	1
第一章　安全献血	8	/	8

课程内容		理论学时	实训学时	小计
第二章	血型及其相关检测技术	8	31.5	39.5
第三章	血液成分的制备与保存	8	5.5	13.5
第四章	输血流程管理	6	/	6
第五章	临床输血	8	/	8
第六章	输血不良反应	6	/	6
第七章	免疫性溶血性疾病的检测	6	2	8
第八章	其他输血治疗技术	2	/	2
第九章	输血安全与管理	4	/	4
第十章	相关法律、法规和行业标准	3	/	3
总计		60	39	99

四、主要教学内容和要求

单元	教学内容	要点	教学目标	参考学时	
				理论	实验
绪论	一、输血概念、输血发展史	1. 输血医学、输血技术的概念	掌握	1	
		2. 国外输血发展史	掌握		
		3. 国内输血发展史	掌握		
	二、现代输血医学的主要领域	1. 免疫血液学	熟悉		
		2. 输血安全	熟悉		
		3. 成分输血	熟悉		
		4. 输血的质量管理等方面	了解		
	三、输血医学发展前景和面临的挑战	1. 进一步提高输血安全性,防止经血传播传染病	了解		
		2. 无偿献血	了解		
		3. 输血新技术的应用	熟悉		
		4. 输血管理学的发展	了解		
第一章 安全献血	一、献血者的教育、动员和招募	1. 献血者教育、动员和招募的原则、目标	掌握	8	
		2. 献血者教育、动员和招募活动的方法、评估	熟悉		
	二、献血者的健康检查和血液筛查	1. 献血者健康检查	掌握		
		2. 血液筛查	熟悉		
	三、血液的采集	1. 采血前准备	熟悉		
		2. 血液采集	掌握		
		3. 血液采集的质量控制	熟悉		
		4. 单采技术	掌握		
	四、献血不良反应、并发症及处理	1. 献血不良反应、并发症的诱发因素	了解		
		2. 献血不良反应、并发症的处理	了解		

单元	教学内容	要点	教学目标	参考学时	
				理论	实验
第二章 血型及其相关检测技术	一、血型系统检测	1. 红细胞血型系统及其检测技术	掌握	8	31.5
		2. 人类白细胞抗原系统及其检测技术	掌握		
		3. 血小板血型系统及其检测技术	掌握		
	二、输血相关疾病检测	1. 乙型肝炎病毒的检测	熟悉		
		2. 丙型肝炎病毒的检测	熟悉		
		3. 人类免疫缺陷病毒抗体检测	熟悉		
		4. 梅毒的检测	熟悉		
		5. 其他输血相关疾病检测	了解		
第三章 血液成分的制备与保存	一、成分血的制备与保存	成分血的制备与保存	熟悉	8	5.5
	二、红细胞的制备与保存	1. 浓缩红细胞	掌握		
		2. 悬浮红细胞	掌握		
		3. 去白细胞红细胞	掌握		
		4. 洗涤红细胞	掌握		
		5. 冰冻红细胞与冰冻解冻去甘油红细胞	熟悉		
		6. 年轻红细胞	熟悉		
	三、血小板的制备与保存	1. 浓缩血小板	掌握		
		2. 混合浓缩血小板	掌握		
		3. 单采血小板	掌握		
		4. 去白细胞单采血小板	掌握		
	四、血浆及冷沉淀的制备与保存	1. 血浆	掌握		
		2. 冷沉淀	掌握		
	五、粒细胞的制备与保存	1. 制备方法	掌握		
		2. 质量标准	熟悉		
		3. 保存	了解		
	六、造血干细胞的制备与保存	1. 外周血干细胞	熟悉		
		2. 脐带血干细胞	熟悉		
	七、辐照血液	1. 辐照技术	掌握		
		2. 辐照血液的制备、保存和质量控制	熟悉		
	八、血液制品病毒灭活	1. 血液制品病毒灭活的概念和基本要求	熟悉		
		2. 血液制品病毒灭活的基本方法	熟悉		

单元	教学内容	要点	教学目标	参考学时 理论	参考学时 实验
第四章 输血流程管理	一、血液出入库管理	1. 血液入库	掌握	6	/
		2. 血液储存	掌握		
		3. 血液发放	掌握		
		4. 血液运输	掌握		
	二、临床输血流程管理	1. 输血前准备与患者血液管理	熟悉		
		2. 患者标本的采集、运送与接收	熟悉		
		3. 输血前传染病标志物检测	熟悉		
		4. 输血相容性检测技术	熟悉		
		5. 血液的发放	熟悉		
		6. 血液输注	熟悉		
		7. 输血后评估	了解		
第五章 临床输血	一、全血输注和成分输血	1. 全血输注	掌握	8	/
		2. 红细胞输注	掌握		
		3. 血小板输注	掌握		
		4. 粒细胞输注	掌握		
		5. 血浆输注	掌握		
		6. 冷沉淀输注	掌握		
		7. 血浆蛋白制品输注	掌握		
		8. 血浆代用品输注	掌握		
		9. 辐照血液输注	掌握		
	二、自体输血	1. 储存式自体输血	熟悉		
		2. 稀释式自体输血	熟悉		
		3. 回收式自体输血	熟悉		
	三、其他特殊情况输血	1. 紧急输血			
		2. 大量输血	了解		
		3. 肝移植患者输血	了解		
		4. 弥散性血管内凝血患者输血	了解		
		5. 新生儿和婴幼儿输血	了解		
		6. 老年患者输血	了解		
		7. 自身免疫性溶血性贫血输血	了解		
		8. 新生儿溶血病输血	了解		

单元	教学内容	要点	教学目标	参考学时	
				理论	实验
第六章 输血不良反应	一、免疫相关输血不良反应	1. 发热性非溶血性输血反应	掌握	6	/
		2. 过敏性输血反应	掌握		
		3. 溶血性输血反应	掌握		
		4. 血小板无效输注及输血后紫癜	掌握		
		5. 输血相关移植物抗宿主病	掌握		
		6. 输血相关性急性肺损伤	掌握		
	二、非免疫性相关输血不良反应	1. 细菌性输血反应	掌握		
		2. 输血相关性循环超负荷	掌握		
		3. 柠檬酸中毒	熟悉		
		4. 输血相关的电解质及酸碱平衡失调	熟悉		
		5. 体温过低	熟悉		
		6. 出血倾向	熟悉		
		7. 肺微血管栓塞	熟悉		
		8. 含铁血黄素沉着症	熟悉		
	三、输血不良反应发生后的处理	1. 输血反应监测	了解		
		2. 输血反应报告、调查程序	了解		
		3. 输血反应的回报	了解		
第七章 免疫性溶血性疾病的检测	一、新生儿溶血病	1. 分类	熟悉	6	2
		2. 临床表现	了解		
		3. 实验室检查	掌握		
	二、自身免疫性溶血性贫血	1. 分类	熟悉		
		2. 实验室检查	掌握		
第八章 其他输血治疗技术	一、白细胞去除术	1. 概念	掌握	2	/
		2. 技术原理	熟悉		
		3. 临床意义	了解		
		4. 注意事项	了解		
	二、治疗性血液成分去除术	1. 治疗性红细胞去除术	掌握		
		2. 治疗性白细胞去除术	掌握		
		3. 治疗性血小板去除术	掌握		
	三、治疗性血液成分置换术	1. 治疗性血浆置换术	掌握		
		2. 治疗性红细胞置换术	掌握		

单元	教学内容	要点	教学目标	参考学时 理论	参考学时 实验
第八章 其他输血治疗技术	四、细胞治疗	1. 造血干细胞治疗	熟悉		
		2. 间充质干细胞治疗	熟悉		
		3. 自然杀伤细胞治疗	熟悉		
		4. 树突状细胞治疗	熟悉		
	五、其他治疗技术	1. 血液稀释疗法	了解		
		2. 静脉放血疗法	了解		
		3. 光量子血液疗法	了解		
第九章 输血安全与管理	一、输血安全	1. 输血安全的意义	掌握	4	/
		2. 影响输血传播病毒危险性大小的相关因素	了解		
		3. 输血安全的战略和措施	熟悉		
	二、血液检测的质量管理	1. 检测前过程管理	掌握		
		2. 检测过程管理	掌握		
		3. 检测后过程管理	掌握		
		4. 核酸检测的管理	熟悉		
		5. 实验室信息系统的管理	熟悉		
		6. 实验室生物安全管理	熟悉		
	三、成分制备的质量管理	1. 血液成分制备的环境和设施管理	了解		
		2. 血液成分的设备管理	了解		
		3. 血液成分制备的方法和过程管理	掌握		
	四、血液的隔离与放行	1. 血液隔离与放行环境和设施的管理	熟悉		
		2. 血液隔离与放行设备管理	了解		
		3. 血液隔离与放行过程管理	掌握		
	五、血液的储存、发放和运输	1. 血液的储存、发放和运输环境和设施管理	熟悉		
		2. 血液的储存、发放和运输的设备管理	了解		
		3. 血液的储存、发放和运输过程管理	掌握		
	六、临床输血的质量管理	1. 医院用血管理委员会及其职能	了解		
		2. 输血科(血库)	熟悉		
		3. 血液预订、入库、储存管理	掌握		
		4. 血液储存的温度监控	掌握		
		5. 发血管理	掌握		
		6. 用血过程管理	掌握		
		7. 临床输血相容性检测管理	掌握		

续表

单元	教学内容	要点	教学目标	理论	实验
第十章 相关法律、法规和行业标准	一、血液管理相关法律、法规和行业标准的建设与发展		了解	3	/
	二、血液管理相关法律、法规和标准摘要	1.《血站操作技术规程》摘要	熟悉		
		2.《临床输血技术规范》摘要	熟悉		
		3.《医疗机构临床用血管理办法》摘要	熟悉		

五、实验实训

(一) 实验目的

1. 通过实验课,进一步验证课堂理论,加深对理论知识的理解,从而牢固掌握输血学的基本知识。
2. 通过实验课,加强基本技能的训练。

(二) 实验内容与课时安排

序列	实验名称	实验时数(学时)
1	实验一 悬浮红细胞的制备	0.5
2	实验二 洗涤红细胞的制备	0.5
3	实验三 冰冻、解冻去甘油红细胞的制备	0.5
4	实验四 浓缩血小板的制备	0.5
5	实验五 冷沉淀的制备	0.5
6	实验六 新鲜冰冻血浆的制备	2
7	实验七 红细胞悬液的配制	1
8	实验八 抗球蛋白试验(直接抗球蛋白试验;间接抗球蛋白试验)	2
9	实验九 ABO 血型鉴定	2
10	实验十 RhD 血型鉴定	1
11	实验十一 Rh 表型分型	2
12	实验十二 交叉配血试验(盐水介质交叉配血试验;抗人球蛋白介质交叉配血试验;低离子聚凝胺介质交叉配血试验;微柱凝胶介质交叉配血试验)	10
13	实验十三 红细胞意外抗体的筛选	2
14	实验十四 吸收和放散试验(吸收试验;放散试验)	4
15	实验十五 新生儿溶血病检测(母体血清中 IgG 抗体效价测定;母婴 ABO 血型不合新生儿溶血病检查;非 ABO 血型不合新生儿溶血病检查)	2
16	实验十六 乙型肝炎病毒检测[乙型肝炎表面抗原测定试验(胶体金法);乙型肝炎表面抗原 HBsAg 测定试验(ELISA 双抗体夹心法);HBV 核酸检测]	2

序列	实验名称	实验时数（学时）
17	实验十七 丙型肝炎病毒检测	0.5
18	实验十八 人类免疫缺陷病毒抗原/抗体检测	2
19	实验十九 梅毒螺旋体特异性抗体检测［TP 抗体测定试验（ELISA 双抗原夹心法）；胶体金试纸条法；甲苯胺红不加热血清试验（TRUST）］	2
20	实验二十 巨细胞病毒免疫检测［抗 CMV-IgM 检测（酶联免疫法）］	2
	合计	39

课时安排：39 学时。期末安排实验考核，考核成绩记入期末总成绩。

六、考核方式

本课程为必修考试课，考核采用形成性考试加终结性考试相结合的方式。考核要求主要是教学大纲要求的基本知识和基本理论，适当考核学生分析问题和解决问题的能力，简要考核学生对前沿知识的了解程度。

参 考 文 献

[1] 徐群芳,严家来.输血技术[M].北京:人民卫生出版社,2018.

[2] 张家忠,陶玲.临床输血检验技术[M].北京:人民卫生出版社,2020.

[3] 徐群芳,何智.输血学检验[M].北京:中国医药科技出版社,2019.

[4] 胡丽华.临床输血学检验技术[M].6版.北京:人民卫生出版社,2015.

[5] 张纪云,张家忠.临床检验基础[M].南京:江苏科学技术出版社,2015.

[6] 许建荣,李聚林,江朝富.血站技术手册[M].北京:人民卫生出版社,2015.

[7] 孙晓春,龚道元.临床输血学检验技术[M].北京:人民卫生出版社,2014.

[8] 许文荣,林东红.临床基础检验学技术[M].北京:人民卫生出版社,2015.

[9] 刘江.输血管理[M].3版.北京:人民卫生出版社,2013.

[10] 许文荣,林东红.临床基础检验学技术[M].北京:人民卫生出版社,2015.

[11] 张纪云,龚道元.临床检验基础[M].5版.北京:人民卫生出版社,2020.

[12] 魏晴,王娟.临床输血指南[M].北京:科学出版社,2013.

[13] 付涌水.临床输血[M].北京:人民卫生出版社,2013.

[14] 王憬惺.输血技术[M].3版.北京:人民卫生出版社,2013.

[15] 尚红,王毓三,申子瑜.全国临床检验操作规程[M].4版.北京:人民卫生出版社,2015.

[16] 钟禹霖.免疫学检验技术[M].3版.北京:人民卫生出版社,2016.

[17] 李金明.实时荧光PCR技术[M].2版.北京:科学出版社,2016.

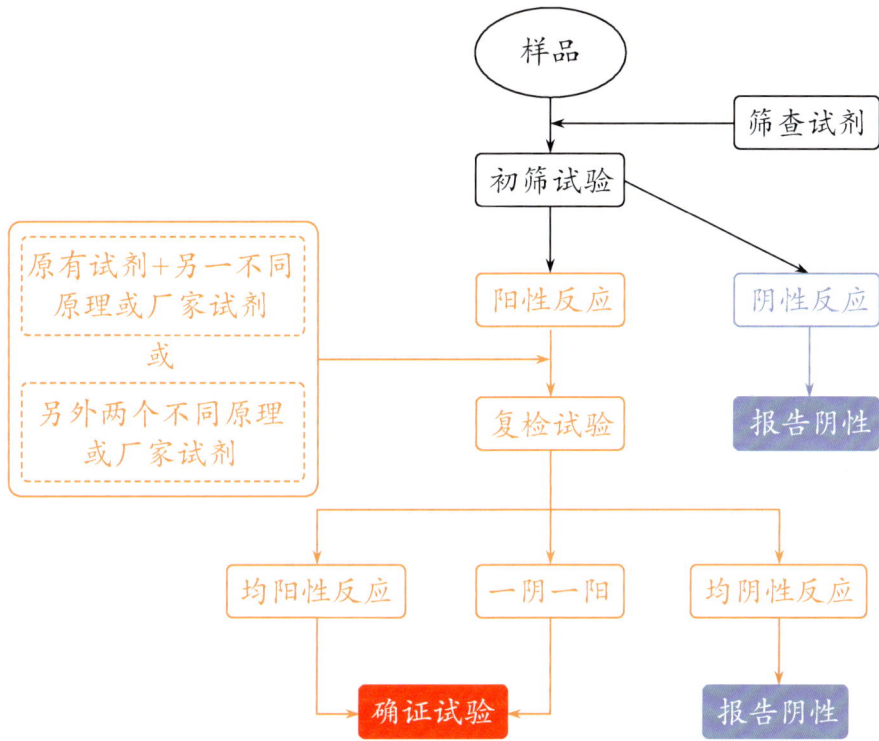

图 2-7　HIV 抗体筛查检测流程图

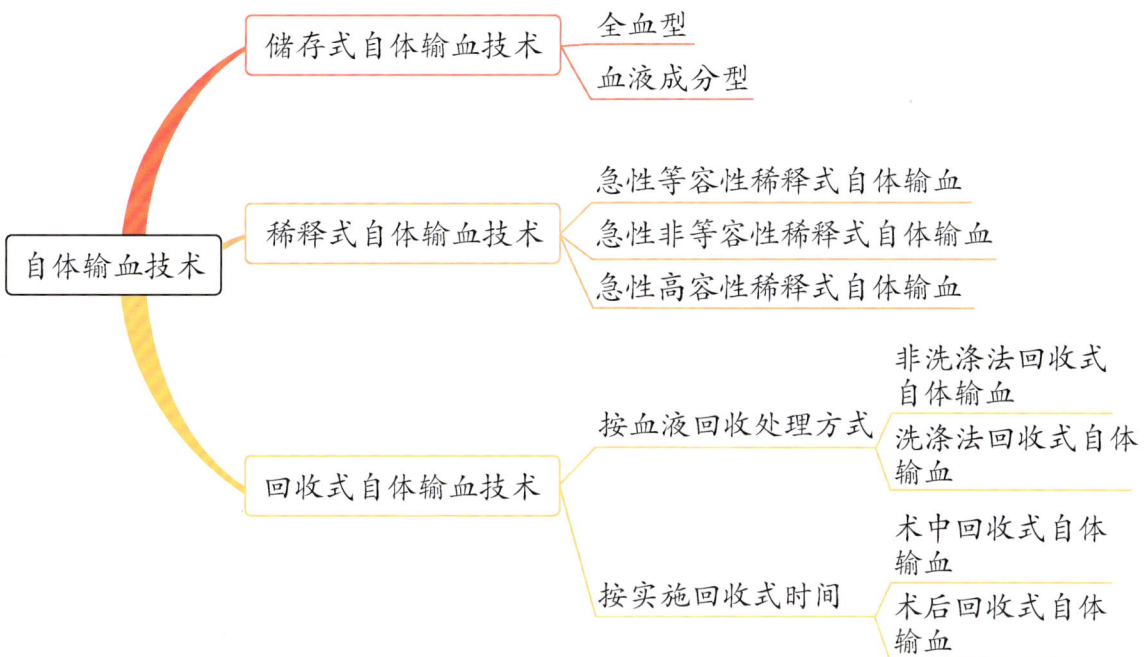

图 5-1　自体输血分类

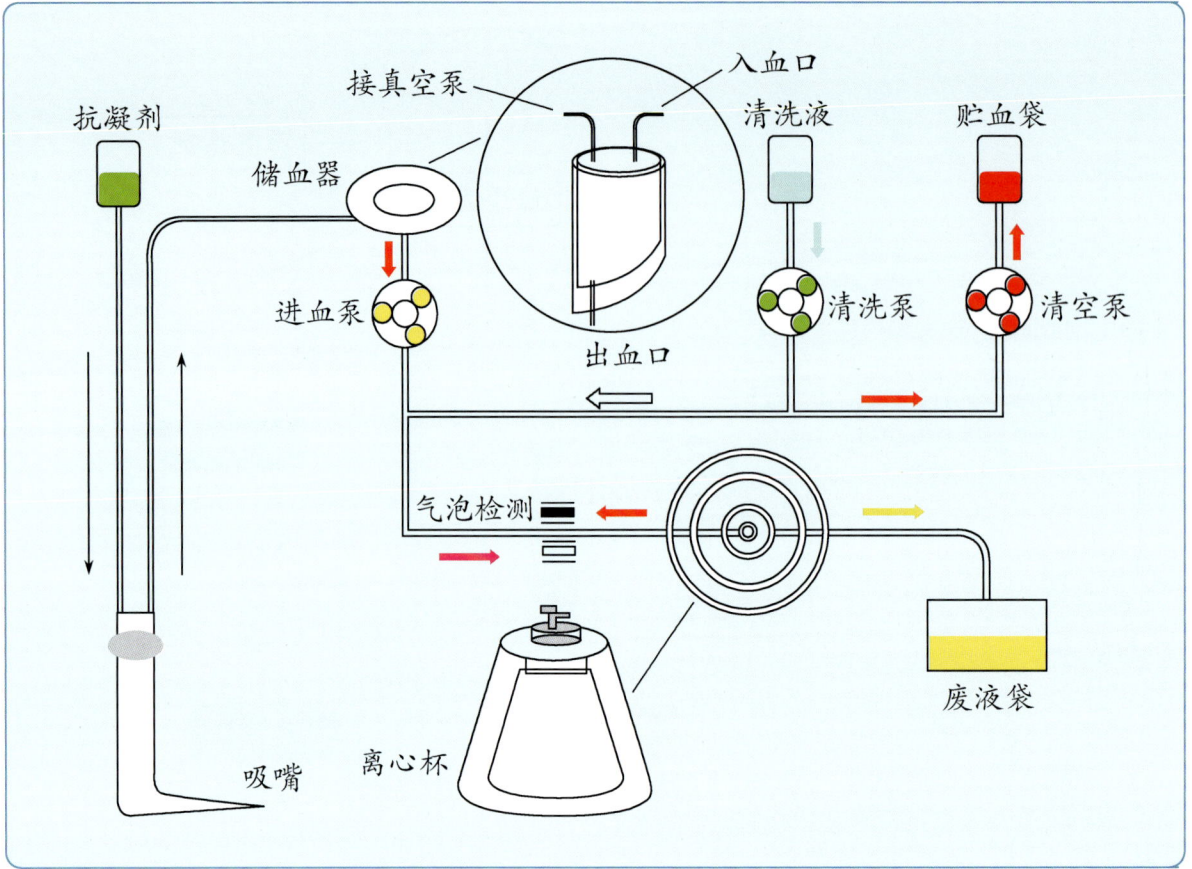

图 5-2　自身血液回输简易流程图

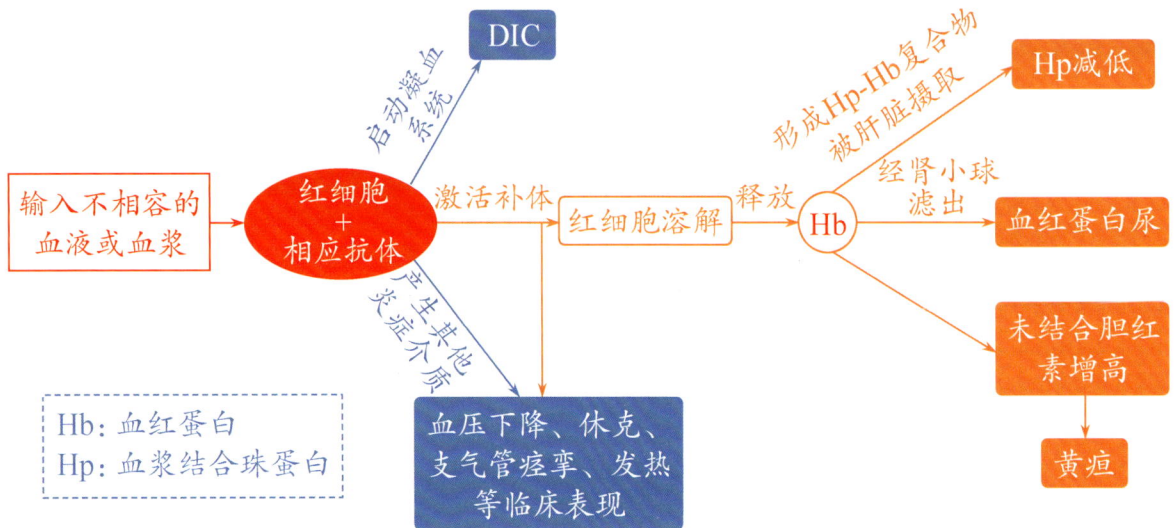

图 6-1　免疫性溶血性输血反应的发生机制

Hb：血红蛋白
Hp：血浆结合珠蛋白

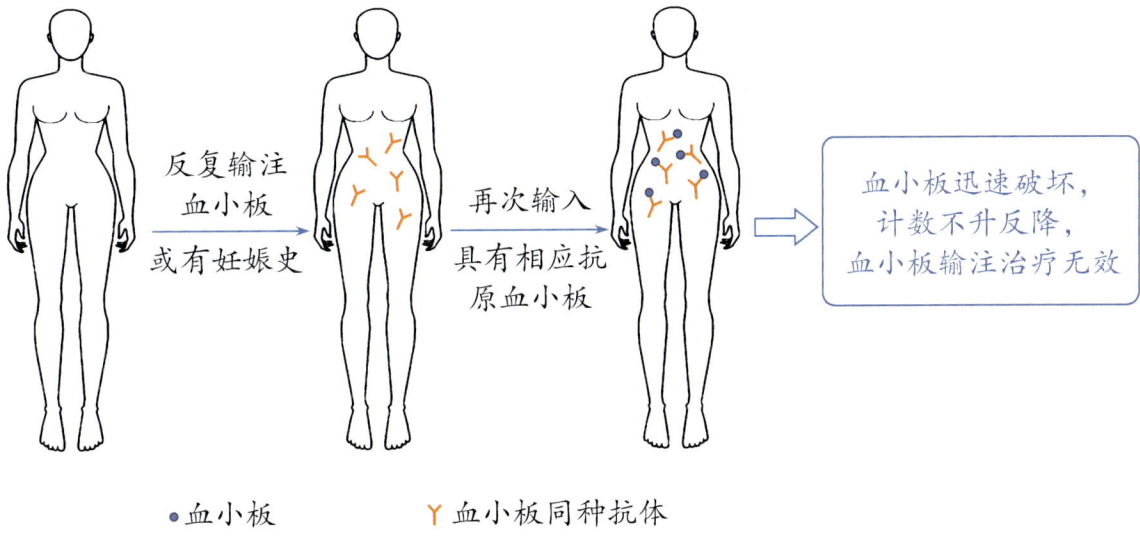

●血小板　　　Υ血小板同种抗体

图 6-2　血小板无效输注发生机制

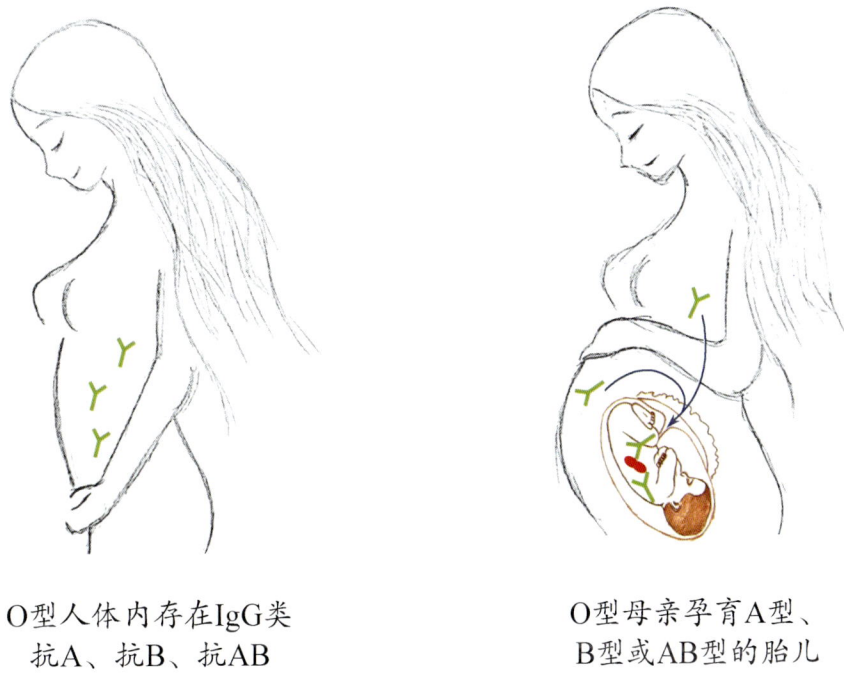

O型人体内存在IgG类　　　O型母亲孕育A型、
抗A、抗B、抗AB　　　　　B型或AB型的胎儿

图 7-1　ABO-HDN 发病机制

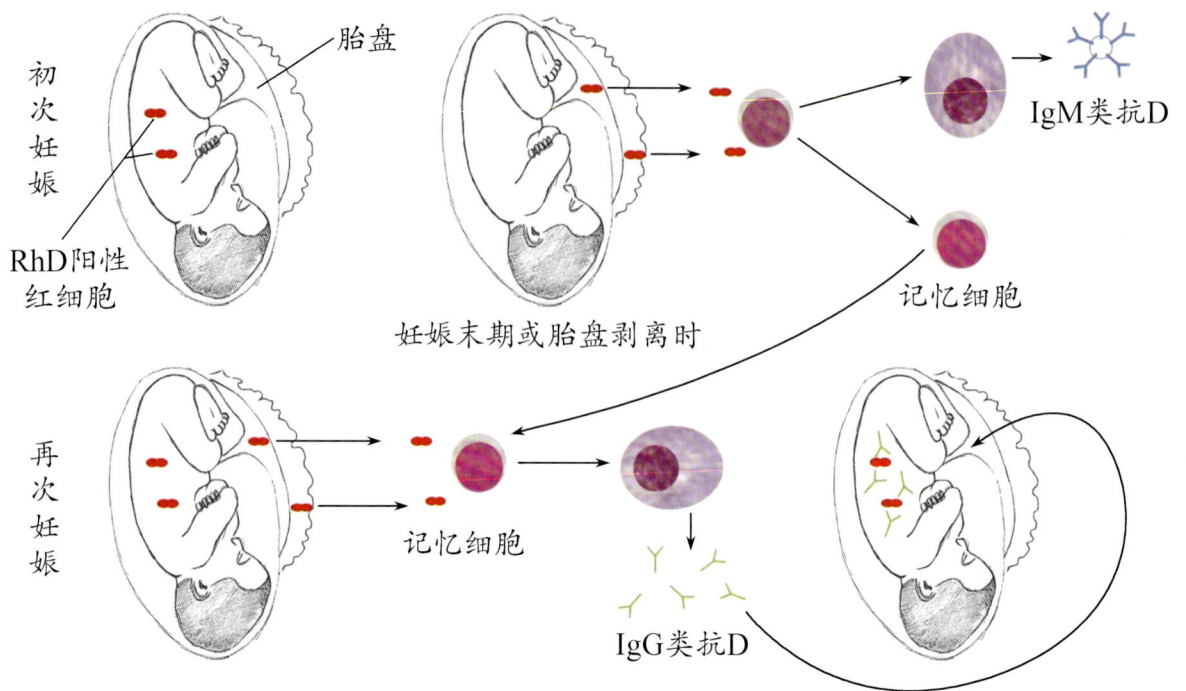

图 7-2　Rh-HDN 发病机制